まちがいのない
軽症外傷の評価と処置
（「ERマガジン」第5巻第1号保存版）

ERの骨折

[編集]
京都府立医科大学救急医療学
太田 凡

相澤病院救命救急センター
許 勝栄

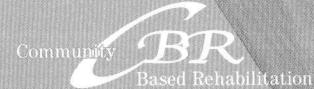

序　文

「骨折を見落としてしまった…」「固定の方法が悪いと怒られてしまった…」

不安定型の骨盤骨折や開放骨折ならば，まず見落とすこともなく，即刻，整形外科紹介となります．しかし，そこまで重篤ではない外傷の場合，救急担当医にとっては別の問題が生まれやすくなります…骨折の見落とし…処置の誤り…説明不足…

救急外来で仕事をする医師であれば，整形外科領域の外傷の患者さんが多いと誰もが実感します．整形外科の医師たちから信頼の得られる初期診療を患者さんに提供したいという願いも共通です．CBR社刊行「ER magazine 2008年春号」において，「まちがいのない軽症外傷の評価と処置の進め方」と題した特集を組んでいただいたのは，そうした想いからでした．「ERと整形外科のコラボレーション」と副題をつけ，日本の各地域で奮闘されている救急外来担当医と同じ施設で勤務する整形外科専門医に協力いただき，各項目を執筆いただきました．

幸いにも，この特集を多くの方がお読み下さり，このたび，保存版として改めてCBR社より刊行いただけることとなりました．

入院加療を必要としない程度の骨折や脱臼の救急診療では，初めから整形外科医が対応するとは限りません．多くの救急医療機関では外科系の医師たちが交代で当直業務を担い整形外科領域の初期診療を担っています．最近では，家庭医として地域医療に従事する医師も増えてきました．また，ER医と呼ばれる総合診療型の救急医も，整形外科領域の軽症外傷にかかわりながら研修医の指導にあたるようになってきました．

もちろん，整形外科医以外が整形外科医と同等の診療をすることはできません．専門医には専門医の苦労の経験と知識・技術があります．しかし，整形外科を専門としない救急担当医であっても，最低限必要な標準診療を行って整形外科専門医に適切に紹介すれば，より多くの救急患者さんに間違いのない診療を提供できることが期待されます．深夜の呼び出しに応じる整形外科専門医の労力を軽減することもできるかもしれません．

日本の救急医療は，各専門科医と若い研修医の使命感によって支えられてきました．救急診療の現場にあるプライド・喜び・感動がその使命感を助けてきました．しかし，こうした使命感にのみ支えられた救急医療がいつまで続けられるか保障はありません．高齢化と医療の高度化に伴い，救急搬送件数は，この10年間で約50％も増加しました．一方で，医師数が同じ割合で増加することはなく，それだけ救急医療現場への負荷が増加しています．専門医と非専門医の間にリスペクトと信頼に基づいた連携が生まれるなら，患者さん

にとっても専門医にとってもメリットがあるはずです．

　本書の執筆は，整形外科医の協力・指導の下に救急担当医（主として ER 医）が初期診療を行っている医療施設の医師たちにお願いしました．正しい処置を行えば帰宅可能な骨折症例など，重篤ではない整形外科外傷診療を間違えずに行えることを目標としております．しかし，医療施設ごとに少しずつ違う「やり方」があるかも知れません．そうした点につきましては，それぞれの施設において信頼とコンセンサスが築かれていること，それが最も大切ではないかと思われます．

　本書刊行に先行する ER magazine での特集では，現九州大学病院の永田高志先生のアドバイスをいただきました．整形外科と救急医学に通じ，災害医療，危機管理，外傷外科領域に渡って御活躍されている永田先生に心より御礼申し上げます．

　また，救急診療・総合診療を志す若い医師たちを暖かく見守ってくださっている，CBR 社の三輪敏社長，島田明子さまの応援とお心づかいなくしては本書の刊行はありませんでした．日本で救急診療に携わる医師として，お二人に感謝の意を表します．

2010 年 8 月吉日

京都府立医科大学　救急医療学教室

太田　凡

目次

ERの骨折
―まちがいのない軽症外傷の評価と処置

編集　太田　凡・許　勝栄

序文 iii
　　　太田　凡（京都府立医科大学救急医療学）

第1章　診察

1. 「そんなことも聞いていないのか！」と言われない，
　　ERでの病歴のとり方 1
　　　許　勝栄（相澤病院救命救急センター）
　　　David Schroder（元横須賀海軍病院整形外科）

2. X線写真の前に身体診察でやっておくべきミニマム 11
　　　永田　高志（姫野病院救急総合診療科）

第2章　X線検査

1. 正面・側面以外の撮影法って何があるの？
　　―オーダーする時書いてある特殊撮影って？？ 18
　　　小山　泰明（聖マリアンナ医科大学救急医学）

第3章　見逃してはいけないポイント

1. これだけは絶対に見落とさないで！
　　―血行障害，神経障害，コンパートメント症候群の評価法 46
　　　川井　真（日本医科大学高度救命救急センター）

2. 「もうひとつの損傷」に注意
　　―冷静に分析する目を養おう 55
　　　本多　英喜（横須賀市立うわまち病院救急総合診療部）

3. 見逃しやすい骨折をあたまに刷り込んでおこう
　　―知っていて，狙って撮って，よく診れば，見逃しません，骨折脱臼 63
　　　徳永日呂伸（福井県立病院救命救急センター）

4．小児で見逃しやすい重要な骨折
　　―子供は大人のミニチュアではない！ ……………………………… 78
　　　小渕　岳恒（福井大学医学部付属病院救急部・総合診療部）

5．私が納得したい骨折所見の記録法
　　―スムーズなコンサルトに役立ちます ……………………………… 84
　　　志賀　　隆（Massachusetts General Hospital Department of Emergency Services）

第4章　治　療

1．RICE ってエビデンスがあるんですか？
　　―エビデンスと臨床とわたしとあなた ……………………………… 91
　　　宮道　亮輔（新城市民病院総合内科）

2．Icing, Elevation は具体的にどう指示すればいいの？
　　―具体的な指示書のサンプル ………………………………………… 98
　　　市川　元啓（名古屋市掖済会病院救命救急センター）

3．アルミニウムスプリントを使いこなそう
　　―整形外科医を納得させるアルミニウムスプリントの使い方 …… 102
　　　林田　　敬（慶應義塾大学医学部救急医学教室）

4．ソフトシーネの使用法 …………………………………………………… 107
　　　伊藤　史生（旭中央病院救命救急センター）
　　　杉山　　宏（旭中央病院整形外科）

5．ギプスシーネ（Padded Splint Cast）を使いこなそう ……………… 112
　　　太田　　凡（京都府立医科大学救急医療学）
　　　柳沢勇一郎（湘南鎌倉病院整形外科）

6．鎖骨バンドとバストバンドを使いこなそう
　　—鎖骨骨折＝鎖骨バンド，肋骨骨折＝バストバンド．
　　これでほんとうにいいの？ ……………………………………………… 118
　　　　不動寺純明（安房医療センター救急科）
　　　　福内　正義（亀田総合病院整形外科）

7．膝関節への穿刺法を教えよう ……………………………………………… 128
　　　　仲田　和正（健育会西伊豆病院整形外科）

8．肩関節脱臼の整復法を教えよう …………………………………………… 134
　　　　山下　雅知（帝京大学ちば総合医療センターER）

9．包帯と三角巾の正しくて綺麗な使い方のコツ
　　—美しく巻かれた包帯は，患者に安心と信頼感を与える ……………… 140
　　　　林　　峰栄（沖縄県立南部医療センター・こども医療センターER）
　　　　上原　敏則（沖縄県立南部医療センター・こども医療センター整形外科）

10．救急室での松葉杖の使い方と基本的指導法
　　—患者さんの生活環境も考えよう ………………………………………… 145
　　　　雨田　立憲（沖縄県立中部病院救命救急診療科）

11．ERにおける鎮静処置
　　—薬剤の使い方と注意点 …………………………………………………… 151
　　　　太田　正文（健生病院救急集中治療部）

第5章　ピットフォール

1．整形外科受診は翌日でいいの？ …………………………………………… 155
　　　　奥本　克己（熊本赤十字病院救命救急センター）
　　　　宮本　和彦（熊本赤十字病院整形外科）

2．コンパートメント症候群の発見が手遅れとならないために
　　―脈が触れてもコンパートメント症候群？ ······················· 160
　　　野々上　智（健育会西伊豆病院内科）
　　　仲田　和正（健育会西伊豆病院整形外科）

3．「骨折をERで見逃された」ということをなくすには？
　　―トラブルにならないためのインフォームドコンセント ··········· 164
　　　伊藤　壮一（川崎市立川崎病院救命救急センター救急科）
　　　石神　　等（日本大学医学部付属練馬光が丘病院整形外科）
　　　八木　　満（川崎市立川崎病院整形外科）

Entrainez-vous

1．ERで見逃しやすい骨折 ·· 169
　　　徳永比呂伸（福井県立病院救命救急センター）

2．「もう一つの損傷」に注意！講座編 ···························· 187
　　　本多　英喜（横須賀市立うわまち病院救急総合診療部）

編集後記 ·· 201
　　　許　　勝栄（相澤病院救命救急センター）

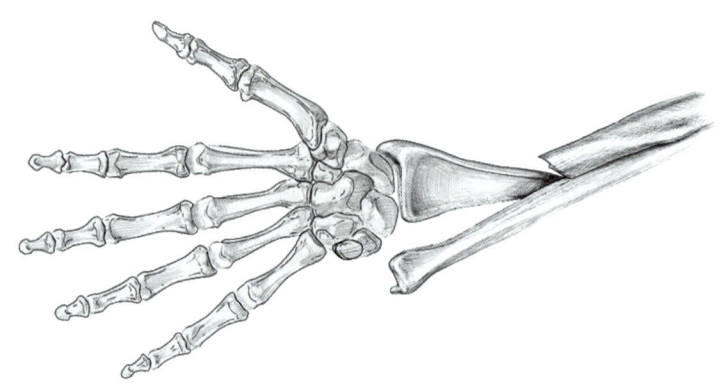

viii

第1章 診察

1

「そんなことも聞いていないのか！」と言われない，ERでの病歴のとり方

許　勝栄 *Seung Young Huh*　相澤病院　救命救急センター
David Schroder　元横須賀米国海軍病院　整形外科

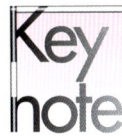

- ERでの診察の10ステップ
1. 差し迫った状態の安定化：気道の確保と血行動態の安定化
2. 簡潔な病歴聴取と身体所見
3. 検査のオーダー
4. 必要に応じた治療：痛みに対する鎮痛薬など
5. 詳細な病歴聴取と身体所見
6. 診断的インプレッション
7. さらに必要な検査のオーダー
8. 必要に応じて専門科コンサルト
9. 最終的な状態安定の確認と治療
10. Disposition

　ER—そこには多種多様な患者さんが訪れます．発熱の赤ん坊，腹痛を訴える妊婦さん，転倒したご老人など，次から次へと患者さんが治療を求めてやってきます．そんな救急外来ERで働いていくにはどのような診療スタイルをもつべきなのでしょうか？　「救急医としての診療スタイルはこうあるべき」という点については様々な意見があると思いますが，診察している患者さんに致死的な病態が隠れていないかを確かめつつ，それぞれの患者さんの安全を最大限に守るための優先順位をつけながら，次から次へとやってくる患者さんに必要な処置をしていくスタイルが必要とされるように思います．ただ，言うことは簡単なのですが，このスタイルあるいは能力を身に着けることは，それほど簡単ではないように思います．
　重症であれ軽症であれ，それぞれの患者さんに対する診察の要点を見失うことなく，数多くの患者さんを一気に治療していくことは容易なことではなく，時には見落としなどから訴訟に発展することも考えられます．
　それでは，どういった訴えの患者さんの場合，特に訴訟に発展することが多いのでしょうか？　ご存知のようにアメリカは訴訟大国ですが，アメリカの救急外来での

第1章 診　察

データを見てみたとき，訴訟件数が最も多いのは整形外科的な外傷であることに気付きます．骨折の見逃しが14％で最も頻度が高く1位であり，傷の処置に関わるものが12％でこれに続き，少し離れて脊髄損傷が3％で6位となっています[1]．これらの訴訟を見てみると，十分な病歴聴取ができていないことが大きな要因の一つとなっている，と言われています．訴訟を避けることだけが目的ではありませんが，的確な診断と処置を行うための第一歩として，詳細な病歴聴取が重要であることは疑う余地がないことと思います．

病歴聴取の前に：ERでの患者診察10ステップ

　詳細な病歴聴取が重要であり，診察の第一歩であることは間違いないのですが，だからと言って，詳細な病歴聴取から診察を開始することが常に正しいわけではないところにER診療の特殊性があるように思います．この特殊性は，若い研修医の方々が陥りやすい「ERの落とし穴」でもあるように思います．ERにはERに特有の診察の「流れ」があり，他の科，例えば内科外来で患者さんを診る「流れ」とは明らかに異なります．ERでの患者さん診察の「流れ」をキーノートに示しました[2]．

　詳しい病歴を聴取しようとしている間に患者さんの呼吸が止まってしまうようなことがあってはいけません．ショック状態の患者さんに対して，その治療を開始することなく，病歴聴取から入ることは許されません．病歴聴取は重要ではありますが，その前にしておくべきことがないか，常に意識しておく必要があるでしょう．

　各患者さんに対する診療の要点を見落とすことなく，かつ，多くの患者さんを速やかに診療していく一番の方法は，このような一連の流れを作ってしまい，徹底的に繰り返すことだと思います．ERでの確たる診療アプローチ法をまだ持っていない若い研修医の皆さんは，この10ステップのアプローチ法を実際の診療の場で何度も何度も繰り返し，身につけることをお勧めします．

病歴で聴いておくべきことは？

　病歴聴取の前に必要な処置があればそれをすませた後，いよいよ病歴聴取に移ります．ERでの病歴聴取において確認しておくべき項目を示します．
1. 主訴
2. 現病歴
3. 既往歴
4. 薬剤アレルギー
5. 内服薬
6. 社会歴

外傷患者さんであれ，内因性疾患の患者さんであれ，これら確認しておくべき項目に変わりはありません．以下，それぞれの項目について詳しく見ていきましょう．

1 主訴

　整形外科的外傷の場合，主訴はある部位の痛みであることがほとんどです．しびれなどの感覚障害や運動麻痺を訴える場合もあることもあるでしょう．場合によっては，変形などが明らかで患者さんに訴えを聞くまでもない，と思うことがあるかもしれません．しかし，こんな場合でも患者さんの訴えに必ず耳を傾けましょう．明らかな外傷に加えて，別の障害が隠れているかもしれません．まずはこの主訴を明確にしたうえで，次の現病歴聴取に移りましょう．

2 現病歴聴取

1）「痛み」を訴える患者さんに対する現病歴聴取 mnemonic

　ERにおける患者さん診察の大きな「流れ」を先に述べましたが，その中の病歴聴取においても自分なりの「流れ」を作ることが大切だと思います．整形外科的外傷患者さんの場合，痛みが主訴であることがほとんどですが，物覚えの悪い私の場合，聴き忘れを防ぐために，「OLD CAAAR」というmnemonicにそって，痛みに対する現病歴聴取を行っています．

Onset：受傷したのはいつか？　受傷時の状況と機転は？
Location：痛みの場所はどこか？
Duration：持続痛か間欠痛か？
Character：痛みの性状は？
Aggravation：痛みがどういった場合に増悪するか？
Alleviation：痛みがどういた場合に軽快するか？
Association：痛みに関連して，その他の症状は？　発熱，感覚障害，麻痺などはないか？
Radiation：痛みは放散するか？

　このmnemonicは整形外科的な患者さんだけではなく，痛みを訴える患者さんすべてに対して用いることができると思います．「○○の一つ覚え」と笑われるのですが，この「一つ覚え」をどんな症例でも続けることこそが，速やかに診療し，かつ，とりこぼしを防ぐ有効な方法であると思っています．

2）最も重要な「受傷機転」

　高齢女性が尻餅をついて立ち上がることができない．あるいは，転倒時に手のひらを地面についてから，手首に痛みと腫脹がある．こういった患者さんをすでに何度となく診察したことがあれば，「大腿骨頸部骨折だな」，「おそらくColles骨折だろうな」，といったおおよその判断がつくことと思います．"患者さんが思い出す受傷機転が本当に正確なものなのか？"，という疑問の声もありますが，受傷機転がある特定の外傷に結びつく関係が存在することは確かであり，この受傷機転の聴取はやはり重要なものであると言えます．なかには，この受傷機転と身体所見が鍵となって，たとえX線が正常であっても骨折があるものとして対応すべき場合も存在します．

第 1 章 診 察

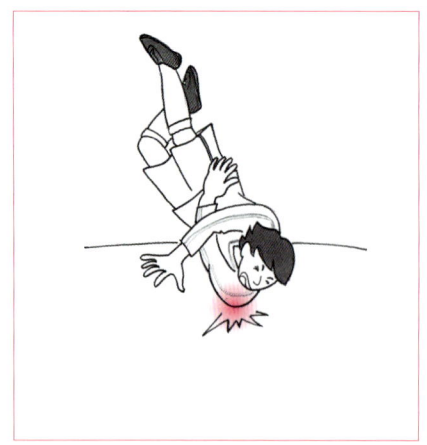

図1　肩先から転落した

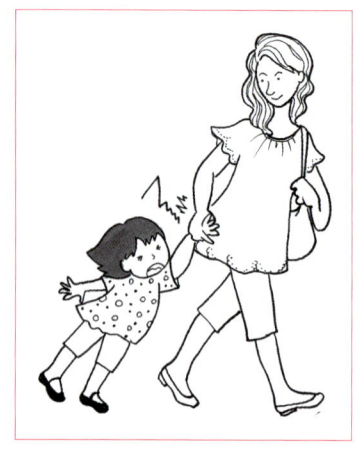

図2　幼児が腕を引っ張られた

症例　25 歳の男性の太郎さん．右手首の痛みを主訴に ER を受診．スケート中に手をついて転倒したとのこと．診察をした救急医 A は，橈骨茎状突起遠位に圧痛があり，手首と母指の可動域が低下していることに気付いたが，X 線は正常であると判断．太郎さんは捻挫と診断され，鎮痛薬を処方され帰宅となった．

翌朝，救急外来で働いていた救急医 B に放射線科医から連絡が入り，先日の太郎さんの X 線で微妙な舟状骨骨折が見られるとのこと．救急医 B は，先日のカルテをレビューしてから太郎さんに連絡をすると放射線科医に伝えた．5 分後，交通事故による複数の患者が救急車で搬入され，その後 4 時間もの間，救急医 B は交通外傷の患者さんの治療にかかりっきりとなり，太郎さんの X 線のことを忘れてしまいました．

1 週間後，手首の痛みと腫れがひどくなった太郎さんは他院を受診．X 線上，転位を伴う舟状骨骨折が見られた．太郎さんは後に avascular necrosis と診断され，慢性的な痛みを余儀なくされるようになった．太郎さんは，救急医 A と B に対して訴訟を起こした．

これは，受傷機転と身体所見が鍵であった典型的な症例です．舟状骨骨折についての詳細は他の項を参考にしていただこうと思いますが，「受傷機転」の確認が病歴聴取において重要な位置を占めることは疑う余地がありません．どういった受傷機転の場合，どんな骨折や損傷が多く見られるのか，以下に例を挙げてみましょう．

肩～上腕部
・肩先から転落した（図1）
　①肩鎖関節離開
　②鎖骨骨折
　③肩関節脱臼：多くの場合，前方脱臼（約 93％）．しかし，痙攣重積に続いて腕を動かさないなどの状況では，後方脱臼の可能性を考えること．

- 高エネルギー外傷で肩や肩甲骨を強打した
    肩甲骨骨折：多くの場合，他の部位の損傷を伴う（肋骨骨折，鎖骨骨折，肩関節脱臼，血気胸，肺挫傷など）．それぞれの部位の痛み，呼吸苦などの症状を確認する必要あり．
- 頭から首，肩にかけて強打した
    上腕神経叢障害：フットボールなどコンタクトスポーツで見られることが多い．頸椎損傷も考慮し，その保護に努めましょう．
- 上腕部を強打した
    上腕骨骨幹部骨折：合併症として橈骨神経障害が見られることから，母指と示指の間の感覚障害や手首を背屈できないなどの訴えがないかどうかも確認する必要あり．
- 腕を伸ばした状態で転倒した
    ①上腕骨近位部骨折：高齢女性に多い．
    ②回旋筋腱板断裂：中高年男性に多い．
- 肘を屈曲固定した状態で急激に伸展する力が加わった
    上腕二頭筋腱断裂：通常，遠位側で断裂．漫画の主人公「ポパイ」の腕のように見えるかもしれません．

肘〜前腕部
- 手を伸ばした状態で転倒した
    ①肘関節後方脱臼：尺骨および正中神経領域に感覚障害の訴えがないかの確認も必要．
    ②上腕骨顆上骨折：小児にきわめて多い．合併症として正中神経障害が見られることがあるので，示指と中指先端の感覚障害の訴えがないかも確認．屈曲型は非常に少ない．
    ③上腕骨外顆骨折：小児に多く，原則的に観血的治療が必要．
    ④橈骨頭骨折：通常，肘の外側に限局した痛みを訴える．
- 肘を曲げた状態で肘頭部を強打した
    ①肘関節前方脱臼
    ②肘頭骨折：尺骨神経障害が見られることがあるので，手の尺側に感覚障害の訴えがないかも確認．
- 前腕尺側を強打した
    ① Monteggia 骨折（尺骨骨幹部骨折（通常は近位部 1/3）＋橈骨頭脱臼）：橈骨神経領域の障害の訴えを確認．
    ②尺骨骨幹部骨折：単独骨折の場合で，「Nightstick fracture（警棒骨折）」とも呼ばれる．
- 幼児が腕を引っ張られた（図 2）
    肘内障：受傷機転が明確でない場合もあり，また，「肩あるいは手首をけがしたのではないかと思う」と保護者からの情報が正確でない場合もある．患肢を動かしたがらないことと身体所見が診断の鍵．

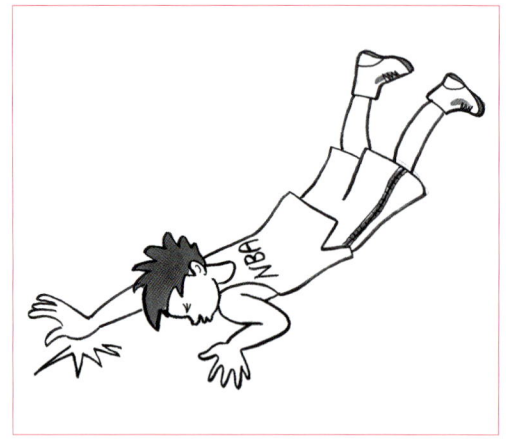
図3　手を伸ばした状態で転倒した

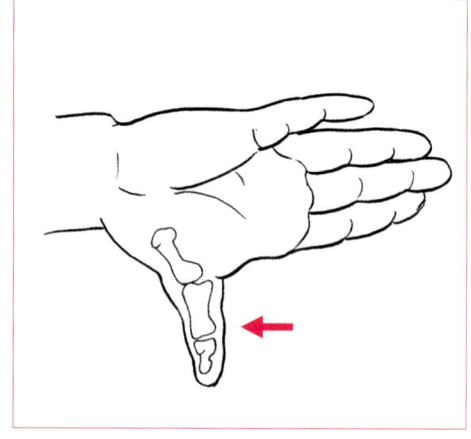
図4　スキー中にストックを握ったまま転倒した

・繰り返す肘の外反ストレス
　　上腕骨内側上顆骨折：小児に多く，投球時に繰り返すストレスで見られることがあり，「Little leaguer's elbow」とも呼ばれる．

手首～手指
・手を伸ばした状態で転倒した（図3）
　　①橈骨遠位端骨折：正中神経領域の障害の訴えを確認．
　　②手根骨骨折：舟状骨骨折，月状骨骨折．
・手首を過伸展した
　　①月状骨脱臼
　　②月状骨周囲脱臼
・手首背側を強打した
　　Galeazzi骨折（橈骨骨幹部遠位骨折＋遠位橈尺関節脱臼）：前腕部の外傷では，近位と遠位の橈尺関節，橈骨と尺骨全体を診る癖をつけましょう．前腕を，通常2ヵ所で外傷が起こるリング（輪），と考えるようにしましょう．
・握り拳でパンチをした
　　①ボクサー骨折：第5（時に第4）中手骨頸部骨折．
　　②Fight bite：パンチで殴った際に，相手の歯でMP関節付近に受傷．人を殴った状況が疑われる場合にMP関節付近に傷があれば，他の原因が明らかになるまで，全例，「Fight bite」として対処すべきことを念頭におく必要あり．
・スキー中にストックを握ったまま転倒した（図4）
　　Gamekeeper's thumb：母指MP関節尺側側副靱帯断裂
・PIP関節を強打あるいは過屈曲した
　　指伸筋中央腱束損傷：PIP関節を屈曲位から伸展できない（側副腱束を損傷していないので，いったん伸展させると伸展位を保持できるかもしれません）．いわゆる"ボタン穴変形"をきたすが，急性期には見られないことが多い．

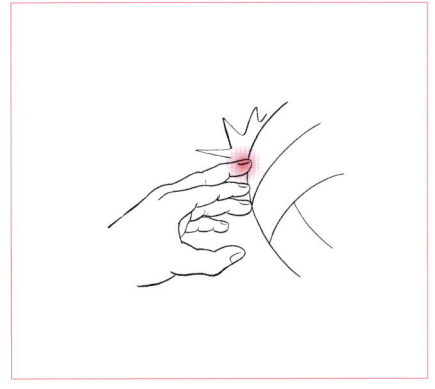
図5　突き指をした

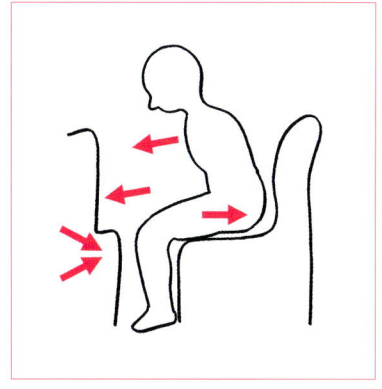
図6　交通事故その他の高エネルギー

・相手の服をつかんだときに指先がひっかかった
　　深指屈筋腱損傷：スポーツ中などに見られることが多いことから，「jersey finger」とも言われる．
・突き指をした（図5）
　　槌指：末節骨背側近位部で伸筋腱が断裂あるいは剥離骨折，DIP関節を伸展できない．

股関節から大腿部
・尻もちをついて転倒した
　　①大腿骨近位部骨折：通常，高齢女性．転倒した原因を見極めることが重要．時に重篤な疾患が原因となっていることがある（急性心筋梗塞など）．
　　②尾骨骨折：立ち上がって歩行は可能だが，座位で痛みが増強する．
・交通事故その他の高エネルギー外傷（図6）
　　①股関節後方脱臼：乗車中に屈曲位の膝を強打（Dashboard injury）
　　②大腿骨骨幹部骨折
　　③骨盤骨折

膝〜下腿部
・膝を過伸展した
　　①前十字靱帯損傷：ジャンプ後に着地した際など．「ピシッ」と何かがはじける感覚あるいは音を自覚することもあり．
　　②後十字靱帯損傷
・外反ストレス
　　①内側側副靱帯損傷
　　②脛骨外側プラトー骨折：転落した場合など，軸方向のストレスと外反ストレスがかかる場合に多い．
・内反ストレス
　　①外側側副靱帯損傷

②脛骨内側プラトー骨折：軸方向のストレスもかかる場合に多い．
- 膝をねじった
    半月板損傷
- Dashboard injury
    ①後十字靱帯損傷
    ②膝蓋骨骨折
- 膝への高エネルギー外傷
    膝関節脱臼

足関節から足にかけて
- 足を踏み外してくじいた
    ①足関節捻挫：受傷直後に患肢に荷重できたか？　も確認する必要あり．オタワ足関節ルールに沿って，X線が必要かどうかの判断材料になるため．
    ②第5中足骨基部骨折
- 運動中に足を背屈
    アキレス腱断裂：特にアキレス腱に外力がかかることなく「ピシッ」と何かがはじける感覚あるいは音を自覚することがある．
- 高所から転落し足から着地
    踵骨骨折：腰椎圧迫骨折と脛骨プラトー骨折を合併することがあるので，それぞれの部位の痛みを確認すること．
- 足を底屈した状態で転倒，あるいはバイク事故で前足部を強打
    リスフラン関節脱臼骨折

頸部から腰背部
- 重いものを持ち上げた，あるいは，前かがみになった
    ①腰椎捻挫：痛みが大腿部に放散することもあるが，放散痛は膝より下には及ばない．
    ②腰椎ヘルニア：痛みは膝を超えて，足にまで放散．膀胱直腸障害がないかどうか，問診しておくことが重要．
- 乗車中に後ろから衝突された
    ①頸椎捻挫：急激に頸部を屈曲—伸展することによる．頭部外傷も考慮し，受傷後に気を失ったかどうか，健忘はないかを確認する必要あり．
    ②中心性脊髄損傷：頸部の過伸展による．
- 交通事故その他による高エネルギー外傷
    頸椎，胸椎，腰椎骨折

　以上，主なものを挙げてみましたが，もちろん常にこの通りに見られるわけではありません．最終的な診断にあたっては，病歴聴取に続く身体所見，X線撮影と合わせて，総合的に判断するようにしましょう．
　なお，自動車事故の場合，潜在的な受傷部位と重症度を予測するためにも，以下の

項目は必ず聴取（本人あるいは救急隊から）しましょう．
1．車の損傷部位と程度
2．同乗者は無事か？
3．シートベルトを締めていたか？
4．エアバッグは作動したのか？

3）"痛み"と"受傷機転"の他に

上肢の損傷の場合，損傷した手が利き手どうかの確認も忘れないように．利き手の場合，機能障害を最小限にとどめるためにより積極的な治療が必要など，治療方針に影響してきます．

また，最後に経口摂取した時間を聞きましょう．骨折や脱臼の場合，救急外来でconscious sedation のうえ整復を行うことが少なくありません．この鎮静にあたっては，一般的に，直前に何も食べていないことが必要と言われています．しかし，実はこれをサポートするエビデンスはどこにもありません[3]．ただ，誤嚥の危険性と鎮静によって得られる利点を考慮する必要があることから，やはり，聴取しておくべき内容であると思います．

③ 既往歴

・かつて同一部位を受傷したことはないか？
　　損傷の程度の予測とX線読影の際に有用な情報となるでしょう．
・内因性疾患はないか？
　　①転倒して受傷した患者さんの場合，内因性疾患がその原因となっていないか？
　　　急性冠症候群，不整脈，弁膜症などの心疾患
　　　脳梗塞，痙攣
　　　消化管出血など
　　②治癒を遷延させるような病態は存在しないか？
　　　糖尿病，末梢血管障害
　　③骨折を起こしやすい病態はないか？
　　　骨粗鬆症，癌の骨転移，骨形成不全症
・手術歴は？
　　人工関節置換術の既往があれば，脱臼を起こしやすい点と，感染徴候に対して十分な注意をはらう必要がある点を念頭におかなくてはなりません．

④ アレルギー歴

整形外科的患者では鎮痛薬や抗生剤を投与する可能性が高いだけに，特に非ステロイド系消炎鎮痛剤やモルヒネなどの麻薬，セフェム系などの抗生剤に対するアレルギー歴を忘れずに聴取しておきましょう．

⑤ 内服薬

特に以下の種類の薬剤を内服中でないかどうか，注意して聴取しましょう．

- 抗凝固剤のワーファリンや抗血小板剤，特にクロピドグレルやチクロピジンなど：外傷患者では出血量が患者の状態に直接影響することから，きわめて重要な情報と言えるでしょう．
- ステロイド剤：骨折になりやすい骨粗鬆症の原因となりうること，また，治癒過程が遷延する可能性があります．
- 降圧剤やベンゾジアゼピン系薬：主に高齢者が転倒して受傷した場合，これらの薬剤が隠れた原因となっていることがあります．
- 非ステロイド系消炎鎮痛剤：常用していたことで，「消化管出血→転倒」となっていませんか？

　他に，内服薬ではありませんが，体表面に外傷がある場合，破傷風トキソイドを最後に接種したのはいつなのかを確認をしましょう．

6 社会歴

- 飲酒は受傷の原因とも強く関わってくるので必ず確認しましょう．
- ドラッグの使用と外傷の関係は深いもの．日本ではそれほど多くはないかもしれませんが，状況によっては重要な情報になることと思います．

　最後に，病歴で聴取したことはしっかりとカルテに記載しましょう．カルテに記載していない病歴は聴取したことにはなりません．的確な病歴聴取とカルテの記載は骨が折れる作業ですが，ER診療では不可欠なものであると心に留めておきましょう．

＜参考文献＞

1) Freeman L, Antill T：Ten things emergency physicians should not do unless they want to become defendants. American College of Emergency Physicians Foresight：Risk Management for Emergency Physicians, September 2000：1-11.
2) Rivers CS：Preparing for the oral board exam in emergency medicine. 9th ed. Ohio：Emergency Medicine Educational Enterprises, 2007
3) Godwin SA, Caro DA, Wolf SJ, et al：Clinical Policy：Procedural sedation and analgesia in the emergency department. Ann Emerg Med 2005：**45**：177-196

許　勝栄（Seung Young Huh）
1997年 神戸大学卒業，天理よろづ相談所病院，沖縄米海軍病院，Oregon Healh&Science University で研修
日本内科学会認定内科医，日本救急医学会専門医，米国救急科専門医

第1章 診察

2

X線写真の前に身体診察でやっておくべきミニマム

永田 高志 *Takashi Nagata* 姫野病院 救急総合診療科

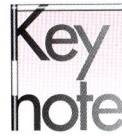

- 整形外科疾患は，外傷に起因するもの，そして日常生活に起因するものに大別される．
- 外傷に起因するものとして，打撲・捻挫・そして脱臼・骨折が挙げられる．
- 日常生活に起因するものとは，前者の外傷と異なり受傷機転や外力が明らかでなく，年齢や労働，スポーツなどが原因となり，腰痛や膝関節痛，肩こりなどを起こすものである．
- そして日常生活に起因するものは症状の改善や ADL の向上が治療目標となる．

医療賠償支払いの 13%が骨折の見落とし

　ER の患者に整形外科疾患がいかに多いか驚かされる．厚生労働省の平成 10 年国民生活基礎調査によると，筋骨格系（腰痛，肩こり，手足の関節痛）が有訴者率の最も高い症状および通院者率が高いことが報告された．つまり整形外科疾患は避けて通れない common disease である．そしてその大半は比較的単純な疾患・外傷であり，生命予後に直接関係しないものである．しかしその一方で，整形外科疾患は患者さんからのクレームは非常に多く，米国の統計では救急医へのクレームの全体の 27%，そして医療賠償支払いの 13%が骨折の見落としに関連するものである．

　本項では，日本の ER を想定して，整形外科疾患のうち外傷性疾患を念頭に置きながら，X 線写真検査に先立ち診察する際に，どのように身体所見を押さえるべきか，特に触診・視診を中心に述べたい．整形外科の診察は，頸部から下部の身体すべてにわたるものであり，限られた紙面で各論すべてを網羅することは困難であるため，総論的な話を行う．

どのように身体所見を押さえるべきか

1 意識のある患者は，問診・触診・視診の感度が高い！

　読者の中で骨折を経験された方も多いと思う．筆者も学生時代の血気盛んなころ，喧嘩で受傷し，右尺骨骨幹部骨折の診断でギプスシーネのお世話になった．骨折の症状を一言でいうと「痛い」に尽きる．

　骨折の痛みの病態生理は，骨を覆う骨膜（periosteum）に存在する神経への刺激によりAδ神経線維を介して起こる症状であり，体性痛である．また骨膜は体の中でも最も強い痛みを感じる部分といわれる．つまり「折れたところが痛い」という当たり前の事実が成立する．また骨は立派な臓器であり，栄養血管もあるため骨折すれば出血する．したがって触診・視診では各部位の腫脹・疼痛の有無を確認することで，適切に罹患部位を同定できる．骨折の疼痛と比較すると靱帯・筋肉などの軟部組織の症状は一般に穏やかである．

　一般人にとっても常識的な内容をあえて記載したのは，意識障害がある患者の診察の際に重要な内容であるからである．

　頭部外傷などにより意識障害がある場合，あるいは痴呆などで十分なコミュニケーションが確立されない場合，問診・触診・視診の感度は低くなり，診断は非常に困難となる．見落としをしないための要領は以下のとおりとなる．

①受傷機転や病歴をもとに受傷部位を推測する：例えば高所落下であれば踵骨骨折・胸腰椎移行部骨折，高齢者の転倒であれば股関節周囲骨折（大腿骨頸部骨折・転子部骨折）や橈骨遠位端骨折など

②丁寧に触診・視診を行う：骨折部があれば四肢の短縮や変形，特徴的な肢位（股関節脱臼の際の下肢の内旋内転位や大腿骨頸部骨折の際の下肢の外旋位など）を見て推測できる．また骨折部は触診にていわゆるcrepitating，骨折部がゴリゴリっと軋む独特の所見が得られる．

③他動運動にて疼痛を誘発する：本診察法はリスクを伴うため安易に行ってはならない．いずれも注意が必要である．

④可能であれば患者に痛む部位を指してもらう．

2 可能な限り衣類を脱がして診察を行う

　整形外科診察に限らず，身体所見をとる際は，衣類を脱いでいただくのが原則である．実際は患者の協力のもと，柔軟に対応しなければならない．特に女性に対しては配慮が必要である．

3 触診・視診は解剖をイメージしながら行うことがポイントである

　手術経験の豊富な整形外科医は受傷した骨折部位の明確なイメージを再現しながら診察している．脊柱（頸椎，胸椎，腰椎，仙椎），上肢（肩，上腕，肘，前腕，手関節，手部，指），下肢（股関節，大腿，膝，下腿，足関節，足部，足趾），骨盤部，そして胸郭胸部（肋骨や肩甲骨など）には一つひとつ診察のポイントがあるので他の成書で

確認していただきたい．

視診触診のポイントは以下の通りである．

1）左右の比較をする，2）健側をはじめに診察する，3）患者の疼痛の訴えの強い個所は後で診察する，4）局所の熱感の触知には手背を用いる，が挙げられる．基本的には腹部診察の要領と同じである．

また外傷性疾患における視診・触診のポイントは

1）先述したとおり骨部分に強い限局した圧痛や介達痛を認めたら骨折を疑う，2）受傷後急速に腫脹が出現した場合は骨折や脱臼・血管損傷であることが多い，3）変形や異常可動性，軋音などの骨折の固有症状があるか確認する，4）関節部の変形など脱臼の固有症状があるか確認する，5）筋・腱損傷では断裂部位の陥凹の有無を確認する，6）神経・血管損傷の有無を確認する

これらの視診触診を踏まえて，外傷部位のX線写真をオーダーする．

X線写真は必ず2方向撮影しなければならない．一方向では骨折を見落とすことが多く，逆に2方向の写真により撮影部位を頭の中で3次元的にとらえることが可能となる．

4 患者が診察室に入る時の状況をカルテに記載する

例えば，車椅子で入室したのか，自力歩行か，どのような歩様状況であるか，松葉杖を使っていたか，あるいは友人家族に抱えられて入室したか，あるいは失調歩行や跛行，片麻痺歩行が見られたかカルテに一言記載しておくと，後でカルテを読む整形外科医とって大きな情報となる．

5 自動運動と他動運動について

自動運動とは関節を自動つまり自分で動かすこと，他動運動とは関節を他動つまり他人によって動かすことである．一般に整形外科の診察では関節可動域（ROM：Range of Motion）の記載は必須であるが，忙しいERの状況では難しいと思われる．まず整形外科外傷疾患では各関節部位における自動運動の所見を押さえるだけで，初期評価としては十分であることが多い．つまりX線写真を撮影する前は，まず自動運動の確認を行い（例えば肩関節を自分で動かせないなど），X線写真を確認後に，他動運動の確認および関節可動域の確認を行う方が安全である．不用意な他動運動は合併症を誘発することがある．交通事故による頸椎捻挫の患者さんに対して，外来で無理に他動運動を行い症状がひどくなった，とクレームがつくことも珍しくない．

6 整形外科診察に必要な関節の運動用語を覚えよう

整形外科疾患の患者診察の前に，教科書を見ながら自分の手足を使って以下の内容を確認していただきたい．

- 屈曲（flexion）：関節を介した骨同士の角度を小さくする運動（図1）
- 伸展（extension）：骨同士の角度が大きくなる運動（図2）
  例）足関節では屈曲を背屈，伸展を底屈という
  また肩関節の伸展（図3），股関節の屈曲（図4）は以下の通りである

13

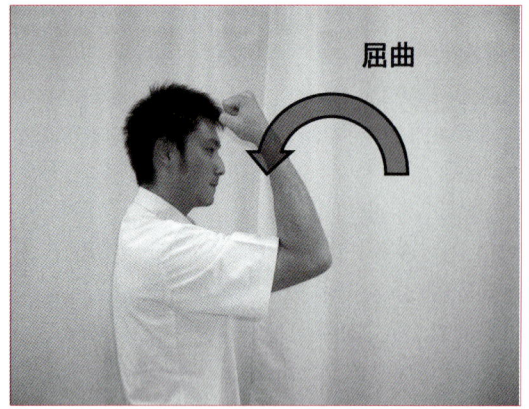
図1 屈曲

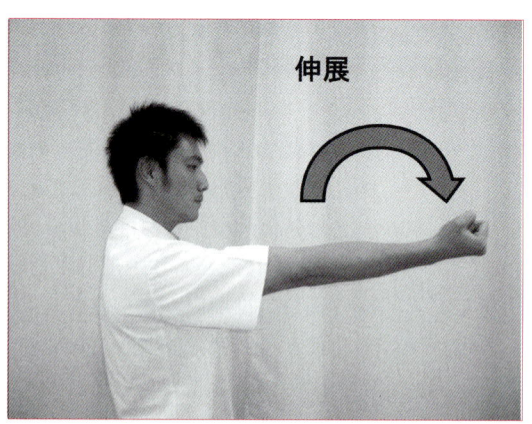
図2 伸展

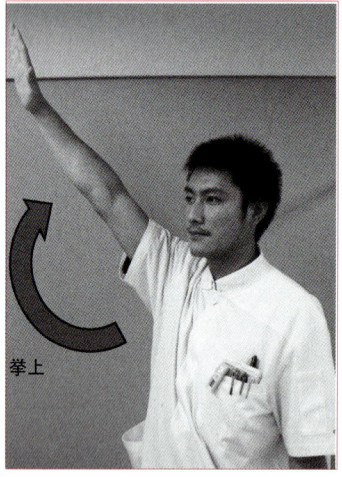
図3 肩関節の伸展

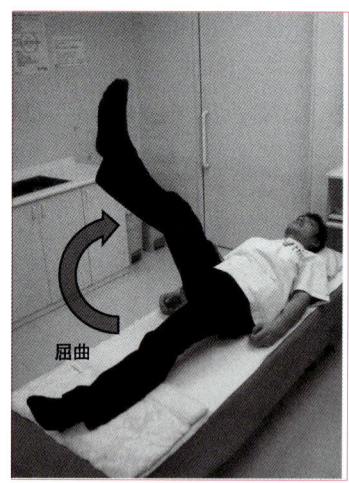
図4 股関節の屈曲

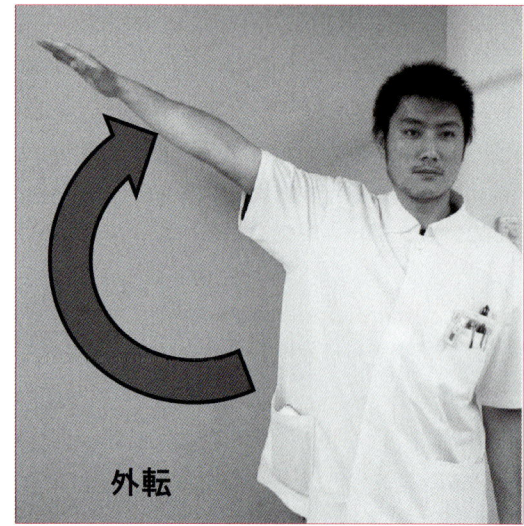
図5-1 外転

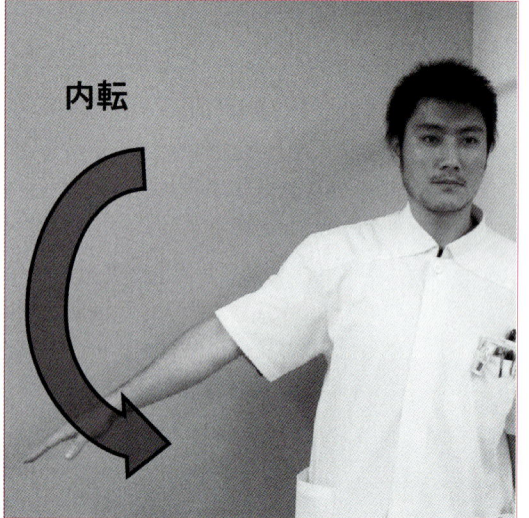
図5-2 内転

2 X線写真の前に身体診察でやっておくべきミニマム

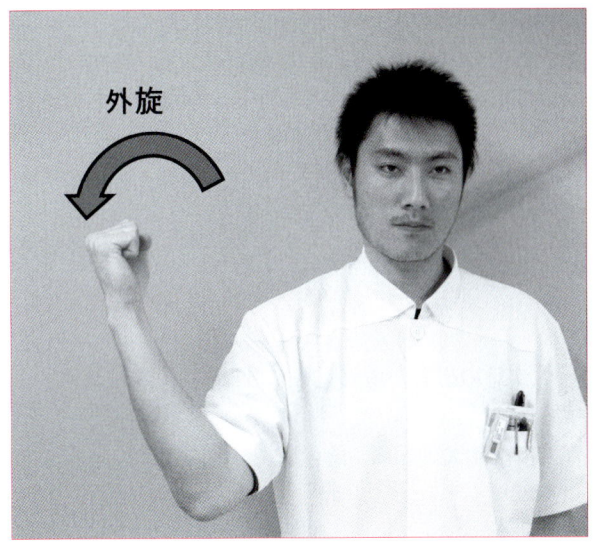

図 6-1　外旋

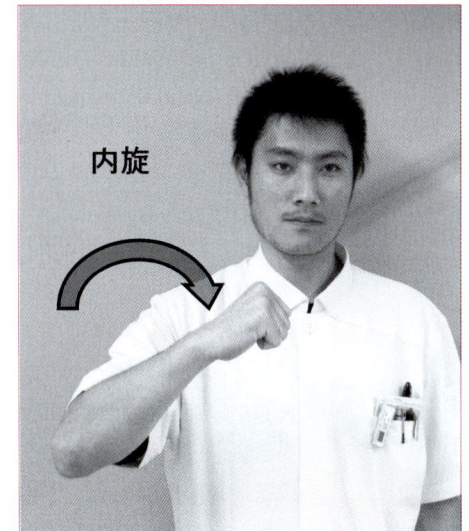

図 6-2　内旋

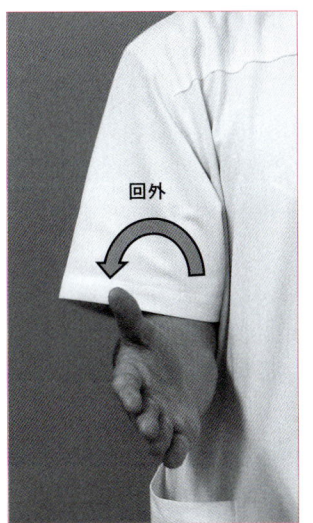

図 7-1　回外

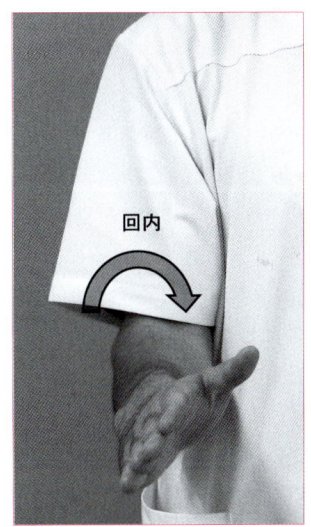

図 7-2　回内

- 外転（abduction）：四肢を体幹から遠ざける運動（図 5-1）
- 内転（adduction）：外転と反対方向への運動（図 5-2）
- 外旋（external rotation）：四肢で長軸を回転軸として四肢の内側面が前面となるように回転する運動（腕相撲で負ける方向）（図 6-1）
- 内旋（internal rotation）：四肢で長軸を回転軸として四肢の外側面が前面となるように回転する運動（腕相撲で勝つ方向）（図 6-2）
- 回外（supination）：前腕部のみで使う．肘を曲げて母指が外側へ回るように運動

15

する（図 7-1）
- 回内（pronation）：肘を曲げて母指が内側へ回るように運動する（図 7-2）
- 外反（valgus）：四肢が体幹の中心から外側へ反り返ること．足関節でしばしば見られる
- 内反（varus）：四肢が体幹の中心から内側へ反り返ること．足関節捻挫が好発する肢位である

7 整形外科外来における患者の訴えを聞いた際に，内因性疾患を必ず鑑別として頭の片隅に入れて置こう

救急を含む整形外科外来に内因性疾患の患者が紛れ込むことは決して珍しくない．代表的な鑑別疾患を以下に列記する．

背部痛：狭心症，急性心筋梗塞，解離性大動脈瘤，急性膵炎
腰痛：腹部大動脈瘤，悪性疾患
肩痛：狭心症，急性心筋梗塞
後頸部痛：髄膜炎，くも膜下出血，急性心筋梗塞

8 一つ外傷を見た時はもう一つ探しましょう

外傷を一つ見つけたらそれで安心せず，他に見落としがないか再評価するべきである．

9 整形外科関連の患者は様ざま

一言でいうと多くが病人ではなくけが人．一般の方に交じって暴力団関係者や犯罪者，プロスポーツ選手が診療に訪れる．交通事故後に「レントゲンを撮れるだけとれ」「レントゲンだけでなく CT と MRI もとれ」過剰な訴えをする方もいるが，状況に応じて毅然とした態度で対応する場面が必要である．意外と対応が難しいのはプロスポーツ選手である．筆者が勤務する久留米市には競輪と地方競馬があるため，レース期間中様々な事故で来院するプロスポーツ選手が多い．彼らは体が資本であるため，外傷やその後遺症に非常に神経質である．対応が困難である場合は整形外科専門医に診察をお願いする方が望ましい．

10 臭いに耐えましょう

路上生活者や自宅で転倒し放置されて糞尿にまみれてくる高齢者の患者も救急外来では珍しくない．これらの患者は ER にて少なからず腰痛や関節痛など整形外科的な訴えにて診察する機会が多いが，悪臭（?）に耐えられず診察が手抜きになることも多い．看護師さんにすべて任せてしまい，衣類を脱がすときに股関節痛や肩関節痛を訴え，慌てて X 線写真のオーダーを追加した経験のある方も多いと思う．実践はなかなか難しいが，臭いに耐えて丁寧に身体所見を取る努力をするべきである．

11 X 線写真撮影を理解しましょう

シャーカステンの前にかかった一枚の X 線写真．整形外科診療では X 線写真も広

2 X線写真の前に身体診察でやっておくべきミニマム

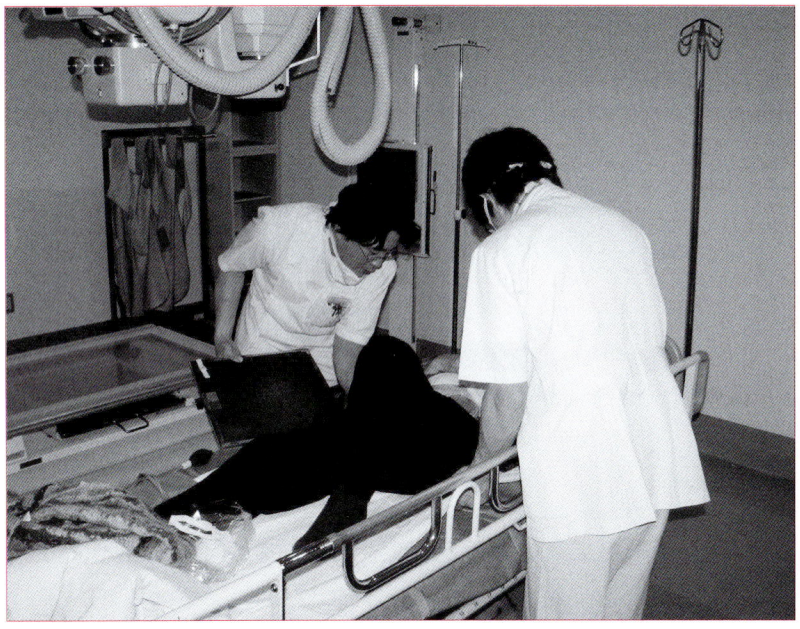

図8
診療放射線技師による
ERでのX線写真撮影
風景

義の意味で身体所見である．この写真を撮影するためにどれだけの手間がかかるか考えてほしい．多くの施設では画像検査はレントゲン技師（正式名称は診療放射線技師）によって行われている（図8）．臨床研修医は時間がある時は画像検査の手伝いをしてもらいたい．そうすればいかに一枚のX線写真に人手を要するか，侵襲を伴う検査であるか理解でき，不必要な検査を減らすことができる．

<参考文献>
1) 仲田和正：手・足・腰診療スキルアップ，シービーアール，2004
　　日本語で書かれた一番実践的な整形外科マニュアルである．
2) 内田敦正，加藤　公：カラー写真で見る！　骨折・脱臼・捻挫，羊土社，2005
　　写真が豊富で各疾患の説明が簡潔明瞭である．
3) 竹内義享，大橋　淳，上村英記：カラー写真で学ぶ四肢関節の触診法，医歯薬出版，2007
　　運動器疾患と触診法を同時に学べる優れた内容である．本原稿でも本書の総論を数多く引用させて頂いた．
4) Bickley LS：ベイツ診察法．第9版，メディカル・サイエンス・インターナショナル，2007
　　第15章の筋骨格系には豊富な記載があり参考になった．
5) Stanley Hoppenfeld：図解四肢と脊椎の診かた，医歯薬出版，1984
　　完成度の高い整形外科診断学のテキストである．

今回私は，上記の成書には記載されていない，しかし救急医として整形外科医としてERで経験した教訓を述べることを目指した．臨床研修医や若い医師は，上記の成書から時間をかけて学んでもらいたい．

永田高志（ながた　たかし）
姫野病院救急総合診療科部長，1997年九州大学卒業．
謝辞：モデル役を快諾した聖マリア病院臨床研修医高橋甚彌先生にお礼申し上げます．

第2章 X線検査

1

正面・側面以外の撮影法って何があるの？

オーダーする時書いてある特殊撮影って？？

小山　泰明　Yasuaki Koyama　聖マリアンナ医科大学　救急医学

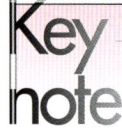

- 患者の訴え・受傷機転に耳を傾けて，実際に患部を見て！　触って！感じて！
- 何でもカンでもオーダーするのではなく，患者の訴えと身体所見から疑う疾患のオーダーを．
- 最低でも2方向は撮影して下さい．CTでわからない骨折もありますよ．
- 整形外科医師・放射線技師と日頃から仲良くなり，わからないことがあれば相談しよう．

　日頃救急外来には多数の外傷患者が来院されます．患者から問診・身体所見を取ると共に疾患を思い浮かべてX線をオーダーしますが，画面を見ると…正面・側面以外にもたくさんの画像オーダーが⁉「2方向でいいだろう（2方向撮るだけでもまだいいですが…）」「よくわからないからCTだ」などと思ってはいませんか？（自分への問いかけ⁉）単純X線でもかなりの程度まで診断が可能な疾患もあります．今回そんな時に皆様に少しでも役にたてばと考え各部位ごとに特殊撮影をまとめてみました．

　＊注意：荷重時撮影などのストレス撮影は救急外来で行う機会は少ないので省略させて頂きました．

　非常にたくさんあり覚えることも厳しいとは思います．できれば患者が来た時にちょっと調べていただけると幸いです．それよりも最低2方向撮影すること，そして整形外科医師・放射線技師と仲良くなり良好な関係を築くことが大事だと思います．

　この場を借りて，川崎市立多摩病院画像診断部の古川博明さん（イラスト作成者）を始め放射線技師の皆様，画像提供や御指導を頂き本当に御協力ありがとうございました．

肩関節

1 オーダー
正面と軸位の2方向が基本．

2 主な疾患
- 外傷性肩関節脱臼…正面・軸位または Scapular Y 撮影で脱臼の方向と骨折の有無を確認．
- 反復性肩関節脱臼…正面（＋ストライカー撮影）で Hill-Sacks lesion を確認，軸位で関節窩前下縁の骨欠損を描出．
- 石灰沈着性腱板炎…夜間激痛で発症し肩の自動運動不能となる．正面・軸位で肩峰下にみられる石灰化像や肩甲下筋腱や小円筋腱に石灰沈着を認める．
- 肩峰下インピンジメント症候群…上肢挙上で腱板と肩峰下滑液包が肩峰と上腕骨頭の間に挟まれ摩擦衝突し慢性炎症が起こるもの．正面と Scapular Y 撮影で肩峰前縁から烏口肩峰靱帯に沿って骨棘を認める．
- 腱板断裂…腱板は肩甲下筋，棘上筋，棘下筋，小円筋の4つの腱より構成され，これらの腱が断裂し，疼痛と脱力を主訴とし挙上力低下する．正面・Scapular Y 撮影を行う．正面では AHI（acetabular-head index 肩峰下縁と上腕骨頭頂点との距離）が短縮する．Scapular Y 撮影で肩峰下縁の骨棘を観察する．
- 五十肩…肩関節の様々な病態によって生じる臨床上の症候群．肩関節周囲炎や凍結肩と同じ病態．レントゲンでは特徴的な所見はない．
- 上腕二頭筋長頭腱腱鞘炎・上腕二頭筋長頭腱断裂…上腕二頭筋長頭腱は結節間溝から関節外に出るので炎症や退行変性を生じやすく，肩前面に疼痛を訴え，結節間溝部に限局した圧痛を認める．五十肩の一因となる．結節間溝撮影で結節間溝の狭小化や骨棘を認める．
- 上腕骨近位端骨折…骨頭骨折・大結節骨折・小結節骨折・外科頸骨折に分かれる．正面に軸位や Scapular Y 撮影を組み合わせ転位や脱臼合併をみる．

3 撮影方法

1）Scapular Y 撮影（図1a〜c）

目的：肩外傷基本撮影の1つ．上腕骨頭上面の観察，前後方向への移動判断などを確認．

適応：肩関節脱臼・急性腱板損傷・肩甲骨骨折・烏口突起骨折・上腕骨近位端骨折など．

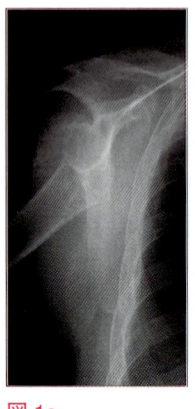
図1a
Scapular Y
（上腕骨近位端骨折）

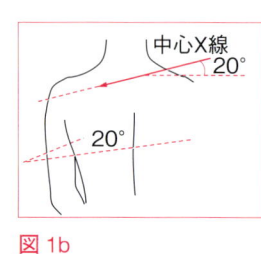
図1b

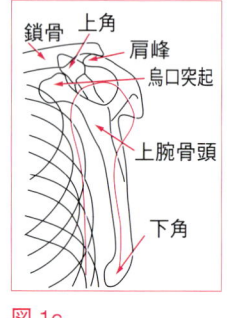
図1c

2）軸　位（図1d, e）

目的：上腕骨外科頸と骨頭・小結節が描出．
　　　　肩甲骨棘や関節窩短径の形態を観察．

適応：腱板損傷・肩鎖関節脱臼・肩甲骨骨折・上腕骨近位端骨折・小結節骨折など．

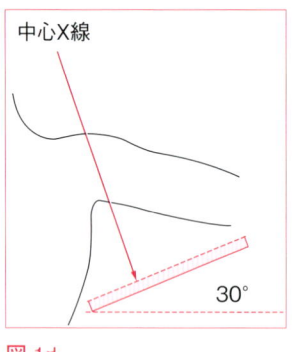
図1d

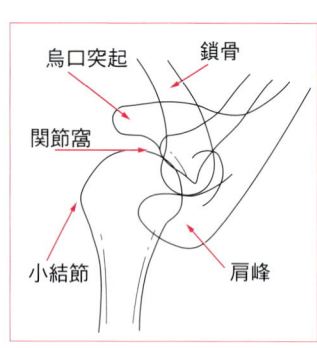
図1e

3）挙上位正面撮影（zero position＝Swimmer view）（図 1f, g）
目的：肩甲棘・上腕骨頭・肩鎖関節・烏口突起の観察.
適応：動揺性肩関節，関節窩後下縁骨増殖（ベネット損傷），肩甲骨頸部骨折.

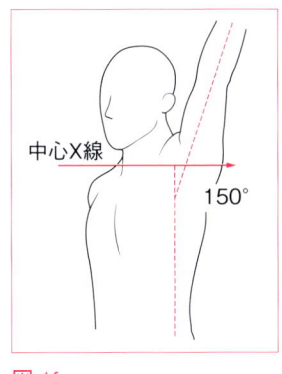

図 1f

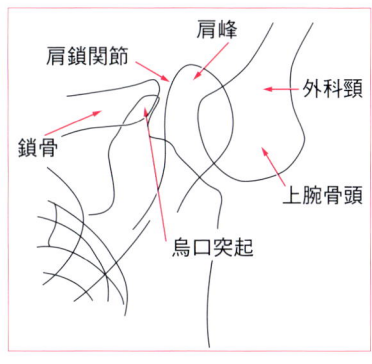

図 1g

4）ストライカー（Stryker）撮影（図 1h, i）
目的：上腕骨頭後外側部の観察. 上腕骨頭後外側部骨欠損 Hill-Sachs lesion を確認.
適応：上腕骨頭後外側圧迫骨折・反復性肩関節前方脱臼・肩甲骨骨折・烏口突起骨折など.

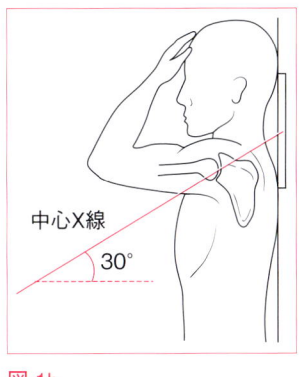

図 1h

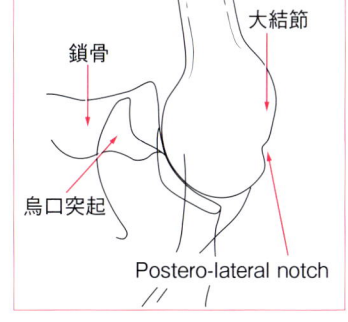

図 1i

第2章 X線検査

5）ウエストポイント（Westpoint）撮影（図1j，k）
目的：関節窩前下縁の観察．Stryker撮影に対する関節窩側を描出，関節窩前下縁部骨欠損Bankart lesionを確認．
適応：反復性肩関節前方脱臼など．

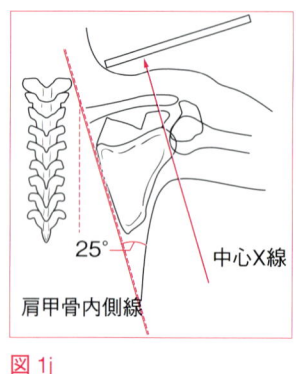

図1j 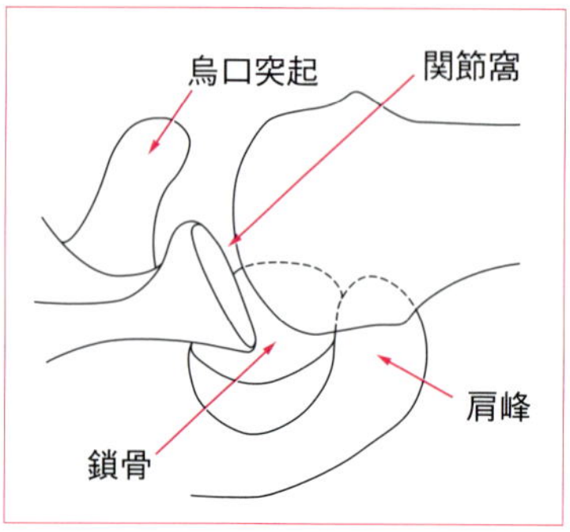　図1k

6）結節間溝撮影（図1l，m）
目的：上腕結節間溝の観察．骨棘による結節間溝の狭窄像など．
適応：上腕二頭筋長頭腱炎／断裂・上腕結節剥離骨折など．

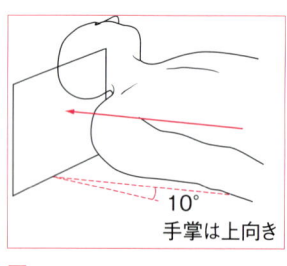

図1l 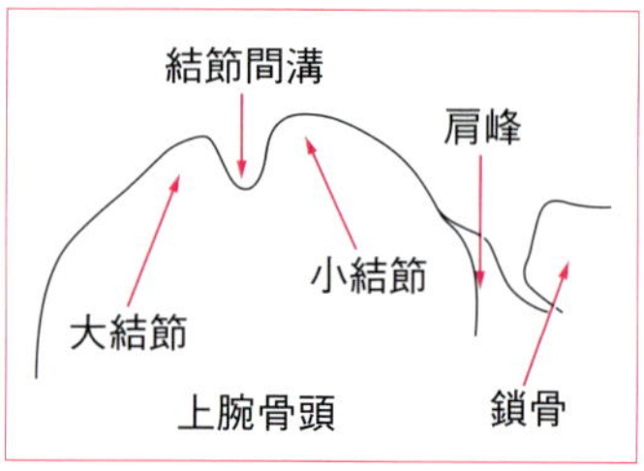　図1m

肩甲骨

1 オーダー
肩甲骨または肩関節正面像とScapular Y撮影＋必要に応じて軸位やStryker撮影

2 主な疾患
肩甲骨骨折…骨折が発生しにくく全骨折の1％に過ぎないが，交通外傷などの大きな外傷によって発症する場合が多く，35〜98％の症例は胸部外傷・頭部外傷や多発骨折を合併する．

以下の5つの分類がある
　①体部・肩甲棘骨折：最も発生頻度多く，しばしば胸部合併損傷を伴う．

②頸部骨折：しばしば陥入しているため挙上位正面像が有用．
③関節窩骨折：肩関節脱臼に伴い発症することが多い．転位が大きいと機能障害を残す．
④肩峰骨折：正面のみでは見逃すことが多いので軸位が必要．
⑤烏口突起骨折：単独骨折は少なく他の骨折や脱臼を合併．正面のみでは見逃され，Scapular Y 撮影や Stryker 撮影が有用．

3 撮影方法

軸　位（図 2a，b）

目的：肩甲骨の側面を肋骨陰影と重積しないように描出．
　　　肩甲骨体部の観察に適する．
適応：肩甲骨骨折・肩峰骨折など．

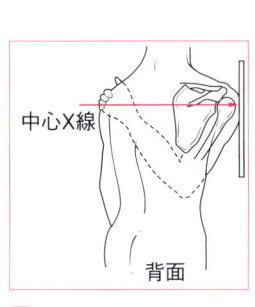

図 2a 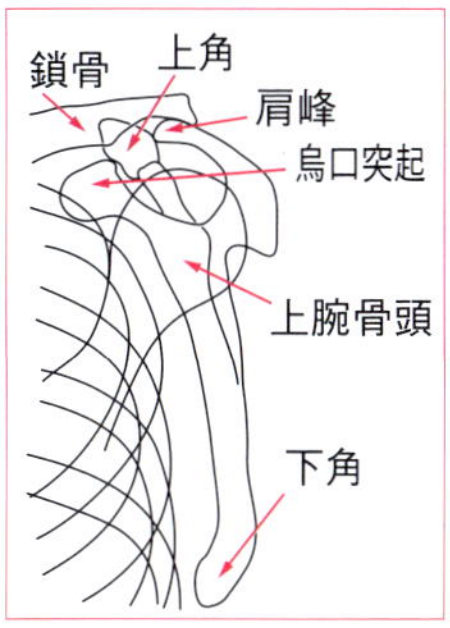　　図 2b

肘関節

1 オーダー

正面と側面の2方向を基本とし，必要に応じて他の撮影を追加．

2 主な疾患

・上腕骨顆上骨折…小児で最も頻度が高い．正面・側面・両斜位4方向＋健側2方向を撮影．上腕骨とカセッテを平行にして撮影した正面のバウマン（Baumann）角（上腕骨長軸の垂直線と外顆部骨端線の平行線と成す角・正常 10°〜20°）が，固定中に整復位を失うと角度は減少するので，健側との比較によって再転位の有無を判定する．整復不全により内反肘変形を残す．

・上腕骨外側顆骨折…顆上骨折に次いで多い小児の骨折．正面・側面を撮影．不完全整復で偽関節になったり，遅発性尺骨神経麻痺が発生する．

・上腕骨内側上顆骨折…顆上骨折・外顆骨折に次いで多い小児の骨折．正面・側面

を撮影.
- 上腕骨内側上顆剥離骨折…投球動作で肘に強いストレスが加わり，前腕屈筋・回内筋付着部である上腕骨内側上顆部が牽引され剥離骨折する．60°屈曲位正面撮影で小骨片が内側上顆前面に存在するのを確認．
- 橈骨近位端骨折…橈骨頭に一致した軽度圧痛があり前腕回旋で疼痛増悪．正面・側面の2方向を撮影．
- 肘頭骨折…関節内骨折であり上腕三頭筋により骨片が転位するため手術適応となる．正面・側面の2方向を撮影．
- Monteggia（モンテジア）骨折…尺骨骨折＋橈骨頭脱臼で，前腕の回内が強制されて起きる．尺骨骨折認めた際には肘関節を含める正面・側面を撮影．橈骨長軸延長上に上腕骨小頭の中心がないことで診断．見落とした場合，肘関節屈曲障害・遅発性橈骨神経麻痺・外反肘による肘部管症候群などを生じる．
- Galeazzi（ガレアッチ）骨折…橈骨骨幹部骨折＋尺骨頭脱臼で，前腕回内位で外に開いた手から落ちた場合に生じる．橈骨単独骨折は手関節部を含め正面・側面を撮影．正面像で橈骨尺骨間が関節部で拡大し，側面像で骨折部は背側凸変形を示し，尺骨頭が背側へ突出．撮影肢位が不良だと見逃す．
- 肘内障…骨折を疑えばレントゲン撮影する．
- 離断性骨軟骨炎…投球時の圧迫力と剪断力の加わる上腕骨小頭部に好発．軟骨下骨の一部が壊死に陥り，その表面を覆う関節軟骨と共に周囲から分離し，関節内に遊離体を形成．正面・側面の2方向＋45°屈曲位正面像を撮影．遊離期では小頭部から遊離した骨片（遊離骨片）を認める．
- 変形性肘関節症…軟骨退行変性＋反応性増殖性変化．2次的に尺骨神経溝で尺骨神経絞扼性障害である肘部管症候群（小指と環指尺側の感覚障害・握力低下など）を伴う．正面・側面の2方向撮影を基本．尺骨神経麻痺がある場合は尺骨神経溝撮影を追加する．

3 撮影方法
1）尺骨神経溝撮影（図3a, b）
目的：尺骨神経溝の変形や骨棘形成の観察．
適応：尺骨神経麻痺．

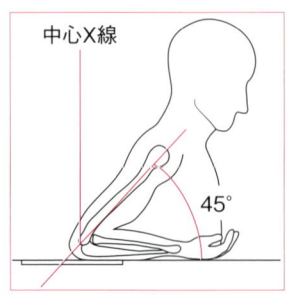

図3a

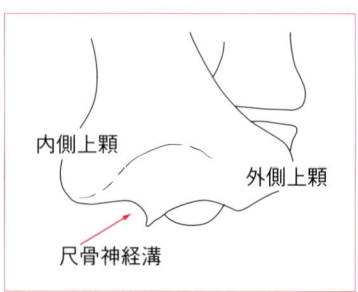

図3b

2）Tangential 撮影（45°屈曲位正面撮影）（図 3c，d）

目的：肘関節外側上腕骨小頭・上腕骨内側上顆部の観察．
　　　　上腕骨内側上顆前面の剥離骨折
　　　　小骨片の確認．

適応：野球肘（上腕骨内側上顆剥離骨折・離断性骨軟骨炎）．

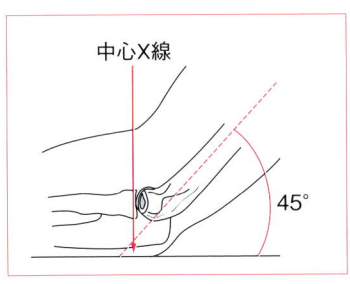

図 3c

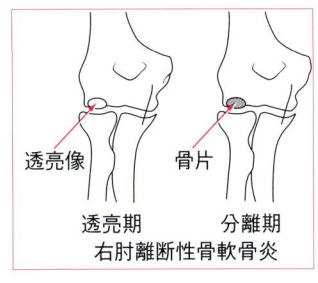

図 3d

> ＊ Pitfall：肩甲骨は肩関節・胸部正面像で全体像が見えています．見逃さないように…

手関節・手指

1 オーダー

正面・側面を基本とし，必要時他の撮影を追加．

2 主な疾患

- 撓骨遠位端骨折…正面・側面・両斜位の 4 方向＋健側 2 方向を撮影．以下の 4 つが有名．
    - Colles（コレス）骨折…掌をついて転倒時に発生．背屈型撓骨遠位部骨折の総称．骨折線は遠位掌側から近位背側に斜走し，遠位骨片は背側および撓側へ転位する．
    - Smith（スミス）骨折…手背をついて転倒時に発生．掌屈型撓骨遠位部骨折の総称．骨折線は遠位背側から近位掌側に向かい，遠位骨折は掌側へ転位し，遠位撓尺関節は脱臼する．別名，逆 Colles 骨折．
    - Barton（バートン）骨折…撓骨関節面を含む撓骨手根関節脱臼骨折．三角形の遠位骨折が手根骨と共に背側に転位しているものを背側バートン骨折，掌側に転位しているものを掌側バートン骨折という．掌側型が圧倒的に多い．
    - Chauffeur（ショフール）骨折…別名，運転手骨折．撓骨茎状突起骨折を指す．
- 舟状骨骨折…撓骨遠位部骨折に次いで頻度が高い．転倒時，手関節の背屈を強制された時に発生しやすい．発見が遅れると骨融合遷延や近位骨片壊死・偽関節と

なる．正面・側面＋尺屈位＋45°回内位斜位像を撮影．尺屈位では中央部から近位部にかけての骨折が，45°回内位では中央部から遠位部にかけての骨折がわかる．
- 手根骨脱臼…手掌をついての転倒時に手関節が過伸展されて生じる．正面・側面・両斜位を撮影．正面像で正常では近位手根列の関節面を結ぶ線は滑らかな弧を描くが，脱臼ではこの線は乱れ断裂する．
- 手根不安定症（舟状月状骨解離）…舟状月状骨間靱帯損傷であり，手根骨脱臼や手関節に発生した骨折脱臼に伴って発生．正面・側面2方向撮影が基本．正面像で舟状月状骨間の3mm以上の離開（Terry Thomas sign テリートーマス徴候）や，舟状骨が短縮し指輪のように写る（cortical ring sign）．
- 手根管症候群…手根管内における正中神経圧迫麻痺で，最も頻度の高い絞扼性神経障害．屈筋腱腱鞘炎・手の過度使用・妊娠などによる全身浮腫などで起こる．正面・側面＋手根管撮影をする．
- 第一中手骨骨折…CM関節（手根中手関節）のやや遠位の横骨折や斜骨折が多い．正面・側面2方向を撮影．以下の2つの特殊な骨折がある．

  Bennett（ベネット）骨折…MP関節屈曲位＋長軸方向に力がかかった時に生じる．CM関節の掌尺側の強い靱帯が付着した三角骨片が元の位置に残り，中手骨全体は撓背側へ転位する．

  Roland（ローランド）骨折…軸圧により生じた関節内Y字型骨折で，撓側骨折は近位に，第一中手骨骨幹部は内転する．

3 撮影方法
1）尺屈位（図4a〜c）
目的：手根骨・中手骨近位端・撓骨尺骨遠位端が描出され，舟状骨は周囲手根骨との重積少なく撓骨茎状突起まで観察．

適応：舟状骨骨折など．

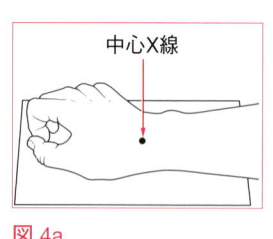

図4a

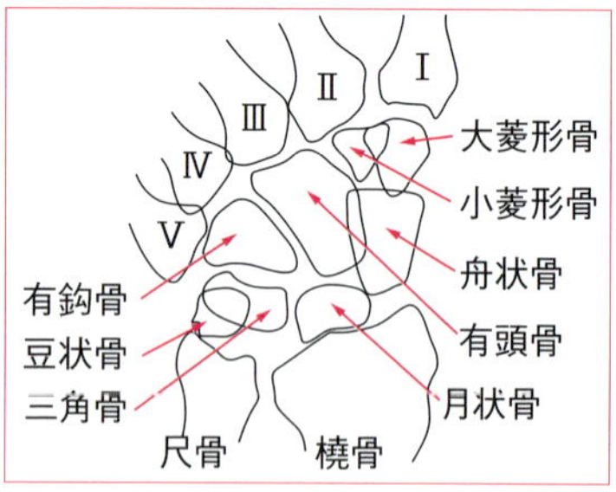

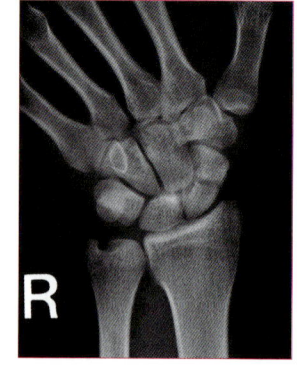

図4b

図4c
尺屈位
（右舟状骨骨折）

2）撓屈位（図 4d, e）

目的：手根骨・中手骨近位端・撓骨尺骨遠位端が描出され，月状骨・有鈎骨は周囲手根骨との重積少なく尺骨茎状突起まで観察．

適応：月状骨骨折・有鈎骨骨折など．

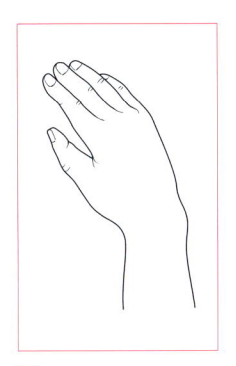

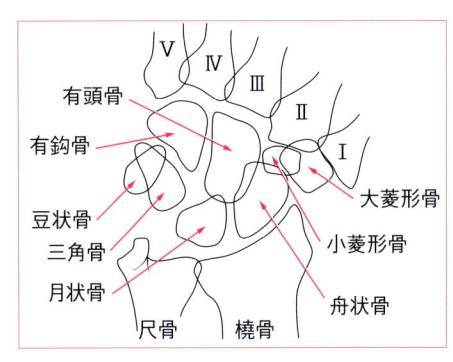

図 4d

図 4e

3）45°回内位斜位像（図 4f, g）

目的：舟状骨や大菱形骨や撓尺骨骨折転位の観察．

適応：舟状骨骨折・大菱形骨骨折・Colles 骨折・Smith 骨折・Barton 骨折．

4）45°回外位斜位像（図 4h）

目的：豆状骨や三角骨や撓尺骨骨折転位の観察．

適応：豆状骨骨折・三角骨骨折・Colles 骨折・Smith 骨折・Barton 骨折．

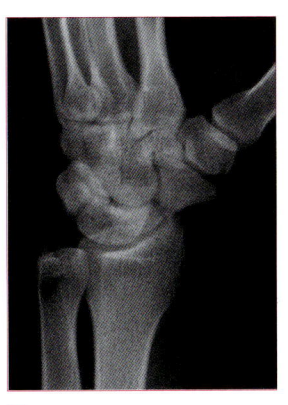

図 4f
45°回内位
（右舟状骨骨折）

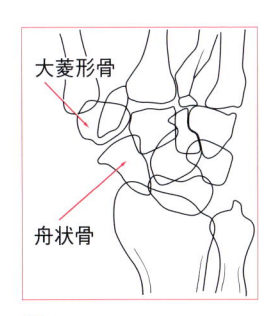

図 4g
45°回内位

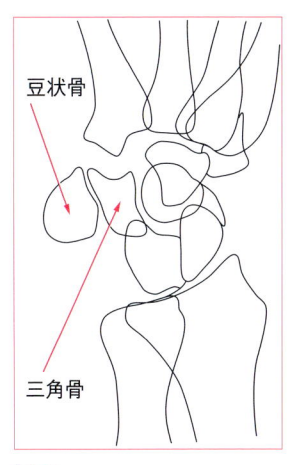

図 4h
45°回外位

5）手根管撮影（図 4i, j）

目的：手根溝の接線像の観察．手根管がアーチ状に描出され豆状骨・有鈎骨鈎が重積せず小菱形骨手掌面と重積する舟状骨結節を確認．

適応：手根管症候群（正中神経圧迫所見）・有鈎骨鈎状突起骨折．

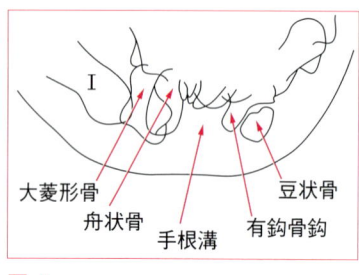

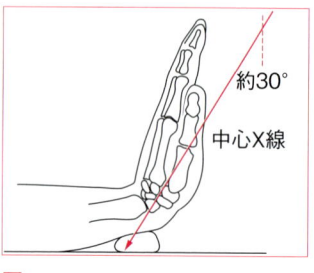

図 4i

図 4j

6）手掌斜位

目的：指節・中手骨・手根骨およびそれら関節の斜位観察．

適応：第1～5指の末節骨・基節骨・中手骨・第2～5指の中節骨・手根骨・撓尺骨遠位端骨折・手指関節脱臼など．

7）ロバート法（図 4k）

目的：第1中手骨基部と大菱形骨が重複せず母指 CM 関節部の関節裂隙が観察できる．

適応：Roland 骨折・Bennett 骨折など．

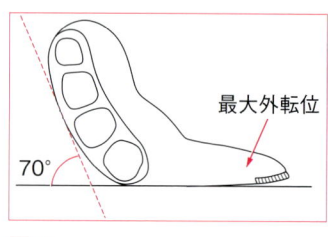

図 4k

胸　郭

1 オーダー

胸椎は正面・側面の2方向を基本．肋骨骨折は圧痛部を中心に撮影した胸郭正面と接線像で確認．胸骨骨折は斜位・側面の2方向で診断．

2 主な疾患

- 胸椎黄色靱帯骨化症（OLF）…脊柱管後方壁にある黄色靱帯が骨化し脊髄圧迫症状をきたす．下部胸椎から胸腰椎移行部にかけて多く発生．下肢しびれ・痙性麻痺・腰背部痛を起こす．側面像で椎間孔後縁に嘴状・塊状・棘状などの骨性膨隆として認める．
- 肋骨骨折・胸骨骨折…骨折部の疼痛・圧痛が特徴的．肺損傷を疑う場合は胸部正面・側面像を撮影．胸骨骨折はハンドル外傷や転落による前胸壁打撲で生じる．胸骨体部が最も多く横骨折が多い．肋軟骨骨折や移行部骨折はレントゲンで確認できないことも多く，理学所見で診断．
- 胸鎖関節脱臼…ラグビーなどのコンタクトスポーツやバイクの転倒で生じる．肩外側の圧迫力が前方から作用し鎖骨近位端が前方転位する前方脱臼では，関節部の疼痛と腫脹が著明．圧迫力が肩の後方から作用し鎖骨近位端が後方転位する後方脱臼では，血管圧迫による頸部や上肢のうっ血・気管圧迫による呼吸困難・食道圧迫による嚥下困難がある．ロックウッド撮影で，前方脱臼では患側の鎖骨近位端が健側鎖骨長軸より上方へ，後方脱臼では下方に転位．

3 撮影方法

1）ロックウッド撮影（5a〜c）

目的：両側の肩鎖関節から胸鎖関節までの鎖骨全体像・両側鎖骨長軸関係の観察に使用．

適応：胸鎖関節脱臼（大多数が前方脱臼だが後方脱臼は胸郭内臓圧迫するため早期診断必要），鎖骨内側部骨折．

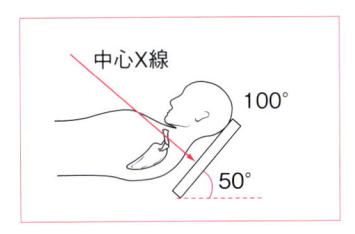

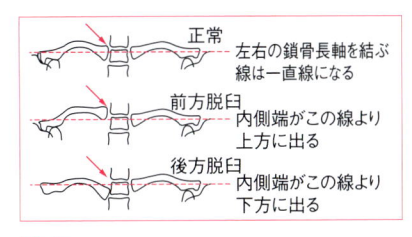

図 5a

図 5b

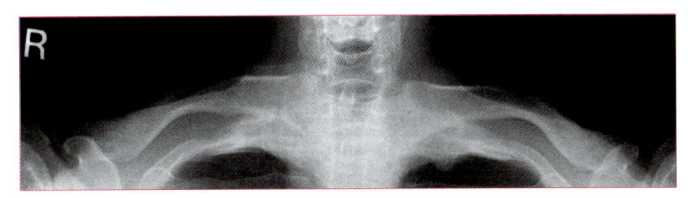

図 5c
ロックウッド（右胸鎖関節前方脱臼）

2）肋骨斜位（図 5d, e）・逆斜位（5f, g）

目的：側胸部肋骨正面像・背部肋骨斜位像・前胸部肋骨斜位像の観察.
適応：斜位…側胸部〜背部肋骨骨折　逆斜位…側胸部〜前胸部肋骨骨折.

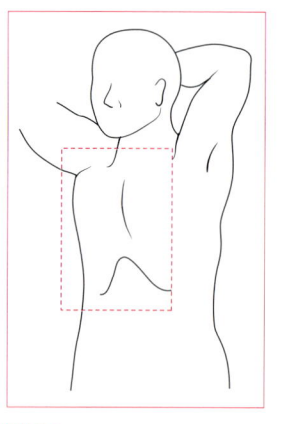

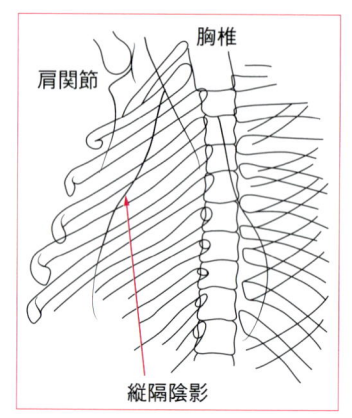

図 5d

図 5e

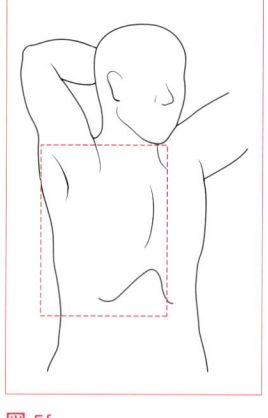

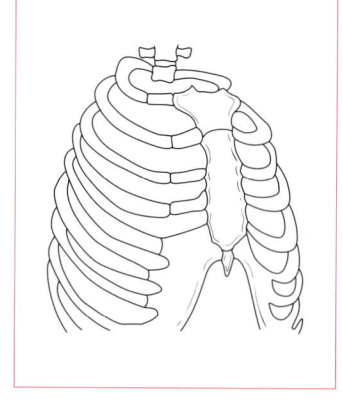

図 5f

図 5g

3）肋骨接線撮影

目的：圧痛部の接線撮影で肋骨骨折を診断
適応：肋骨骨折.

4）肋骨頭側斜入撮影（5h, i）

目的：前胸部肋骨の体軸方向の観察．検側肋骨前縁が体軸方向に投影され，肋骨弓が広範囲に観察．

適応：肋骨骨折．

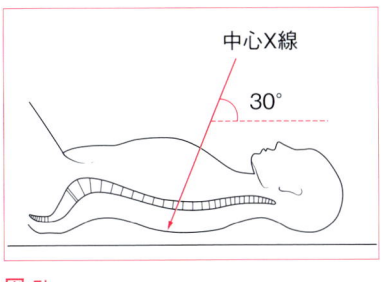

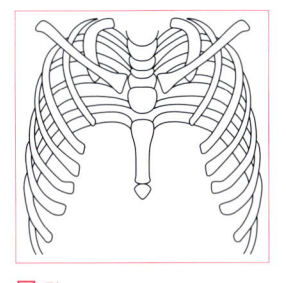

図 5h　　　　図 5i

頸　椎

1 オーダー

通常は正面・側面 2 方向＋開口位正面＋斜位 2 方向＋前後屈側方向撮影

※外傷などで脱臼骨折疑う場合，頸椎を動かすと脊髄損傷を悪化させるため，動かさずに正面・側面 2 方向（＋できれば開口位正面）か CT で評価をする．

2 主な疾患

- 頸椎症…加齢で発生する退行性病変で，脊柱管・椎間孔狭窄による神経症状や椎骨動脈の圧迫も生じる．上肢のしびれ・放散痛・巧緻運動障害・小手筋の萎縮・痙性歩行障害・膀胱障害など．正面・側面・両斜位＋前後屈側方向撮影をする．骨棘による椎間孔狭窄は斜位像で明らかになる．
- 頸椎後縦靱帯骨化症（OPLL）…頸椎椎体後面に沿って縦に走る後縦靱帯の異常骨化．上肢しびれ，手指巧緻運動障害，下肢痙性麻痺などを認める．側面像で脊柱管を含む骨化全体像を把握する．脊柱管前後経の 40％以上を占拠していると脊髄症状発生頻度が高くなる．
- 胸郭出口症候群…腕神経叢と鎖骨下動脈は末梢に向かう途中，いくつかの絞扼を受ける可能性がある．前斜角筋・中斜角筋・第一肋骨で形成される斜角筋三角で絞扼される斜角筋症候群，鎖骨と肋骨の間で絞扼される肋鎖症候群，肩甲骨烏口突起と小胸筋の下を通る部分で絞扼され上肢過外転時に症状増悪する過外転症候群，この 3 つの総称が胸郭出口症候群である．しびれ・脱力・チアノーゼなどの症状が間欠的で上肢挙上などの特定肢位で増悪し，元に戻すと軽快する．頸椎 6 方向＋胸椎 2 方向＋肋鎖間隙の撮影を行い，頸肋・肋骨奇形・頸椎異常・鎖骨－第一肋骨間隙狭小化などを確認．
- 頸椎損傷…ER では正面・側面・開口位が基本．

Jefferson（ジェファソン）骨折…環椎破裂骨折で高所墜落で生じる．疼痛主体で脊柱管が拡がるため，脊髄損傷は生じにくい．開口位正面像で環椎側塊に左右への転位があれば疑う．

Hangman（ハングマン）骨折…軸椎関節突起間骨折で，頸椎の急激な過伸展によるもので前額部を強打した際に生じる．C2-3椎間板が損傷され，軸椎の前方部分が前方に転位する．脊柱管が拡がるため，脊髄損傷は生じにくい．側面像で軸椎椎体の前方すべりと椎弓根部骨折がある．正面像で骨折線不明だが斜位像で明瞭に描出．しかし合併損傷を確認する上でCTが有用．

環軸関節脱臼…環椎前方脱臼が最も多く，過屈曲外力による環椎横靱帯断裂により生じる．前方転位の程度により延髄・脊髄症状出現．側面像で環椎前結節後面から歯突起前面までの距離＝環椎歯突起間距離（ADD）が3 mm（小児5 mm）以上離れていると疑う．不用意に前後屈側撮影はしないこと．

軸椎歯突起骨折…頭部外傷＋急激な過伸展か過屈曲と剪断の重複外力で起こる．疼痛で四肢神経症状は伴わない．側面＋開口位で骨折が明らかになる．

環軸関節回旋位固定…環椎が軸椎上を生理的範囲を超えて回旋転位し，亜脱臼で固定した状態．10歳以下の小児に好発し，斜頸位が特徴で矯正しようとすると強い疼痛を訴える．外傷や頸部周辺の炎症に伴い環軸関節の不安定性に起因し，回旋だけでなく前後方向に多少亜脱臼して固定する．開口位＋側面像を撮影．開口位では環椎が前方に回旋した側の外側塊の拡大・歯突起とその外側塊との間の距離の狭小化や重なりを認める．側面像ではADDの拡大（小児5 mm以上）を認める．

頸椎関節リウマチ病変…環軸関節病変の発生が最も多い．環椎の前方亜脱臼や垂直性脱臼（偽性頭蓋底陥入）・前後方向のすべり症や頸椎変形を生じる．正面・側面・前後屈側方向・開口位の5方向撮影で，亜脱臼評価やADD拡大，椎間板狭小化やすべり，椎弓や棘突起の変形などを認める．

＊ Pitfall：CTでわからない骨折

（＝横断面に骨折線が入るもの）

歯突起骨折（開口位しかわからない！）

脊椎棘突起骨折（圧痛あるのにCTで骨折なし…？？って時）

尾骨骨折（横断面に平行に骨折している時がある）　など

3 撮影方法

1）斜 位（図 6a, b）
目的：必須体位．椎管孔・椎弓根・椎間関節突起の locking・ルシュカ関節骨棘による椎間孔狭小化（頸椎症性神経根症の発症因子）を観察．
適応：頸椎脱臼・頸椎症性神経根症．

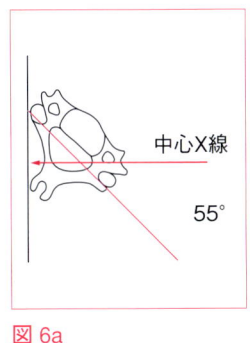

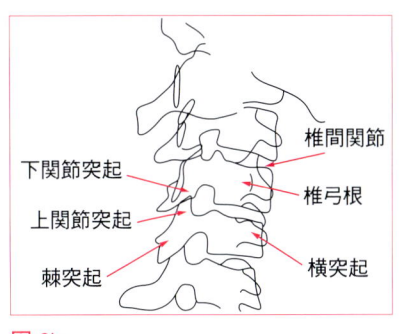

図 6a

図 6b

2）開口位（図 6c, d）
目的：第 2 頸椎の歯突起と椎体・第 1 頸椎の側塊・第 1/2 頸椎間の椎間関節の観察．
適応：Jefferson 骨折・第 2 頸椎歯突起骨折・環軸関節脱臼・リウマチ性環軸関節亜脱臼など．

＊ Pitfall：ネックカラーを装着したままでは開口位が撮影できないことが多い．

3）Swimmer view（＝挙上位正面撮影 zero position）
目的：片側上肢を挙上して撮影．C5 より下位頸椎損傷・頸胸移行部の観察．
適応：C5 より下位・頸胸移行部の損傷

4）前後屈側方向撮影（図 6e）
目的：頸椎椎体・椎弓の偏位の観察．最大前屈位と後屈位で頸椎側面像撮影．不安定椎の診断に必須．脱臼が自然整復されている例を見逃さないため．
適応：骨傷明らかでない頸髄損傷．前方後方すべり・外傷性脱臼や椎間板症・関節リウマチの不安定椎など．

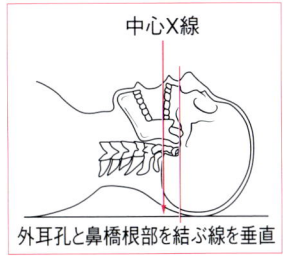

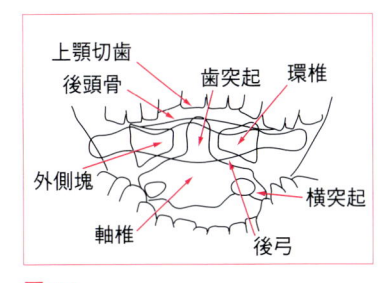

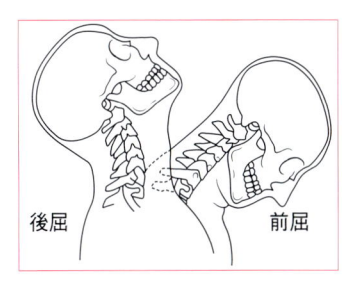

図 6c

図 6d

図 6e

腰 椎

1 オーダー

　正面・側面 2 方向が基本．関節突起間部や椎間関節裂隙を見る目的で 45°斜位撮影を行う．

2 主な疾患

- 腰椎椎間板ヘルニア…片側の神経根が支配する領域に感覚鈍麻・疼痛・筋力低下出現．正中部だと，両側下肢感覚運動障害や排尿障害も出現．正面・側面・両斜位・前後屈側の 6 方向を撮影．椎間板腔狭小化や左右不対称，生理的前弯の減少消失を認める．
- 脊椎分離症…椎弓を構成する上・下関節突起の関節突起間部に離断が生じる．小児発育期の過度のスポーツが原因と言われる．45°斜位像で関節突起間に亀裂を認める．第 5 腰椎に好発し，椎弓両側に見られることが多い．偶然に分離を発見されることが多いが，無症状のものも多く存在するので，訴えが分離症に由来するものか検討が必要．
- 脊椎分離すべり症…分離がもともとあり，分離椎直下の椎間板変性ですべってくるもので第 5 腰椎に好発．腰痛が全例で認め，運動時や同一姿勢で増悪．また下肢痛を生じ，神経根性間欠跛行を認めるが，馬尾障害は生じない．6 方向を撮影し分離部離開・前方すべり・腰椎前弯増悪・椎間板腔狭小化を認める．
- 変性脊椎すべり症…分離がないのに上位椎体が下位椎体に対して前方にずれている状態．第 4 腰椎に多い．椎間板変性に伴う不安定性が原因で，女性に多いことからエストロゲンの関与を指摘されている．側面像で椎間板腔狭小化を伴う前方すべりを認める．
- 変形性脊椎症…加齢により椎間板退行変性を起こし，骨棘の増生と椎骨の変形を起こし，症状出現時に診断される．慢性腰痛で起床時など動作開始時に強く，動いているうちに改善．腰部脊柱管狭窄症は，変形性脊椎症が原因で脊柱管が狭窄し，馬尾や神経根が慢性的に障害されているものである．神経性間欠跛行（下肢しびれや疼痛出現するも数分休むと再び歩ける）が特徴．レントゲンでは評価することは困難．

3 撮影方法
斜　位（図7a, b）
　目的：腰椎椎体・突起間関節・横突起の観察．45°で関節突起間部や椎間関節裂隙の観察．
　適応：45°…脊椎分離症・脊椎すべり症など
　　　　30°…椎弓骨折など

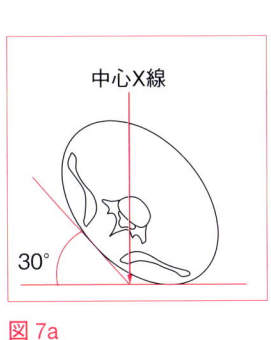

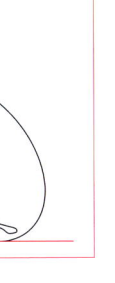

図7a

図7b

骨　盤

1 オーダー
　正面1方向が基本．骨盤不安定で血管損傷の可能性がある場合には造影CTで評価．

2 主な疾患
・骨盤骨折…以下の3つに分類．
　　骨盤単独骨折…骨盤環の連続性が損傷されていない．尾骨骨折では尾骨側面撮影を追加．腸骨翼骨折では腸骨斜位撮影を追加．
　　安定型骨盤骨折…骨盤環の連続性が一部分でのみ断裂し骨盤環の変形を認めない．
　　不安定型骨盤骨折…骨盤環の連続性が2つ以上で断裂し変形を認める．前方骨盤環（恥骨・坐骨）と後方骨盤環（仙腸関節領域）の合併骨折をMalgaigne（マルゲーニュ）骨折という．入口撮影や出口撮影を追加し骨盤環骨折の転位方向と程度を確認．

＊Pitfall：骨盤骨折CTで後腹膜出血検索を！ここはCTに頼りましょう．

3 撮影方法
1）入口（Inlet）撮影（図8a, b）
　目的：腸骨・寛骨臼・坐骨・恥骨・小骨盤腔の観察．骨盤環全周が投影．

骨盤輪前後方向転位や仙腸関節面を評価.

適応：骨盤骨折（半側骨盤環後方転位や前方環の内外方回旋転位など）.

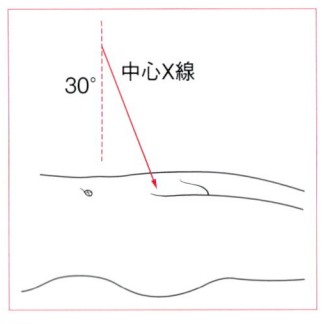

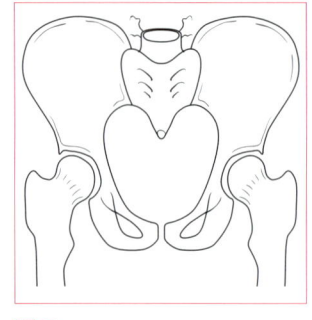

図 8a　　　　　　図 8b

2）出口（Outlet）撮影（図 8c, d）

目的：腸骨・寛骨臼・坐骨・恥骨・大腿頸部の観察．骨盤輪上下方向転位と仙骨骨折を評価.

適応：骨盤骨折（後方環の上方転位や前方環の上下方転位など）.

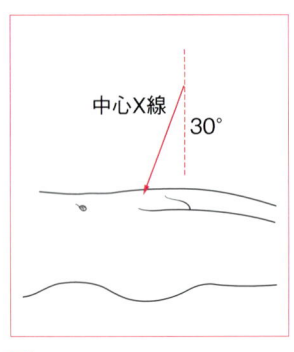

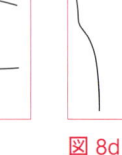

図 8c　　　　　　図 8d

股関節

1 オーダー

両股関節正面＋患側ラウエンシュタイン法の 2 方向を基本.

2 主な疾患

・大腿骨骨頭壊死症…原因不明の無腐性壊死．ステロイド投与やアルコール多飲によるのを特発性と呼び，骨折やすべり症などで 2 次性に出現するのは除外する．正面・ラウエンシュタイン像を撮影し，骨頭圧潰や帯状骨化像を認める.

・大腿骨頭すべり症…思春期の肥満児に好発する骨端軟骨成長板への剪断力により

成長板破断が生じ，骨端部が後内下方にすべる．正面・ラウエンシュタイン像を撮影し，骨端線の幅の拡大や不規則化をみる．
・変形性股関節症…関節軟骨の変性・摩耗を主病変とする．加齢による退行変性で起こる一次性と外傷や壊死などに続発する二次性がある（日本はほとんどが二次性で臼蓋形成不全や亜脱臼に続発が最も多い）．正面・ラウエンシュタイン像を撮影し，臼蓋形成不全の有無や関節裂隙の状態・骨棘形成などを観察．
・外傷性股関節脱臼・脱臼骨折…大腿骨頭が寛骨臼から逸脱した転位方向で分類．
　　後方脱臼…最多でダッシュボード損傷による発生が多い．患肢は短縮し，股関節は内転・内旋，軽度屈曲位をとる．正面像で骨頭が臼蓋上縁に重なって見える．寛骨臼後壁や大腿骨頭・大腿骨頸部骨折を合併．
　　前方脱臼…患肢短縮と，腸骨棘付近に骨頭が偏位する上方型では股関節伸展・外旋位，下方型（閉鎖孔脱臼）では股関節屈曲外転・外旋位をとる．多くは下方型で合併骨折も少ない．
　　中心性脱臼…寛骨臼底の骨折を伴った骨盤内への脱臼．股関節は軽度外転位か中間位で，正面像で骨頭は臼の内方へ突き出し，寛骨臼底の骨折を認める．粉砕骨折の形をとることが多い．
・大腿骨頸部骨折…以前の大腿骨頸部内側骨折で，大腿骨頭下から転子間線近位までの骨折．正面・ラウエンシュタイン像を撮影．
・大腿骨転子間骨折・転子貫通骨折…以前の大腿骨頸部外側骨折で，転子間線に近い骨折を転子間骨折，転子間線から小転子基部までを転子貫通骨折という．正面・ラウエンシュタイン像を撮影．

3 撮影方法
1）軸方向（図 9a～d）
目的：寛骨臼・大腿骨頭頸および大転子の観察．
適応：大腿骨頭骨折・大腿骨頸部骨折など．

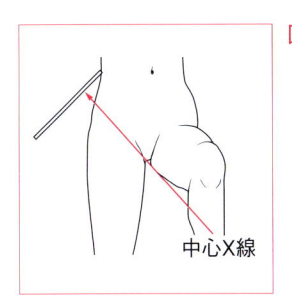

図 9a　中心X線

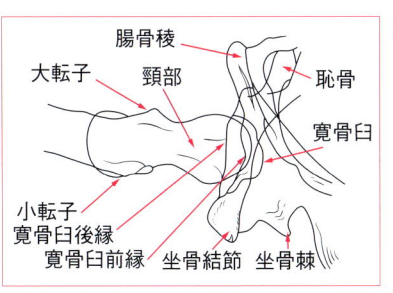

図 9b　腸骨稜／大転子／頸部／恥骨／寛骨臼／小転子／寛骨臼後縁／寛骨臼前縁／坐骨結節／坐骨棘

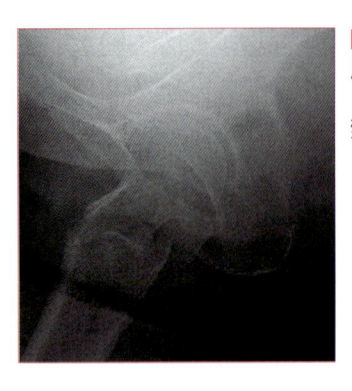

図 9c 股関節軸方向（大腿骨外側頸部骨折）

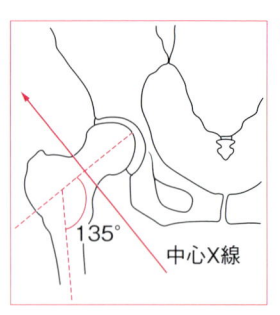

図 9d

2）ラウエンシュタイン（Lauenstein）法・変法（図 9e～g）

目的：大腿骨頭・臼蓋・大転子・小転子を観察．小児は背臥位であるラウエンシュタイン法を，成人では患側を下にした斜位撮影である変法を使用．

適応：大腿骨頭骨折・大腿骨頸部骨折・大腿骨頭壊死など

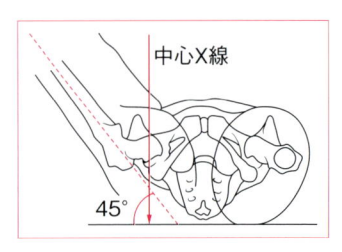

図 9e

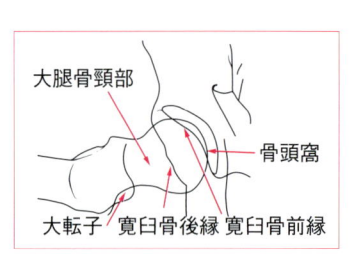

図 9f

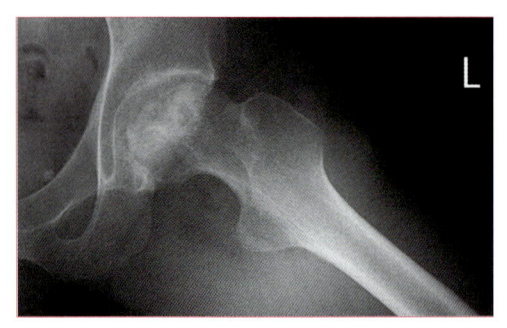

図 9g　ラウエシュタイン法（大腿骨頭壊死）

膝関節

1 オーダー
正面・側面の2方向を基本．靱帯損傷ではストレス撮影を追加する（詳細は成書を）．

2 主な疾患
- 膝離断性骨軟骨炎…活発なスポーツ少年に見られる大腿骨内側顆の軟骨下骨組織に離断が起き，関節内遊離体を形成．運動時痛から可動域制限を起こす．正面・側面に加え顆間窩撮影を行う．
- Osgood-Schlatter（オズグッド-シュラッター）病…学童期の脛骨結節部（脛骨粗面）に膨隆を生じ運動時痛を起こす．慢性経過で骨化完了の18歳ごろに症状消失．軟X線撮影で膝蓋腱付着部の周辺に多数の硬化陰影が出現．
- 膝十字靱帯損傷…正面・側面＋ストレス撮影を行う．正面像で脛骨外側顆中枢縁に小骨片（Segond（スゴン）骨折）があると前十字靱帯（ACL）損傷を疑う．後十字靱帯（PCL）脛骨付着部の剥離骨折の有無も確認．
- 変形性膝関節症…退行性変化と増殖性変化で中年以降の女性に多い．関節痛が主体で，膝関節正面・側面＋膝蓋骨Skyline撮影＋片脚立位前後方向撮影・Rosenberg撮影で大腿骨内・外側顆と脛骨荷重部分の狭小化を認める．
- 脛骨近位端骨折…膝関節に内反外反が強制されて発生．靱帯・半月板損傷を合併しやすい．正面・側面・両斜位の4方向撮影を行う．
- 脛骨顆間隆起骨折…ACLの牽引力による顆間隆起の剥離骨折で小児に多い．正面・側面で評価．

3 撮影方法
1）顆間窩撮影（トンネル撮影）（図10a, b）
目的：大腿骨内側顆間窩の観察．
適応：離断性骨軟骨炎・関節遊離体・十字靱帯起始部剥離骨折．

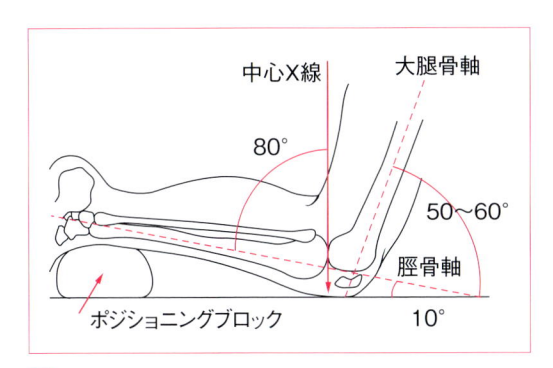

図10a

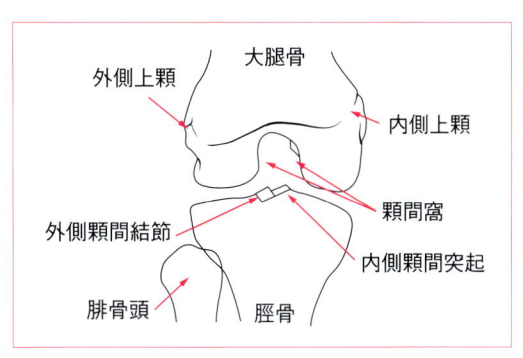

図10b

2）片脚立位前後方向撮影（図 10c）

目的：検側立位荷重時の大腿脛骨関節腔の観察．
適応：変形性膝関節症（摩擦程度を評価）．

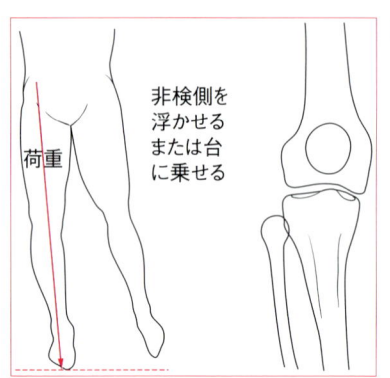

図 10c

3）ローゼンバーグ（Rosenberg）撮影（図 10d, e）

目的：立位荷重時の大腿骨内・外側顆と脛骨荷重部分の観察．
　　　　大腿骨と脛骨の内側顆と外側顆・大腿骨脛骨関節腔が左右対称に描出．
適応：変形性膝関節症（大腿骨内・外側顆と脛骨荷重部分の狭小化）．

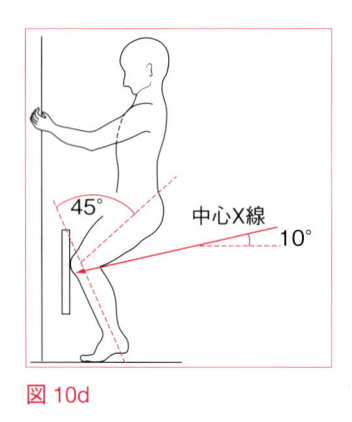

図 10d　　図 10e

4）Postelo-Sagittal 撮影（グラビディテスト）（図 10f, g）

目的：大腿脛骨関節面・膝蓋大腿関節面を非荷重で膝関節 90°屈曲時の側面像の観察．
大腿骨に対して下腿が重力で後方への沈み込むのを撮影．

適応：膝十字靭帯損傷

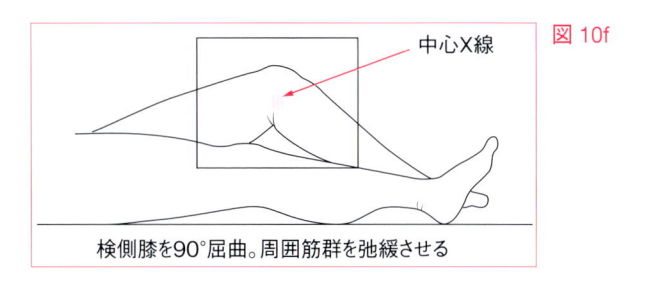

図 10f
中心X線
検側膝を90°屈曲．周囲筋群を弛緩させる

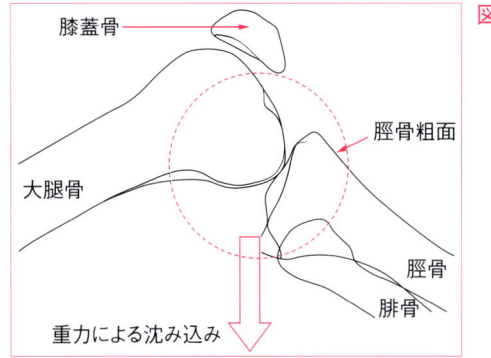

図 10g
膝蓋骨
脛骨粗面
大腿骨
脛骨
腓骨
重力による沈み込み

膝蓋骨

1 オーダー

正面・側面が基本，必要なら Skyline 撮影を行う．

2 主な疾患

- 有痛性分離膝蓋骨…先天性に 2 つ以上に分裂しているのを分裂膝蓋骨という．分裂部が異常可動性を生じて疼痛がでる．正面＋Skyline で分裂骨片をみる．
- 膝蓋骨脱臼…膝屈曲で膝蓋骨が外側偏位し，膝蓋骨関節軟骨面の中央隆起が大腿骨外側顆を乗り越えて移動するものを脱臼，乗り越えないものを亜脱臼とする．正面・側面・Skyline 撮影で膝蓋骨高位や偏位を認める．
- 膝蓋骨骨折…横骨折の形をとる．正面・側面を撮影する．分離膝蓋骨患者が外傷を受けた時，鑑別するためには Skyline 撮影で分離膝蓋骨患者の分裂線は縦にある．

第2章 X線検査

3 撮影方法

Skyline 撮影（軸位）（図 11a, b）

目的：膝蓋骨軸位像・果間溝および大腿膝蓋関節の観察．

適応：膝蓋骨脱臼／亜脱臼・骨軟骨骨折・変形性膝関節症・分裂膝蓋骨など．

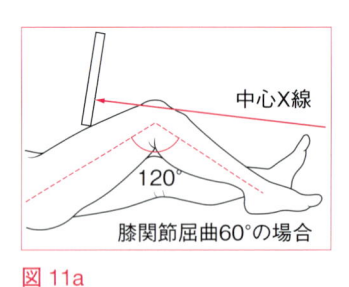

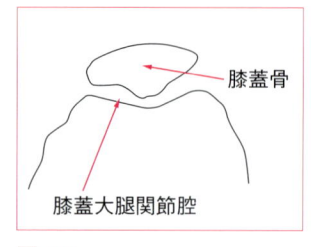

図 11a

図 11b

名称の確認：足関節・足

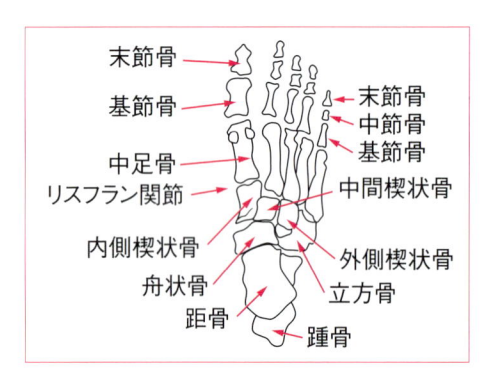

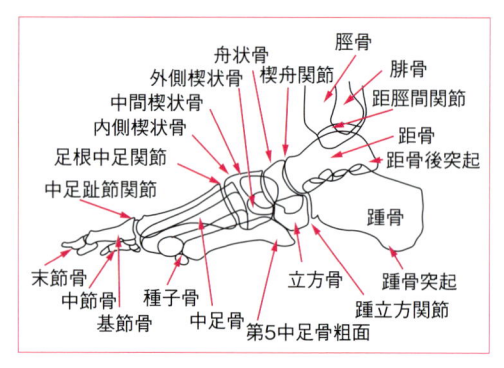

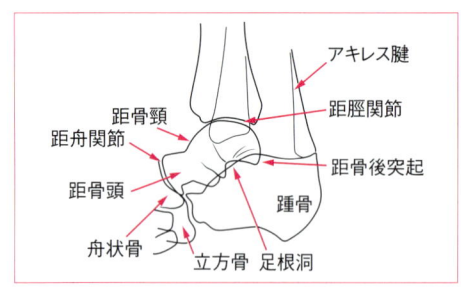

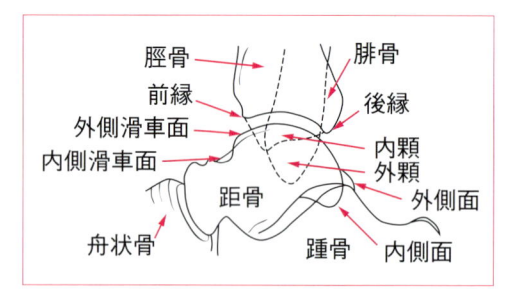

1 オーダー

足関節は正面と側面の2方向，足は正面と30°斜位の2方向を基本．

2 主な疾患

- 果部骨折…転倒転落で足関節に外力が加わり発生．軟骨損傷・靱帯損傷を合併している場合が多い．正面・側面・内旋位・外旋位の4方向を撮影．果部骨折は関節内骨折のためわずかでも転位があると変形性足関節症に移行する可能性がある．受傷機転で2つに分類．

  内転骨折…内転力が加わり，外果横骨折をきたし，重症では距骨の内転突き上げで内果垂直骨折を伴い，距骨亜脱臼をきたす．

  外転骨折…外転力が加わり，三角靱帯断裂，内果骨折，外果骨折，脛腓靱帯損傷による離開，距骨亜脱臼を伴う．内果外果の両果骨折を Pott（ポット）骨折，両果骨折＋脛腓靱帯断裂＋距骨外側亜脱臼を Dupuytren（デュピュイトラン）骨折，外転＋底屈で内果・外果・後果が骨折した三果骨折を Cotton（コットン）骨折という．

- 踵骨骨折…高所転落で起こり，胸腰椎移行部での圧迫骨折を合併．踵骨側面・軸射・Anthonsen 法の3方向を撮影し，ベーラー角（踵骨隆起と後関節裂隙後縁と，踵骨前関節先端と後関節裂隙後縁とを結ぶ線の成す角）を計測する（正常 20°〜30°，踵骨体部骨折で角度が減少）．Anthonsen 法で距踵関節面の骨折や転位の有無を観察．

- Lisfranc（リスフラン）関節脱臼…中足骨と足根骨との関節で，前足部に急激な外力が外転内反・内転外反を強制するときに脱臼が発生したり，重量のあるものが落下する際にも骨折と合併して発生．バイク運転中の交通事故でも発生．中足骨が脱臼骨折により側方または背側に転位する．背底像，側面，斜位を撮影し，前後方向に短縮し幅が広がって見える．足背動脈や外側足底神経損傷による知覚麻痺や運動神経麻痺も出現するので早急に整復を試みなければいけない．見逃されやすい疾患なので注意．

3 撮影方法

1）内旋位

目的：外側関節腔・脛距骨関節腔の観察．脛骨前結節部の診断．
適応：果部骨折など．

2）外旋位

目的：内側関節腔・腓骨遠位端の観察．脛骨後結節部の診断．
適応：果部骨折など．

3）アントンセン（Anthonsen）法（図12a〜d）

目的：I法…距踵関節前面部（内側部…後距踵関節前面と中距踵関節）が描出され距骨溝と踵骨溝が円状に観察．
　　　II法…距踵関節後面部（外側部…後距踵関節後縁部から中部にかけての関節腔）を観察．
適応：距骨骨折・踵骨骨折（距踵関節面の骨折転位の有無）．

第 2 章　X 線検査

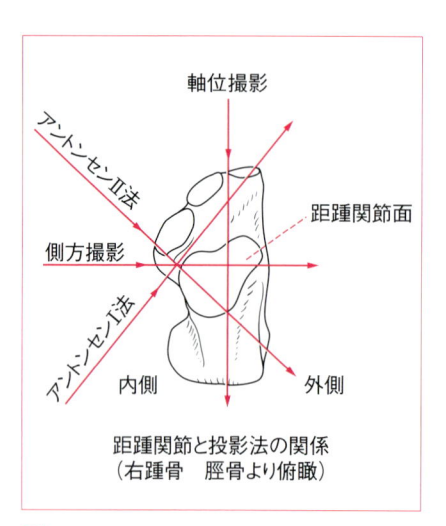

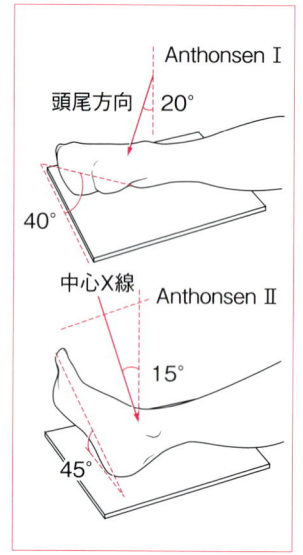

図 12a

図 12b

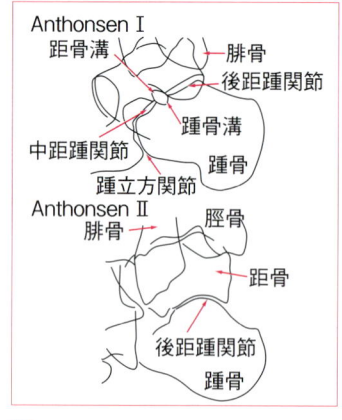

図 12c

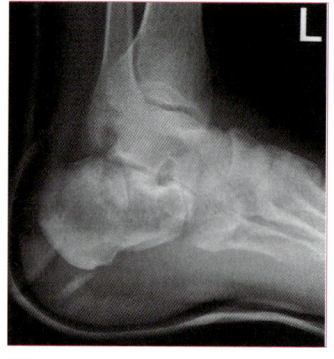

図 12d
Anthonsen I 法
(踵骨骨折)

44

4）Broden 法（図 12e，f）

目的：Ⅰ法（内側部）…後距踵関節前面と中距踵関節が描出され距骨溝と踵骨溝が円状に観察，足根洞症候群における足根洞付近の骨形成などの変化を観察．
Ⅱ法（外側部）…後距踵関節後面が描出され距骨と踵骨関節面の関係が描出．
適応：距踵関節に及ぶ骨折．

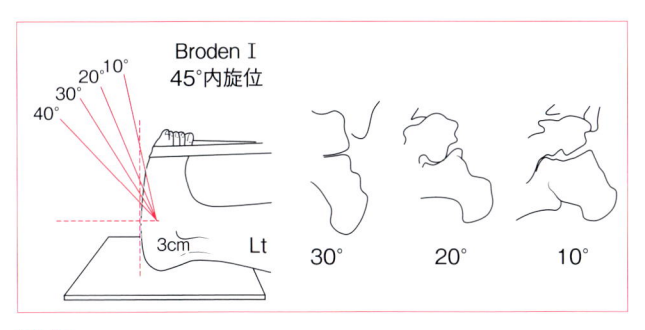

図 12e

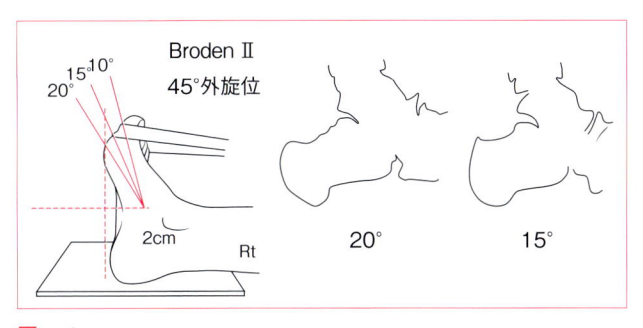

図 12f

＜参考文献＞
1）堀尾重治：骨・関節 X 線写真の撮りかたと見かた，第 7 版，医学書院，2007
　　約 20 年前からどこの整形外科医師も放射線技師も薦める 1 冊．イラスト多彩で疾患の解説もあるため，画像で確認しながら疾患を知ることができます．
2）中村利孝，吉川秀樹：ゴールドスタンダード整形外科「外傷・救急」，東京，南江堂，pp. 145？386，2003
3）Raby N, Berman L, de Lacey G：Accident&Emergency Radiology— A survival guide— 2nd ed. Elsevier Saunders, 2005
　　有名な英国の本で，ER 特別検討委員会でも推薦されている 1 冊．救急外来における単純 X 線の読影ポイントについて図や実際の写真を使ってわかりやすく解説していて必読の 1 冊．

小山泰明（こやま　やすあき）
2004 年筑波大学卒業．土浦協同病院・聖マリアンナ医科大学救急医学・川崎市立多摩病院救急災害医療センター・国立成育医療研修センター・聖マリアンナ医科大学横浜市西部病院救命救急センターで研修し，救急専門医取得．現在，聖マリアンナ医科大学病院救命救急センターで勤務．
AHA-BLS/ACLS/ACLS—Experienced provider/PALS provider, NCPR instructor, ALSO provider, ITLS-Advanced/Pediatric/Access instructor, JPTEC instructor, JATEC provider, BDLS/ADLS provider, MIMMS/Hospital MIMMS provider, FCCS/Pediatric FCCS instructor

第3章　見逃してはいけないポイント

1

これだけは絶対に見落とさないで！

血行障害，神経障害，コンパートメント症候群の評価法

川井　真　*Makoto Kawai*　日本医科大学　高度救命救急センター

はじめに

　救急外来の日常診療では，外科系である脳外科・腹部外科・胸部外科・血管外科・形成外科など様々な専門科がある中で整形外科疾患が非常に多いのが現状である．
　「まちがいのない軽症外傷の評価と処置」を進めるに当たって，「これだけは絶対見落としてはいけない」病態を評価しなければならない．一般に救急外来に来る場合は，直ちに生命に危機的な影響を及ぼすことは少ないが，四肢機能予後を考えると，四肢損傷を決して過小評価することなく早期から積極的に治療する必要がある．血管損傷，コンパートメント症候群（筋区画症候群），軟部組織の挫滅による横紋筋融解症，あるいは骨折後の脂肪塞栓症候群などの四肢損傷に特異的な合併症は，早期に治療を行うことが大切である．

ERにおける診断と治療手順

1 Primary Survey

1）外出血の確認と止血

　四肢損傷における体表面からの明らかな出血は早急に止血を行う．四肢損傷による出血は時に 1000 m*l* 以上にも及ぶ場合があり，特に主要血管の損傷が合併すると致命的となり得る．四肢損傷に伴う外出血に対する止血処置は，出血部位の同定と止血操作が比較的容易であるため優先して行う．通常は，清潔なガーゼなどを用いた出血部位の直接圧迫が有効である．この止血法は，特別な器具を用いず簡単に行えるため積極的に行われるべきである．主要動脈損傷からの出血が局所圧迫によってコントロールできない場合に限り，止血帯などを用いる．止血帯は血流を完全に遮断し損傷を受けた組織の血流をいっそう悪化させるため可能なかぎり短時間にする．また動脈性出血に対する直視下の鉗子を用いた止血操作は有用ではあるが，動脈を挫滅し，伴走す

る神経を損傷する可能性が高いため，決して盲目的な止血を行ってはならない．

この時期行われる処置は，生命に危機的な影響を及ぼす四肢損傷からの外出血に対する止血を最優先とする．したがって，骨折部位・形態の確定診断のための放射線学的診断法は，必ず Primary Survey と蘇生が終了してから行わなければならない．

2 Secondary Survey
1）骨折部の整復・固定

四肢骨折の存在は四肢の変形，自発痛，圧痛，運動痛あるいは開放創などの局所所見から比較的容易に診断可能である．骨折が放置されると，局所からの出血の増大や副損傷を引き起こす可能性があるため，可及的速やかに整復と固定を行う．転位のある骨折を整復位にすることで疼痛や出血を軽減することができるため，可能なかぎり解剖学的に正常に近い位置にもどし，簡単なシーネを用いて固定する．しかし，これはあくまでも一時的な処置であり，整復操作に不必要な時間をかけない．

2）現病歴の聴取

現場における受傷機転の詳細を聴取することにより，身体に加わった外力の大きさや方向が類推可能である．たとえば，ダッシュボード損傷による股関節後方脱臼と膝周辺の損傷の合併，高所からの墜落による脊椎損傷と踵骨骨折の合併など損傷部位の推定に役立つ．

3）身体所見

四肢損傷患者の診察では，まず視診による変形，開放創，打撲痕，擦過傷の有無から四肢に加わった外力の局在部位をある程度知ることができる．また皮膚の色調変化が明らかな場合，主要動脈損傷の合併を疑う根拠となる．

転位の著しい骨折では，明らかな変形，腫脹が存在し，また開放骨折では開放創から骨折端が直視できる場合もある．しかし，転位のほとんどない長幹骨骨折や比較的小さな部位の骨折では変形や腫脹がみられないことがある．

受傷後早期では骨折に伴う腫脹が明らかでないことは多いが，運動時痛や圧痛は必ず存在する．したがって，患者の協力が得られる場合には，関節の自動運動を行わせ疼痛の有無と同時に麻痺の有無を確認する．疼痛を訴えたならば，触診によって局在部位を同定し，単純 X 線撮影を行い骨折の有無を確認する．麻痺が存在する場合には，知覚異常部位の範囲について記載しておく．

意識障害などにより患者の協力が得られない場合には，必ず検者が関節運動を他動的に行わせ，軋轢音や不安定性の有無などを確認する．また，関節内血腫の有無を確認することも重要である．

このように，四肢損傷の診察に当たっては，まず自分の眼で見，患者とコミュニケーションをとりながら自動運動を指示し，そして自分の手で触れることによって得られる局所所見がきわめて重要である．このように一連の身体所見をとることが，小さな部位の骨折や単純 X 線写真のみでは診断できない靱帯損傷，神経損傷などを疑う手がかりとなるからである．

4）末梢循環の評価

　四肢末梢の動脈拍動を触診するとともに capillary refill を観察し四肢末梢循環障害の有無について評価を行う．循環動態が安定している患者では，末梢動脈拍動の左右差，冷感，蒼白，知覚異常，運動障害の存在，疼痛（表 1）は動脈損傷を疑わせる所見である．開放創や骨折が存在する部位より末梢の動脈拍動が減弱している場合は，動脈損傷の存在を疑わせる所見である．疑わしい場合は健側肢の脈拍を触知し比較する．ドップラー血流計を用いることができれば，両側の収縮期血圧を比較し，患側肢の健側肢に対する比を arterial pressure index（API）と呼び，0.9 より小さい場合は動脈損傷を強く示唆する．

表 1　末梢不全の古典的 6P 徴候

1）Pain（疼痛）
2）Pallor（蒼白）
3）Paralysis（運動麻痺）
4）Paresthesia（知覚異常）
5）Poikilothermy（冷感）
6）Pulselessness（末梢動脈拍動消失）

血管損傷（外傷性四肢切断も含む）

　四肢血管損傷は受傷機転からナイフなどによる鋭的損傷，そして骨折・脱臼などに合併する鈍的損傷の2つに分類することができる．四肢主要動脈損傷に対する診断・治療の遅れは，切断という四肢機能全廃を生ずる可能性が高い．このため，まず早期の的確な診断が不可欠である．

1 診断

　外傷後に，末梢動脈拍動の左右差，冷感，蒼白，知覚異常，運動障害などの血行障害の徴候を認めた場合には血管損傷を強く疑う．しかし四肢主要動脈損傷が存在しても，側副血行路のために初期には明らかな虚血症状を呈さない場合があるため注意が必要である．四肢の軽度の冷感，capillary refill の延長，末梢動脈の拍動の減弱やAPIの異常値のみがみられることもある．疑わしい場合には，血管造影を早期に施行し動脈損傷の有無を確定診断すべきである（図1）．

　造影法としては，損傷部より中枢側の動脈にカテーテルを刺入し，10～20 m*l* の造影剤を一気に注入後3～5秒で1回撮影する，いわゆる one shot angiography も有用である．

2 処置

　四肢主要血管損傷の機能予後を左右する因子は，骨折および神経を含む軟部組織損傷に対する適切な処置と虚血時間の短縮である．筋肉組織は6時間以上の阻血で非可逆的な変性を生ずるため，受傷から血行再建までの時間の短縮を心がけねばならない．したがって骨折を含む四肢損傷患者では常に主要血管損傷の存在を認識し，疑われたならば早急に血管外科医または整形外科医と連絡をとる．専門医が常駐しない施設では骨折部を愛護的に固定した後速やかに転送する．短時間に血行再建が行われた症例は軟部組織損傷が高度でなければ予後は良好である．

　再接着が必要で転送を行う場合，切断肢（指）は以下のように扱う．切断肢（指）は，乳酸加リンゲル液，生理的食塩水などの等張液で洗浄後，清潔なガーゼで無菌的に包みプラスチックバッグなどに入れ，氷で満たした搬送用ボックスに入れて患者と共に搬送する．

神経損傷

　四肢の神経損傷は受傷機転からナイフなどによる鋭的損傷，そして骨折・脱臼などに合併する鈍的損傷がある．神経損傷の状態については Seddon の分類が理解の助けとなる．軽度の圧迫により神経線維の変性まで至らず，麻痺は一時的で回復するものを neurapraxia，肉眼的には連続性は保たれているものの，内部の軸索は断裂し回復は見込まれないものを axonotmesis，肉眼的に完全に断裂した neurotmesis である．

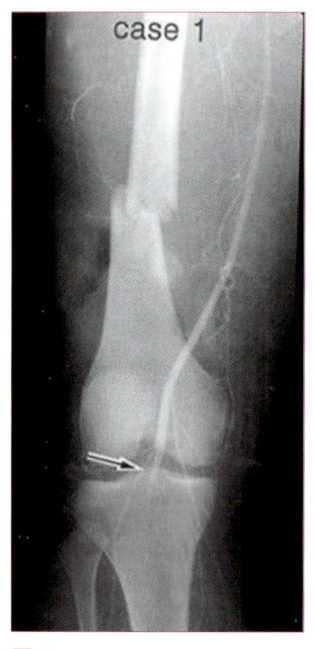

図1
血管損傷の血管造影所見
(「外傷初期診療ガイドラインJATEC」，初版，2002，へるす出版より転載)

表2 徒手筋力テスト評価

5：正常.
4：抵抗に抗して動かせるが，やや弱い.
3：重力に抗して動かせる.
2：重力を除けば動かせる.
1：筋肉の収縮を認めるが，動かない.
0：筋肉の収縮も認めない.

表3 上肢，下肢の末梢神経障害

	知覚障害	運動障害
尺骨神経	小指部	示指の外転障害
正中神経	示指部	母指の対立障害
橈骨神経	母指・示指間	MP関節部での指伸展障害
腋窩神経	肩外側部	三角筋障害
後脛骨神経	足底部	足趾底屈障害
深腓骨神経	第1/2趾間足背部	足関節／第1趾背屈障害
坐骨神経	足部全体	足関節／足趾底背屈障害

1 診断

　系統立てた神経学的診察は必須である．知覚異常の分布，それぞれの末梢神経支配筋の自発運動の可否について検索する．筋力は徒手筋力検査法に従って評価，記載する（表2）．確定診断は，鋭的損傷の場合は手術室で局所を展開，神経損傷の有無を確認することで可能である．しかし，鈍的損傷によるneurapraxiaとaxinotmesisの鑑別は局所を展開したとしても必ずしも容易ではない．この場合，術中の神経電気刺激や顕微鏡下での神経束の観察，そして筋電図，神経伝導性試験などの電気生理学的検査が診断の助けとなる．

　多くの多発外傷患者では初期には神経機能を評価するのは困難なことが多く，患者の状態が安定した時点で他の検索と同時に繰り返し再評価することが肝要である．

　上肢，下肢の代表的な末梢神経障害の知覚・運動障害の概要を表3に示す．

2 処置

　損傷部位の保護・固定を行い整形外科または形成外科医の判断を至急仰ぐ．骨折は可及的に整復し，簡易的な固定を行う．神経損傷が脱臼に起因するものであるならば，脱臼の徒手整復に慣れた医師が注意深い整復を行う．

　神経損傷に対する外科的治療は，完全断裂に対しては神経断端の新鮮化後に端々縫合，また神経欠損が広範な場合には神経移植術の適応となる．神経の連続性があるものの，圧迫・挫滅が高度な例に対しては，神経剝離術または挫滅した断端を切除し縫

表4　コンパートメント症候群の主たる原因

・下腿骨や前腕骨骨折
・過度に緊縛した固定
・筋肉の挫滅，圧挫損傷
・局所の長時間の圧迫
・筋肉の阻血再灌流障害による血管透過性浮腫
・熱傷

合が行われることもある．神経の引き抜き損傷のごとく縫合が不可能な例に対しては神経移行術などが行われる．これらの判断は経験豊かな専門医に委ねられるべきである．

コンパートメント症候群（筋区画症候群）

　四肢の骨折や打撲により筋肉が腫脹し，筋膜によって区画されたコンパートメント内圧が上昇する．灌流圧の低下した筋肉がさらに腫脹し，神経や筋肉の阻血障害に陥る状態がコンパートメント症候群である．直達外力のみならず，骨折のギプス固定後や緊縛した包帯，四肢の虚血再還流障害によっても生ずる（表4）．

　コンパートメント症候群が通常起こる部位は，下腿と前腕であるが，閉鎖された筋膜で覆われた筋肉組織であれば，足，手，臀部など，いかなる場所でも起こりうる．前腕のコンパートメント症候群は小児の上腕骨顆上骨折に合併することが多く，その最終像はVolkman拘縮と呼ばれる特徴的な肢位をとる神経筋障害である．

1 診断

　現病歴および身体的所見から総合的に判断し診断するのが原則である．その徴候と症状は以下のとおりである．

・通常の鎮痛剤で改善されないような激しい疼痛
・損傷部全体の腫脹（図2）
・ストレッチテスト：筋肉を引き伸ばすような受動運動で増強する疼痛
・コンパートメント内の神経支配に一致する知覚異常，運動障害

　通常コンパートメント症候群では末梢の動脈拍動は触知される．しかし，診断と治療が遅れた末期においては，コンパートメント内圧が収縮期血圧を上回り末梢の動脈拍動が触知されなくなる．初期の症状は疼痛と知覚障害であるため，骨折後に疼痛の増強を訴える患者に対しては，各コンパートメント内に存在する神経障害の有無について必ず評価すべきである．

　患者の意識が清明であるならば，上記の身体的所見によりコンパートメント症候群を診断する．しかし，意識障害などがあり疼痛を訴えない場合は，より積極的に身体所見をとる．疑わしき部位については，コンパートメント内圧の測定を行い診断する．

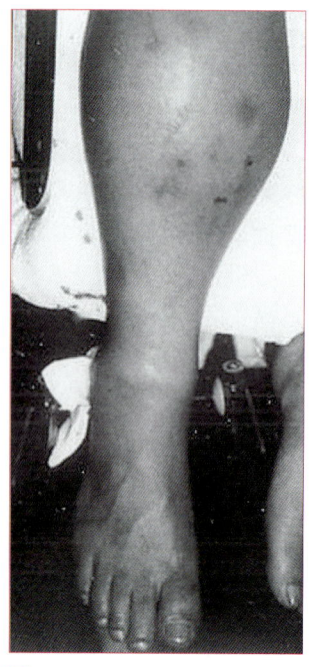

第3章 見逃してはいけないポイント

図2 コンパートメント症候群の局所所見

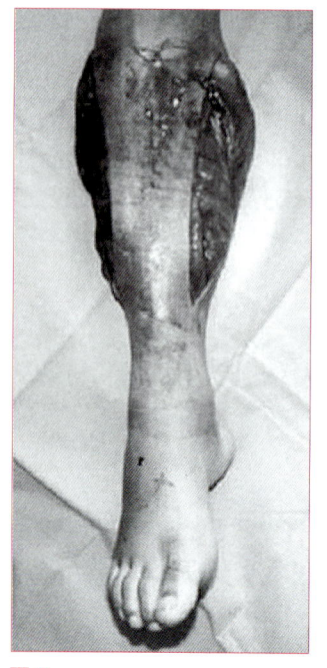

図3 コンパートメント症候群では全ての筋区画（コンパートメント）を切開開放

（「外傷初期診療ガイドライン JATEC」，初版，2002，へるす出版より転載）

コンパートメント内圧が 35〜45 mmHg 以上であれば，コンパートメント内の神経・筋の虚血性障害が起るとされている．

2 処置

筋膜切開は症状の発現しているすべての筋区画（コンパートメント）を切開開放する（図3）．コンパートメント症候群の機能予後は時間経過が重要な鍵となり，コンパートメント内圧が高ければ高いほど，そして持続時間が長ければ長いほど，神経・筋損傷と機能障害の程度は高くなる．また筋膜切開の遅れは腎機能障害を起す可能性もある．

脂肪塞栓症候群

四肢の長幹骨骨折後に発症する呼吸器系および中枢神経系障害を主体とした疾患である．成因と病態に関しては不明な点が多い．

1 診断

骨折後数時間から数日後に，(1) 低酸素血症による呼吸器症状，(2) 頭部外傷に起

表5 脂肪塞栓症候群の診断基準（鶴田）

大基準
 1）点状出血
 2）呼吸器症状を伴う両肺野X線病変
 3）頭部外傷に関連しない脳症状
小基準
 1）頻脈（120/分以上）
 2）発熱
 3）網膜変化（脂肪または点状出血）
 4）尿変化（無尿，乏尿，脂肪滴）
 5）急激なヘモグロビン値低下
 6）急激な血小板減少
 7）血沈の亢進（70 mm/h 以上）
 8）喀痰中脂肪滴

大基準1つ以上，または小基準4つ以上で臨床診断

因しない中枢神経症状，(3) 皮膚，眼瞼結膜，網膜の点状出血の三徴候を呈するものが典型例ではあるが，3つの症状が全て揃うことはむしろ少ない．診断基準としてGuard，鶴田らの基準がある（表5）．しかし，多発外傷例では臨床症状，検査所見が種々の因子で修飾されるため信頼性に乏しい．

　診断は骨折後早期には正常であった呼吸・意識状態が時間経過と共に悪化するという臨床経過から本症を疑い，外傷に起因する胸腔内，頭蓋内損傷を除外して確定診断する．したがって，骨折患者はすべて脂肪塞栓症候群の発症を疑い呼吸，意識状態を注意深く観察する必要がある．また発症予防に関しては骨折に対する早期の固定が重要である．

② 処置

　対症療法が基本である．致死的となる病態は呼吸不全であるため，発症早期から積極的な呼吸管理を行う．

皮膚剥脱創 degloving injury

① 定義

　回転体による挟圧や路面との擦過によって，皮膚の接線方向に剪断力が作用し，皮膚と筋膜間に剥離が生じる損傷をいう．本来，手袋を脱いだ形状に皮膚が剥脱する損傷を指す．広く，車に轢過され生じる皮膚剥離も含まれ，法医学いうデコルマン（decollement）に相当する．この場合，骨盤大転子部，大腿，側腹部，腰背部に多い．救急外来にお回転機械に手指などが巻き込まれ，roller injury，wringer injury ともいう．

いて，小さな傷だと思っていても皮下組織が広範囲に損傷されている場合も少なくない．安易に縫合しようとせず十分な観察が必要である．

2 病態生理

皮膚は通常，脱落，遊離皮弁，伸展裂創などを呈し開放創となるが，皮下に血腫，脂肪融解などが貯留した非閉鎖創の場合がある．いずれの場合も皮膚の生存能力は低く，早晩壊死に陥る．挟圧力が強いと compartment syndrome や圧迫骨折を合併する．受傷する機械によっては熱傷を伴う．

3 診断

機械による受傷の場合は皮膚所見から診断は容易である．交通外傷による非開放性損傷は見落とされやすい．このため，理学所見で皮下の波動，皮膚の可動，知覚脱失，タイヤ痕，擦過傷などを認めれば同損傷を疑う．穿刺吸引して診断するのもよい．

4 治療

腱，神経，血管，骨などが露出する開放性損傷の場合，感染予防と機能改善の観点からデブリードマンと一次閉鎖が原則となる．通常，植皮術を要する．挫滅が軽度なら静脈吻合や静脈の動脈化なども試みられる．しかし，汚染創や筋膜切開施行例では開放療法とする．一方，非開放性でも切開ドレナージやデブリードマンを要する場合がある．

まとめ

救急外来において絶対見逃してはならないのは，隠れた生命を脅かしたり重大な機能障害をきたす病態である．決して日常診療において多く遭遇することがないため，とかく忘れがちであるが，このような病態を常に念頭において診察することが重要である．

川井　真（かわい　まこと）
1982 年日本医科大学卒業．日本医科大学高度救命救急センター，メイヨークリニック ER で研修
救急専門医，指導医，整形外科専門医，熱傷専門医

第3章　見逃してはいけないポイント

2

「もうひとつの損傷」に注意

冷静に分析する目を養おう

本多　英喜　*Hideki Honda*　横須賀市立うわまち病院　救急総合診療部

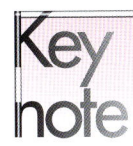

Key note

- 統的に順序良く診察を行った結果，もうひとつの損傷は見つかるものです．着衣を脱がせて，体表をよく観察しましょう．ERでは着衣や凝血塊に隠された損傷を見逃さないようにします．
- （単純）X線写真のみで評価すると軟部組織の評価を忘れがちです．神経損傷，血管損傷，靭帯損傷の合併損傷に注意しましょう．
- 時間経過とともにみつかる損傷は骨折ばかりではありません．抗凝固療法中の高齢者の外傷では，時間経過とともに皮下や筋肉内血腫が拡大し，出血量が増加します．ショックに至る例もありますので内服歴には要注意です．
- 脱臼整復においては，十分な経験が必要です．整復に合併した二次損傷もあります．必ず，研修医は整形外科医の指導のもと，実施するようにしましょう．
- 四肢外傷においては救急医の経験と整形外科医の経験には大きな差があります．処置内容で悩んだときは必ず整形外科医に相談しましょう．自分の推測だけで判断を下さないようにします．

はじめに

　救急外来で救急医が診る四肢の外傷は，整形外科医のバックアップが存在して初めて成立するものです．間違いのない評価と処置を行うということは，単に正確な診断と上手な手技を行うことだけを目指すものではありません．どんなに優秀な医師でも，臨床の現場では100％大丈夫ということはありません．簡単な外傷処置と判断して治療しても，あとから間違いや見逃しに気づくこともあります．要するに見逃しや気づかないというリスクをゼロにすることはできないのです．

　救急医の気配りとして，後から診察する整形外科医へ問題なく引き継ぐことができ

るように心がけることです．サッカーやハンドボールなどのスポーツに例えるならば，その救急医の役割は，専門医へ上手なアシスト（まれにそのままゴールしてしまうこともありますが…）です．初期治療の際に見逃しそうな所見に気づき，小さな手がかりを見つけていくことが重要です．その第一段階は視診です．救急外来では視ることから「診療上の気づき」につながり，それまでの経験に照らし合わせて最終的な診断を下します．ここでは当院 ER を受診した様々な外傷患者から学んだことの一部を紹介します．

「もうひとつの損傷」に注意

1 2ヵ所目の骨折

転倒，交通事故等でバイタルサインに異常を認めない軽症外傷患者を想定して考えてみます．

症例 1 15 歳男性．交通事故．乗用車と衝突した．右足がスニーカーの上から轢かれたと本人からの申告．右足の皮膚表面には外傷なく，腫脹も軽度であるが，ほとんど見られないが荷重できず歩行ができない状況である．（図 1～6）

手や足のように小さな骨が集まり，その機能を構成するような部位では，隣り合った骨同士を含めて複数の骨折を合併することがあります．本例では傷病者の全身状態は見た目も元気で，受傷部位も腫れがなく，そのまま帰宅して翌日整形外科受診という決定をするかもしれません．下肢の外傷で重要なことは，荷重をかけられないことは何らかの損傷があることを示唆します．整形外科医にコンサルテーションを行い，単純 X 線，CT を撮影を行った結果，第 2～5 中足骨，楔状骨，立方骨などに多数の骨折線を認めました．手術適応はないのでシーネ固定処置と消炎鎮痛剤処方で近くの整形外科医を紹介しました．手根骨や足根骨の骨折は単純 X 線で同定が困難な場合もあります．ER では整形外科専門医と協力して単純 X 線写真に写らない骨折を見逃さないようにしましょう．

そのほかに見落しやすい骨折例として長幹骨の両端付近に 2 か所以上の骨折が見られる場合があります．飛び降りて着地するなどして踵骨など足関節部骨折を来たすような強い力が加わった場合，介達外力により脛骨近位端骨折を来たすような場合もあります．ER では受傷機転を聴取して，損傷を受ける場所を推測して，その部分の診察を忘れないようにします．

2 「もうひとつの損傷」に注意

図1

図2

図3

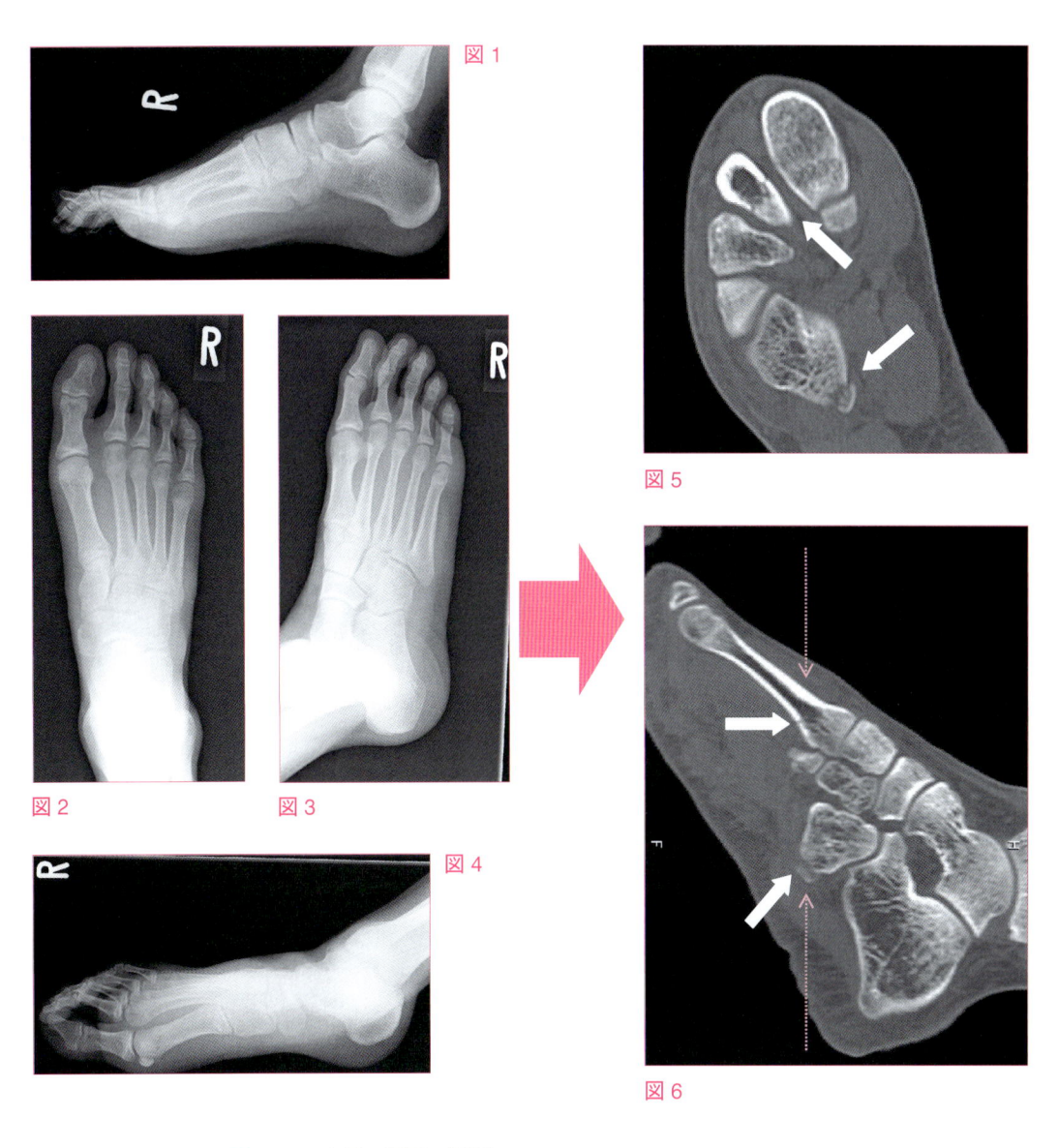

図4

図5

図6

図1，2　右足：正面，側面．
図3，4　右足：斜位　2方向．
図5　足部単純X線CT，冠状断：小さな骨折線を多数認める．
図6　図5の再構成画像：第2中足骨基部，立方骨に骨折を認める．
　　　ピンクの点線のラインが図5の断面に相当．

症例1　15歳男性，交通事故．道路横断中に乗用車と接触転倒，右足がタイヤに轢かれた．

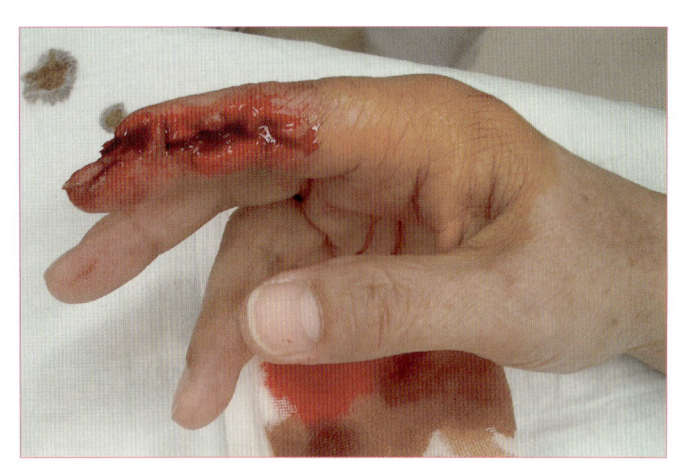

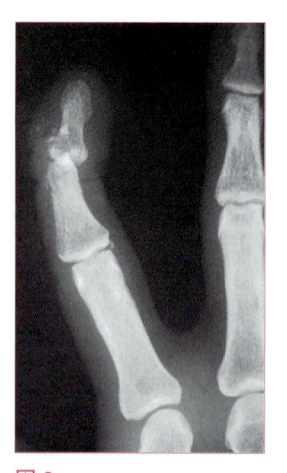

第3章　見逃してはいけないポイント

図7　右手第2指挫創

図8
末節骨骨折，DIP関節脱臼

症例2　右手指外傷（機械に挟まれた）

2 骨折に伴う脱臼

　ERで比較的遭遇することが多い脱臼は肩関節や指の脱臼であり，ときに股関節，膝関節，肘関節の脱臼がみられます．ERでは指の外傷はよく経験するものです．初診医が単純に挫創のみの損傷として判断し，骨傷の評価を忘れると適切な処置をすることができません．外傷では必ず骨傷と軟部組織の評価が必要です．肩関節脱臼については別項でまとめていますので，ここではERを受診した手指の外傷例を提示します．

症例2　機械に右手指が巻き込まれて受傷した模様で，爪は残っていると救急車で搬送された．来院時は止血され，指先のしびれ感を訴えた．（図7，8）

　一見深い挫創のみのように見え単純X線写真を撮影すると，末節骨のDIP関節脱臼と骨折を認めます．しかも開放骨折なので，局所麻酔下に十分に洗浄を行い一期的に縫合処置しました．骨折に脱臼を合併した場合でも，可能なかぎり解剖学的に元の位置に整復することが重要です．損傷部位の脱臼整復を忘れて，創処置のみを行ってしまうと後に機能障害を合併することがありますので注意が必要です．

　関節脱臼の整復を行ったら必ずX線写真を実施して，整復されていることを確認するようにします．整復がうまくいっていない場合は後に治療に難渋してトラブルのもとになります．また，必ず整復後の所見も忘れずにカルテに記録しておきます．

3 目立たない開放骨折

症例3 指先を挟まれたと午後の診療時間に総合受付へ飛び込んできた．自力歩行可能で，受傷した手をタオルに包んだまま来院し受診した．（図9〜12）

　指の損傷では，皮下組織が薄いため深い傷では，腱損傷や骨傷を合併することがあります．機械やベルトに挟まれたような傷では，背側や腹側の両方に損傷を認めることがあります．必ず覆っているものをはずして指先の状態を確認しておかないと，本人の訴えのみでは切断しているかどうかわからないこともあります．切断指であれば整形外科医の診察を受けることが必要です．本例では創の状態から骨傷の合併を疑い，単純X線写真で末節骨骨折がありました．処置は開放骨折として扱い，大量の水で洗浄して縫合処置を行い，創部はアルフェンスシーネで保護しました．

　通常，「開放骨折は重傷だから見逃さすはずがない」と思っていることでしょう．整形外科のトレーニングを受けていれば，四肢の変形を伴う外傷で，挫創があれば開放骨折を疑うことを忘れないでしょう．しかし，整形外科のローテート研修をまだ経験していないときや，慣れない外科系の当直で，単なる創の縫合と思っていざ縫合処置を始めたところ，骨の損傷に気づいてその対処に困ってしまうということになります．「目立たない開放骨折に気をつけましょう」というよりも，「四肢の損傷においては，骨の損傷，すなわち開放骨折の合併に気をつけましょう」ということです．

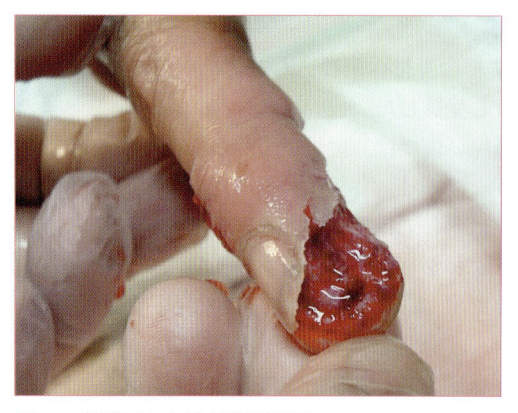

第 3 章　見逃してはいけないポイント

図 9　爪甲下の末節骨膜が露出

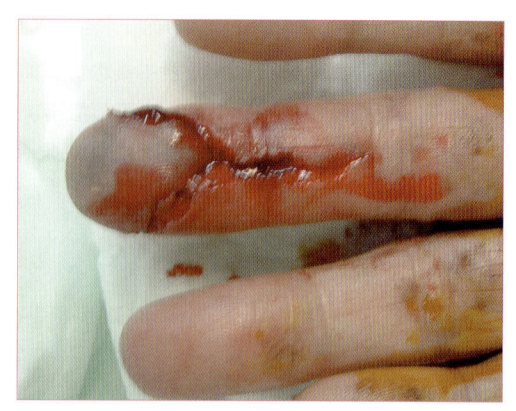

図 10　指先腹側，挫滅創

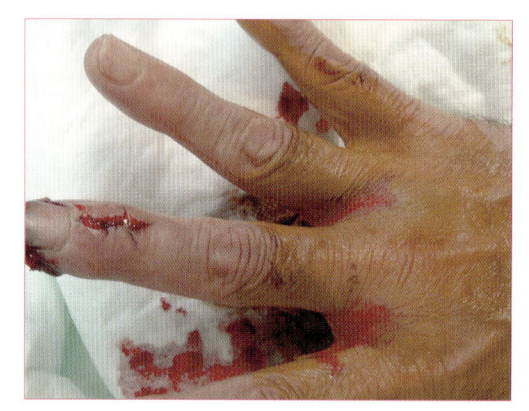

図 11　指先背面部の挫創

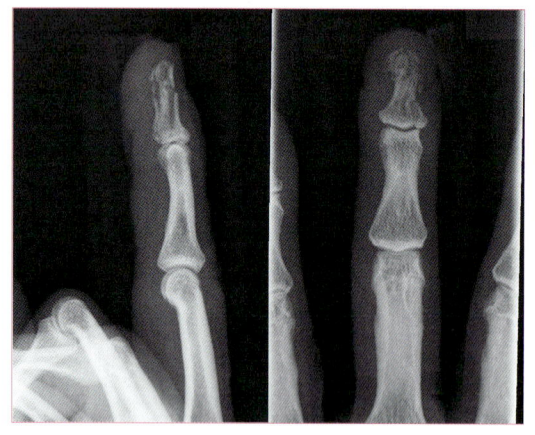

図 12　末節骨の粉砕骨折

症例 3　目立たない開放骨折．指先の損傷は？　末節骨開放骨折は？

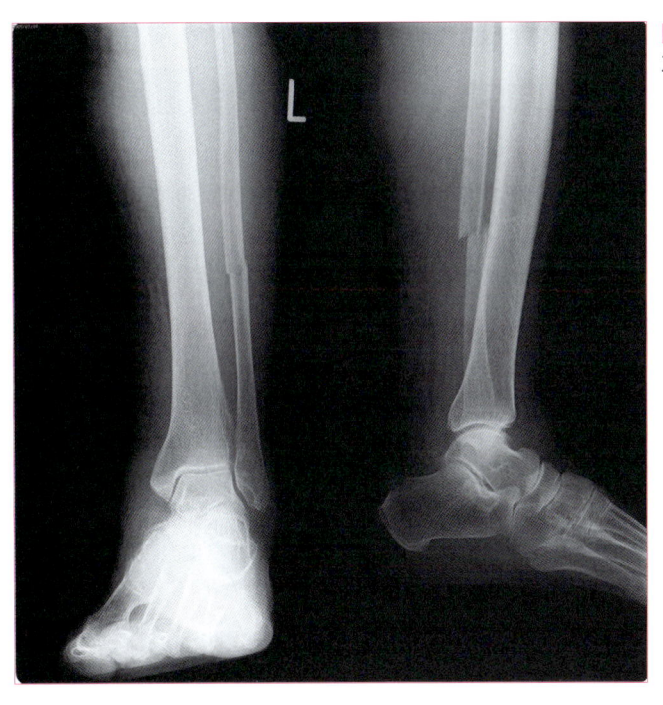

図 13
左腓骨骨幹部骨折

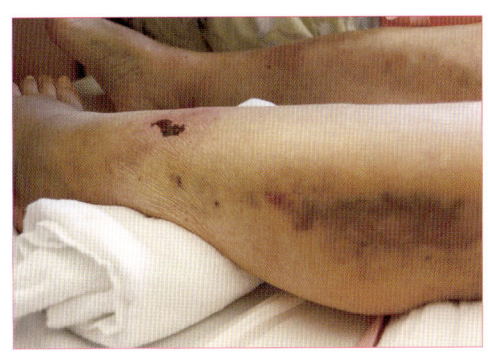

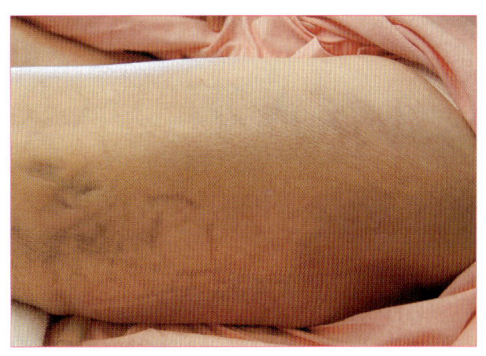

図 14　　　　　図 15
受傷後 10 日目　皮下出血（左下腿・大腿）

症例 4　　82 歳女性，交通事故

4 軽症外傷で見落とされやすい合併症

症例 4

　83 歳女性．交通事故．横断歩道歩行中に対向してきた乗用車と接触，転倒した際に両下腿に乗用車が乗り上げ，両下腿部痛で救急搬送された．頭部，胸腹部，上肢の外傷はなく，最終的には両下腿部打撲，左大腿部打撲，左腓骨骨幹部骨折であった（図 13〜15）．

　入院後，「病室で血圧 70 mmHg 台まで低下し，レベル低下しました．」と病棟ナースからコールがあった．何が起きたのだろうか？

　本症例では腓骨骨折だけで，骨折に関して入院は必ずしも必要ではないと整形外科医の診察結果でした．しかし，一人暮らしで心配だと家族の訴えもあり，打撲部位の

61

第3章 見逃してはいけないポイント

腫れがやや増大していて，動けないので経過観察目的で入院としました．病棟に入院後しばらくして上記の内容で診察依頼がありました．入院時には患者の左大腿部の皮下血腫は約 10 cm 程度でしたが，病棟にかけつけたときには大腿部全体が腫脹し，両下腿部の皮下血腫も増大していました．応急処置で血圧はすぐに回復しました．実は心疾患でかかりつけ医からアスピリンが処方されていたのです．今回は打撲による皮下血腫への出血量（入院時 Hb 8.8 g/dL ⇒血圧低下時 Hb 6.9 g/dL まで低下）が徐々に増加し，循環血液量が低下してショック状態になったものです．

高齢者では骨粗鬆症の合併が多く，軽微な外力によっても容易に骨折します．落差の小さな転倒や転落でも大腿骨骨折や骨盤骨折を来たすことがあります．高齢者では打撲や骨折が原因で筋肉や皮下組織に多量の内出血を来たして，出血性ショックに陥ることがあります．本例のように比較的広範囲な大腿部の打撲血腫では出血量は 1000 mL 近くに及びます．局所の圧迫やシーネ固定はある程度止血効果がある，あるいは少なくとも出血を増長することを除くことを期待できます

また，高齢者では既往歴や内服歴の聴取も重要です．血液凝固能に影響を及ぼすような薬剤を内服している場合には，皮下血腫が受傷直後に目立たなくても，時間経過とともに大きくなることがあります．高齢者の打撲外傷ではときに重症化に備えて十分な初期輸液を行い，輸血の準備を考慮しておきます[1, 2]．

「もうひとつの損傷を見落とさない」という姿勢は，救急外来の診療で大切なことです．隠された損傷によって致命的な合併症や後遺症が残ることもあります．その結果，患者とのトラブルや引き継いだ専門医に迷惑をかけることにもなります．ER 医は落ち着いて全身を観察する冷静さと，これまでの自分の経験を踏まえて合併損傷の可能性を考えて初期診療に関わることになります．それでも予期せぬことが起きる場合があります．救急外来で外傷患者の診療に際して，少しでも判断に迷ったときには整形外科医への相談を躊躇しないようにしましょう．

<参考文献>
1) 日本外傷学会外傷研修コース開発委員会：外傷初期診療ガイドライン．日本外傷学会・日本救急医学会監修，東京，へるす出版，2004：pp191-193
2) 星名聖剛，箕輪良行，明石勝也：高齢者外傷．救急医学，2005：**29**：1834-1838

Trouble shooting

救急外来で研修医から「肩関節脱臼の処置について，標準的な整復法がありますか？」と聞かれるときがあります．マニュアルや決まりごとがあれば何かと安心と思って聞く人も多いようですが，「相談した整形外科医と整復方法を決めるようにしましょう．」と答えるようにしています．肩関節脱臼は ER では比較的遭遇する疾患です．整形外科医によっても得意な整復手技は異なります．患者さんは年齢，体格，損傷の程度はそれぞれ同じものはありません．専門医の判断で適切な整復法を選択するものです．二次的損傷を防ぐ意味でも慣れないうちはひとりで試みないようにしましょう．

本多　英喜（ほんだ　ひでき）
1993 年自治医科大学卒業．熊本赤十字病院，久留米大学病院高度救命救急センターなどで研修．横須賀市立うわまち病院救急総合診療部．日本救急医学会専門医，日本内科学会認定医，日本プライマリケア学会認定医・研修指導医

第3章 見逃してはいけないポイント

3 見逃しやすい骨折をあたまに刷り込んでおこう

知っていて，狙って撮って，よく診れば，
見逃しません，骨折脱臼

徳永日呂伸 *Hironobu Tokunaga* 福井県立病院 救命救急センター

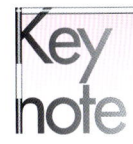

Key note

- 転倒後手首が痛い→嗅ぎタバコ窩圧痛確認！（舟状骨骨折）
- 転倒後手首が痛い→橈骨頭圧痛確認！（橈骨頭骨折）
- 三角骨骨折を頭の隅に！ 小指球の圧痛確認！
- 上腕骨 Fat Pad 読影の達人になろう！
- 手関節〜手の側面 X 線では Tea Cup が倒れていないかを必ず確認！
- 大転子の叩打痛があるだけでも頸部骨折否定しない！（X 線正常でも）
- 脛骨高原骨折を見逃すと悪化してオペになる！ 叩打痛（＋）ならあるものとして！
- 足首捻挫は足関節 X 線だけでは第 5 中足骨基部骨折をほぼ確実に見逃す！

はじめに

　ここは，軽症外傷で多くの場合に撮影されるであろう「単純 X 線」で見逃すことの多いのはこんな骨折だからそれを憶えよう，という項です．
　が，実際の現場では「その骨折の X 線を 1 回見たことがあった」だけでは戦えません．もちろん「そんな名前の骨折あったねぇ…」では論外です．
　最も大切なことはその損傷を知っていて疑ってかかれるかどうかということで，実際には「アノ損傷があるかもしれない」という発想を持って X 線でその部位をよ〜く見ることは当然必要なのですが，その前にその部位がきちんと評価できる X 線を撮る（＝オーダーする）ことが大前提です．
　言うまでもないことですが，撮ってもいない X 線は誰にも読めないのです．Mr. マリックやセロでも無理でしょー．

前置きが長くて失礼しました．

それでは個々の骨折（一部脱臼も含む）にいきましょう．それぞれの損傷については，

- ・典型的に疑うべき受傷機転
- ・前もって知っておいて確認すべき臨床所見（それがあったら X 線で骨折線が指摘できなくとも骨折ありと疑うべき叩打痛の部位，同時に受傷することのある損傷を意識して確認すべき圧痛点の部位，など）
- ・通常撮る 2 方向以外に追加で撮るべき X 線撮影の具体的な部位と方向などについてできるだけ頑張って分かりやすくお伝えします．

自分の診療で経験した「画像上きわめて分かりにくく，後日あるいは CT などで判明した X 線写真」を，「どうだ〜難しいだろ〜，俺は疑ったぞ〜」と偉そうに提示しても直接読者諸兄の診療のお役に立つとは考えにくく，ここでは写真としては典型的なものを提示します．

多くの写真を Pitfalls in Radiographic Interpretation Ⅰ & Ⅱ という大変素晴らしくまとまっている文献より引用させていただきました．この場を借りて御礼申し上げます．

項目としては，まだまだたくさん取り上げたいことはあるのですが，誌面の都合で巻末の筆者の拙稿「ER で見逃しやすい骨折」（169 ページ〜186 ページ）に譲り，本稿では「見逃しやすい骨折」の中でもとりわけ有名なところを，先述の通り「病歴から疑ってかかれるように〜そして見逃さず診断できるように」なることを目標にして解説します．戦えない薄っぺらな知識を沢山得るより，頻度の高いところを確実に押さえるぞ！　というプライマリ・ケア的発想です（つらい言い訳？）．

手（手根骨）〜手関節

「何回憶えても 8 個の手根骨ってすぐ忘れる」，「舟状骨だけは要注意なんだったよね，どこだっけ？」など敬遠されがちですが，受傷〜受診頻度はとても高く，ぜひ押さえたいところです．

① 舟状骨骨折（Scaphoid fracture）

これはこの手の話では必ず出てきてあまりに有名ですね．

偽関節になったり壊死を起こしたりするため，とにかく見逃したくありません．

「そうでないとはっきり否定できるまでは，あるものとして扱う」のが，整形外科の常識です．数週間後にやっと X 線で骨折線確認，なんてザラです．

「手をついて転んでから手首の辺が痛い」と言われただけで，脊髄反射的に "嗅ぎタバコ窩" を押さえて「ここは痛くないですか？」となっていたいものです．「手の平を下にして」とか「手関節伸展気味で」などにこだわって警戒を怠るのはむしろ危険と考えます．しかし明日からはもう一歩進んで，小指球・橈骨頭も押さえたいところ（共に後述）．

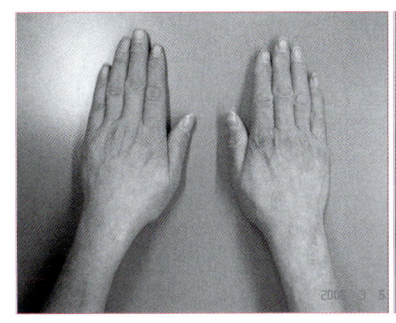

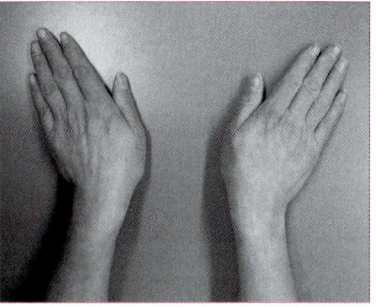

a　正面　　　　　　　　　　b　尺屈位

図1　舟状骨初診時

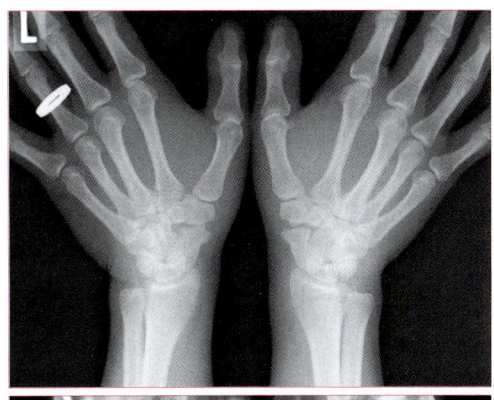

初診時（受傷日）

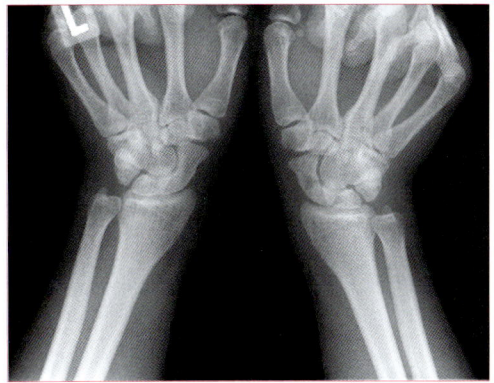

数週後

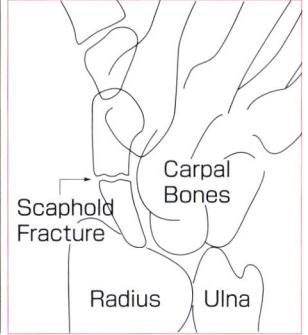

図2　舟状骨骨折

　X線は，少しでも疑ったら必ず尺屈位のX線を追加します（図1）．これが舟状骨の真の正面とも言われ，普通の手関節正面像と比較して舟状骨は長く見えます．例に挙げた写真も尺屈位です．撮影部位としては施設によって「手」であったりズバリ「舟状骨」であったり…前もって技師さんに確認しておきましょう．

　なお，尺屈は自動的にして下さい．診断にこだわって乱暴に他動的な操作を加えることで骨折部の転位を大きくするようなことがあってはいけません．

　嗅ぎタバコ窩（Snuff box）：特に若い先生で「そこは違うぞ～」という場所を押さ

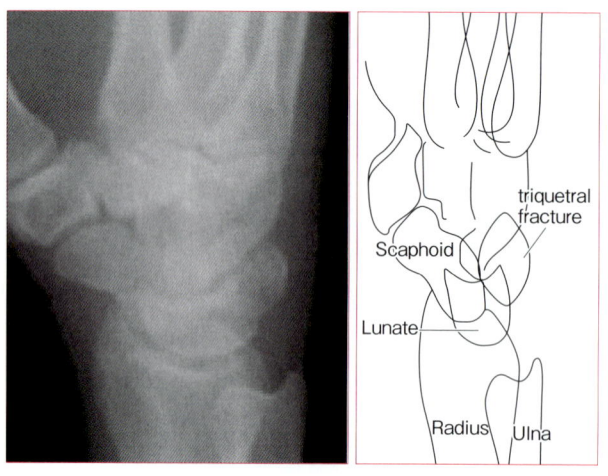

第3章 見逃してはいけないポイント

図3 三角骨骨折

えて得意げに診察されてるのを散見します．必ずよく分かった人に一度でよいので手をとって教えていただきましょう．勘違いしたままだと，いつかやらかしますよ．（写真はつい最近経験した症例：図2上が初診＝受傷日，図2下は数週後）

2 三角骨骨折（Triquetrum fracture）

日本での認知度はかなり低い感がありますが，洋物の教科書には必ずと言っていいほど登場します．

単なる手首の捻挫として頻繁に誤診（＝見逃し）されます．そしてそのまま闇に…そして痛みは残ってしまった．とならないよう頑張りましょう．

手関節の伸展を伴う時に損傷されやすいので，「転倒して手の平をついた」際に要注意．

尺骨軸の延長線上・小指球に圧痛があれば疑います．三角骨の位置は解剖学的には手背側になりますが，通常小指球の圧痛は手の平を挟んで押さえるカタチで確認するため問題なし，仮に手の平からだけ押さえても響くでしょう．

X線は「手」あるいは「手根部を含めた手関節」の斜位を追加することで，図3のように最も手背側にあるこの骨が飛び出して見え，診断が容易にというか可能になります．どっち向きの斜位かは，じっと手を見ていただければ，OKですね．

3 Galeazzi 脱臼骨折（Galeazzi fracture-dislocation）

橈骨骨折を見つけた際に，もう一つ気をつけましょうという概念です．

単純な橈骨骨折と異なり，Galeazzi 骨折では遠位寄りの橈骨骨折に伴って遠位橈尺関節（DRUJ［distal radio-ulnar joint］：手首で尺骨が橈骨の脇で靱帯にはまってクルクル回転する部分）の脱臼を認めます．

X線は「前腕」の側面像で橈骨遠位部に重ならない尺骨像，正面像でDRUJの幅広像を認めれば診断．当然ながら単純な橈骨骨折と比較して大規模な損傷となり手関節付近の安定性も欠くことは明らかで，末梢神経障害・循環障害などにもより注意を払

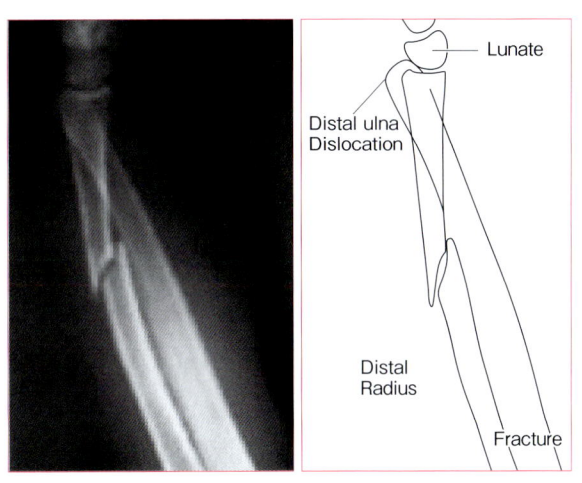

図4 Galeazzi 脱臼骨折

うことになるでしょう（図4）.

　以下，骨折ではありませんが，高頻度だったり重篤な合併症があり得るなどで大変重要な損傷（脱臼）を2つ挙げます.

　ともに SLAC（scapholunate advanced collapse：舟状骨・月状骨が乏血性壊死を起こして慢性疼痛を来す）の原因にもなり得ます．いったん症状が軽快した後に顕在化することもあり，初診時における診断→整形外科での適切なフォローアップがとても大切！

4 舟状骨月状骨間関節脱臼（図5）（Scapholunate dislocation）

　手関節付近の靱帯損傷で最多．手関節部掌側の母子球・小指球の間に圧痛等あれば積極的に疑います．手の平をついて転倒が典型的ですが，手首がらみでは常に診るつもりでいきましょう．

　X線は正面像で舟状—月状骨間が3mm以上解離していれば陽性ととる（＝Terry Thomas sign：英コメディアンの故テリー＝トーマス氏の前歯がすきっ歯で彼のトレードマークだったことに由来，Madonna sign とも言われますがマドンナもすきっ歯でしたっけ？　写真集で確認しましょう）.

　橈骨遠位端骨折に合併することが多いとされ，この脱臼を見つけたらもう一度橈骨をよく見直す価値があります．臨床的に怪しければ手関節（＝橈骨）斜位も追加します．正常像と比較してみて下さい．

5 月状骨脱臼［月状骨周囲脱臼］（図6）（Lunate［Perilunate］Dislocation）

　頻繁に見かけるものではありませんが，緊急手術なども含めた適切な治療が行われないと運動麻痺も含めた正中神経障害を残すことになり，絶対に見逃したくない損傷です．

　脱臼と周囲脱臼は，月状骨が単独で脱臼するか，月状骨に対して手部が脱臼するかという概念です．写真でふーんと思って下さいませ．

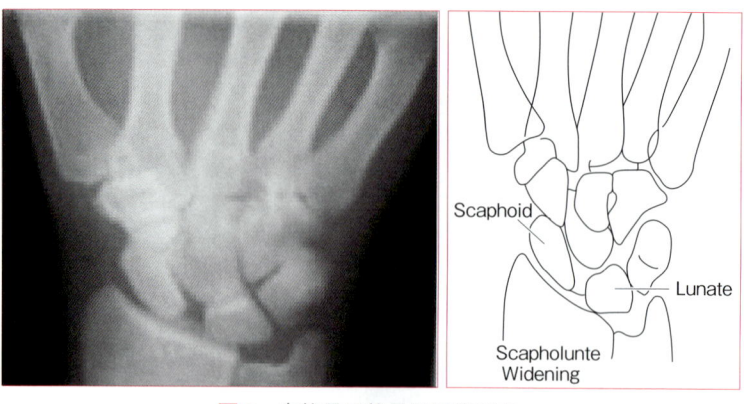

第3章 見逃してはいけないポイント

図5 舟状骨月状骨間関節脱臼

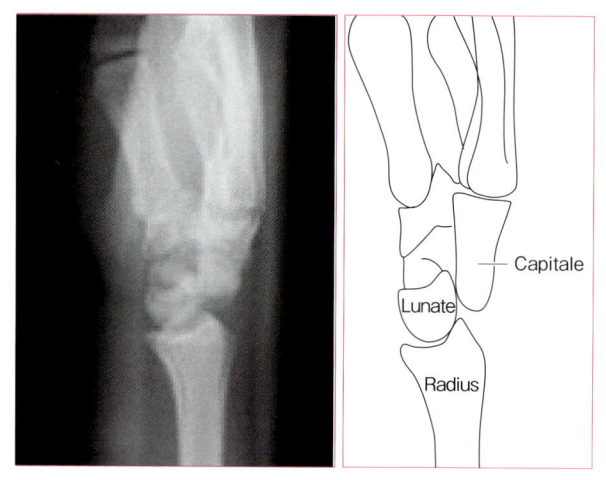

図6 月状骨周囲脱臼

　手首の過伸展（＝手関節の過背屈），例えば手関節背屈位で手をついた→体重＋衝撃で過背屈等で受傷．筆者は自転車のダウンヒル競技で激しく転倒した際に受傷された症例を経験しましたが，こういった場合は詳細な受傷機転などは不明でした，やむを得ませんが．

　手関節掌側で母子球・小指球の間～手の平の真ん中辺など痛みの部位は先述のScapholunate dislocation に似ていますが，腫脹や痛みの程度はこちらの方が強いはず．並べて比較などできませんが…．

　X線は，「脱臼」では手関節～手の側面像で月状骨・有頭骨間脱臼を見ます．典型的な月状骨脱臼では月状骨をカップ・橈骨を皿に見立てるとカップが転んだように見えるため Spilled Teacup と呼ばれます．何だかこれだけはちょっと有名ですね，少なくとも名前だけは．

　周囲の手根骨の骨折を多数合併することもあります．脱臼転位の向きは，例とは逆のこともあるのでご注意を．まず月状骨周囲脱臼の例．月状骨はあまり動いておらず"手"がずれた感じが分かりますか．

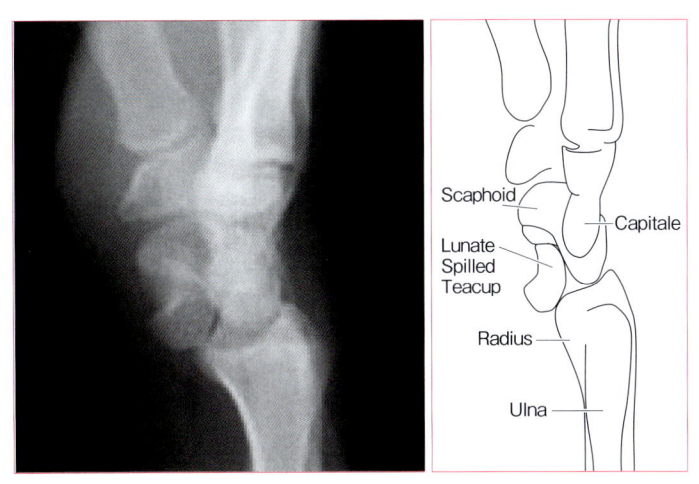

3 見逃しやすい骨折をあたまに刷り込んでおこう

図7 Spilled Teacup

　図7が典型的なSpilled Teacupの側面像．上級医ならシェーマなしで一瞬で指摘したいところです．う〜む，もし知らなければ「はっきりした骨折はありませんね，痛み？　まぁぶつけられた訳ですから多少はねぇ．中指に痺れ？（大袈裟な兄ちゃんやなぁ…）」で終わってしまう可能性十分，頻度が高くないだけにかえって要注意．正中神経障害はADLを著明に低下させます．利き手だったりしたらそれこそ深刻です．更にそもそも一般に脱臼は骨が丈夫な若者に多いと考えると，いくら注意してもし過ぎるということはないでしょう．

肘関節周囲

　ここではX線の読影について正常を理解しておくことは不可欠なため，理解されている諸兄にはクドくて申し訳ありませんが，X線正常像の話から．2本の重要な線だけ再確認です．
　図を見ながら一度うなずいていただければ十分です．
　Radio-capitellar Line：橈骨の軸を通る線の延長が上腕骨小頭を通っていれば正常（正面像＆側面像，図8，9）
　Anterior Humeral Line：上腕骨の前面を通る線の延長が上腕骨小頭の前1/3辺りにあれば正常（側面像）

1 橈骨頭骨折（Radial head fracture）

　X線で確認できる骨折線そのものは大変分かりにくいことも多く，きわめて見落とされやすい骨折です．
　局所の強い打撲の際などにももちろん疑うが，むしろ「転んで手をついてから手首が痛い」患者さんが，その気で診察すると実は橈骨頭にも圧痛があり，骨折判明というパターンが要注意．「転んで手をついた」場合には嗅ぎタバコ窩の他に橈骨頭の圧

69

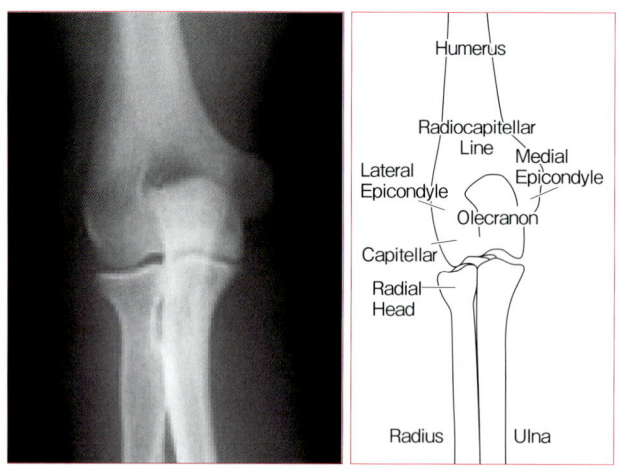

第3章 見逃してはいけないポイント

図8 肘関節正面像

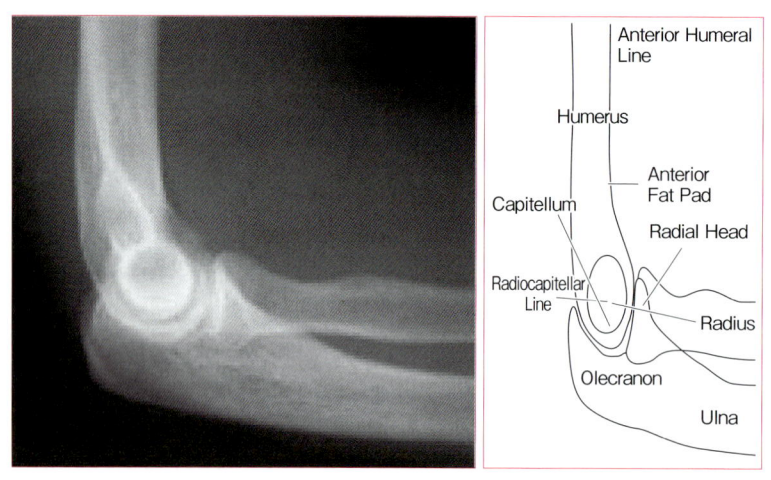

図9 肘関節側面像（シェーマを参照に小さく正常な Anterior fat pad も味わって下さい）

痛も必ず確認するクセを．でないと肘のX線は撮影せず終わってしまいます．

　X線は肘関節2方向でよいのですが，読影が腕の見せどころ．骨折線そのものが指摘しにくくとも，半数近くで Fat pad sign 陽性 となって診断を助けてくれます．でも知らなければ全く目に入らないでしょう．知っていても「あんなものは微妙な話だから」と余り活用されないこともあるようですが，いつも気にして目を養っておけば，かなり役に立つ所見です．Fat pad 侮り難し，間違いない．

　と絶賛しておいてなんですが，橈骨頭は厳密には肘関節外の組織であり Fat pad Sign は必ずしも陽性にはならない，重傷で関節包が破れれば陰性になる，などの弱点も知っておく必要はあります．（上級医向け？）

　Fat pad sign（次項の図4 参照）：骨折による肘関節包の腫張が脂肪織の陰として観察されます．もともとは小さいはずが大きく船の帆のようにせり出した Anterior fat pad（＝Sail sign），存在するだけで異常と考える Posterior fat pad の二つを指しま

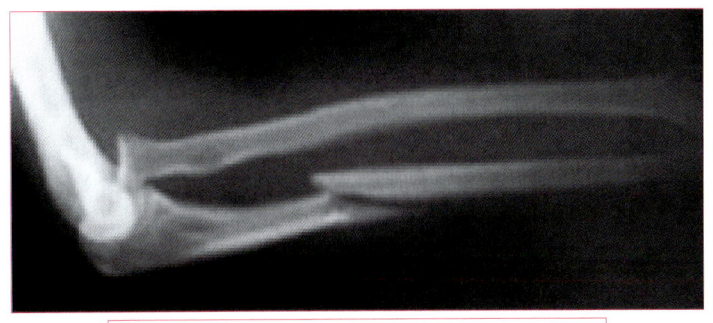

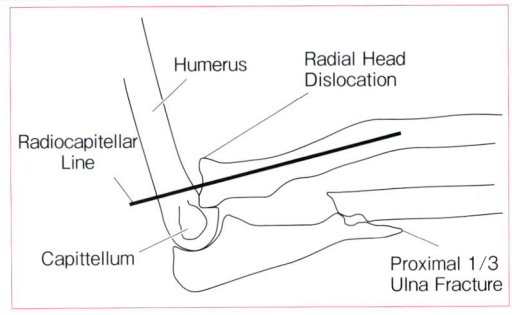

図10　Monteggia 脱臼骨折

す（これらは Anterior Humeral Line などと合わせて小児の肘周囲の骨折診断においても大変役に立つのですが，詳細は次項に譲ります）．

2 Monteggia 脱臼骨折（図 10）(Monteggia fracture-dislocation)
相棒の Galeazzi 脱臼骨折とごっちゃになりがち？
尺骨骨折を見つけた際に，もう一つ気をつけましょうという概念です．単純な尺骨骨折と異なり，Monteggia 骨折では近位寄りの尺骨骨折に伴って近位橈尺関節（PRUJ [proximal radio-ulnar joint]：肘で橈骨頭が尺骨の脇で靱帯にはまってクルクル回転する部分，肘内障で外れるアソコですね）の脱臼も認めます．

X 線は側面像で Radio-capitellar Line の乱れを確認（撮影方向・小児では骨端核の問題から正面では正常でもズレて見えることがあるため）．脱臼した橈骨頭による圧迫で橈骨神経麻痺を起こすため，決して見逃せません．が，特に小児では見落としが50％あるとも言われます．恐ろしや．

骨盤～股関節

構造上，追加で撮影の X 線などはあまりなく，いわゆる解剖の理解と読影のコツについて述べます．CT や MRI 撮ればそれでいいじゃん，と言われると辛いのですが…．

骨盤骨折は，重症なものでは大出血の原因になり命にも関わりますが，前方成分といわれる荷重がかかりにくい部分のヒビだけなど軽微なものでは痛がりながらも結構

第 3 章　見逃してはいけないポイント

歩行できたりします．

　大腿骨頸部骨折においても，独歩で来院し「軽い関節炎か何かですかねぇ」や「打撲ですね」で帰宅，後日骨折判明→手術というような話には枚挙にいとまがありません．

　骨盤〜股関節付近の骨折の見落としは昨今の医療過誤訴訟の中心とも言え，これまたいくら注意してもしすぎることはないでしょう．

　軽症外傷を対象とした本書では，重症骨盤骨折等は扱うべき対象から外れると思われますので，その辺りは JATEC などで学んでいただくとしまして，ここでは大腿骨頸部骨折に絞っていくつかのポイントをお伝えします．

1 大腿骨頸部骨折（Femoral neck fracture）（図 11）

　股関節痛で歩けない時に注意しない人はいないでしょう．問題は歩いて来院されたような場合．

　股関節の他動（特に回旋）時痛は有名です．侵襲的にならない程度にキチンを確認したいところ．

　単側股関節の歩行時痛を主訴に受診し，他覚的には可動域は左右差を認めず他動時にも痛みなく，患側の大転子の叩打痛だけが明らかで，X 線でははっきりせず MRI や後日の X 線などで判明，のパターンを筆者は何度か経験があります．腸骨稜（翼）でなく大転子ですのでお間違えのないように．

　両股関節正面像と側面像の 2 方向の撮影は必須．「え，軸位？　あぁ側面ですか．一応歩けていますし，あまり痛がってないので省略しました」は許されません．大腿骨頸部骨折に頸部骨折に対する MRI の感度・特異度は共に 100% とされ，最近は CT もよく使われる．しかしそうした装置が身近にない場合には具体的に疑う事が大切．

　単純 X 線で，左右差の確認・骨梁（＝骨皮質のスジスジ）の途絶やズレなどを目ざとく見つけたいところ．骨皮質の途絶像は確認できず，骨折部が少し濃い白っぽいスジとして見えるだけが唯一の所見のことも多々あります．逆に骨頭の周囲に帽子のつばのように形成された骨棘が骨折と紛らわしいこともあり，何とも悩ましい哉，です．

　結局，初診時の X 線ではどうやっても骨折線を指摘できないことはあることを頭において，本人・家人によくよく説明するしかないことも少なくありません．大腿骨頸部骨折の初診時 2〜9% が X 線正常（当然読影能力の問題という意味ではなく）ともいわれます．

　臨床所見が似ているため，実は恥骨骨折だった・実は臼蓋骨折だったにも注意が必要です．整形外科をまわった直後で大腿骨頸部骨折の読影に少し自信のついた研修医の先生，など特に要注意かも．大腿骨・骨盤は必ずセットで読むクセを！

　ちょくちょく見かける転位のほとんどない頸部内側骨折．転位がなければピンニングですむところが明らかな転位が発生したら骨頭置換術となってしまう際どいパターン．万一帰宅経過観察としてその後歩行してしまえば，転位して戻ってきてしまう可能性大．戻ってきて下さればまだ頑張りようもありますが，「ほらお婆ちゃん，しっかり歩いて．先生も骨折ないよっておっしゃって下さったでしょう．もぉ大袈裟なん

72

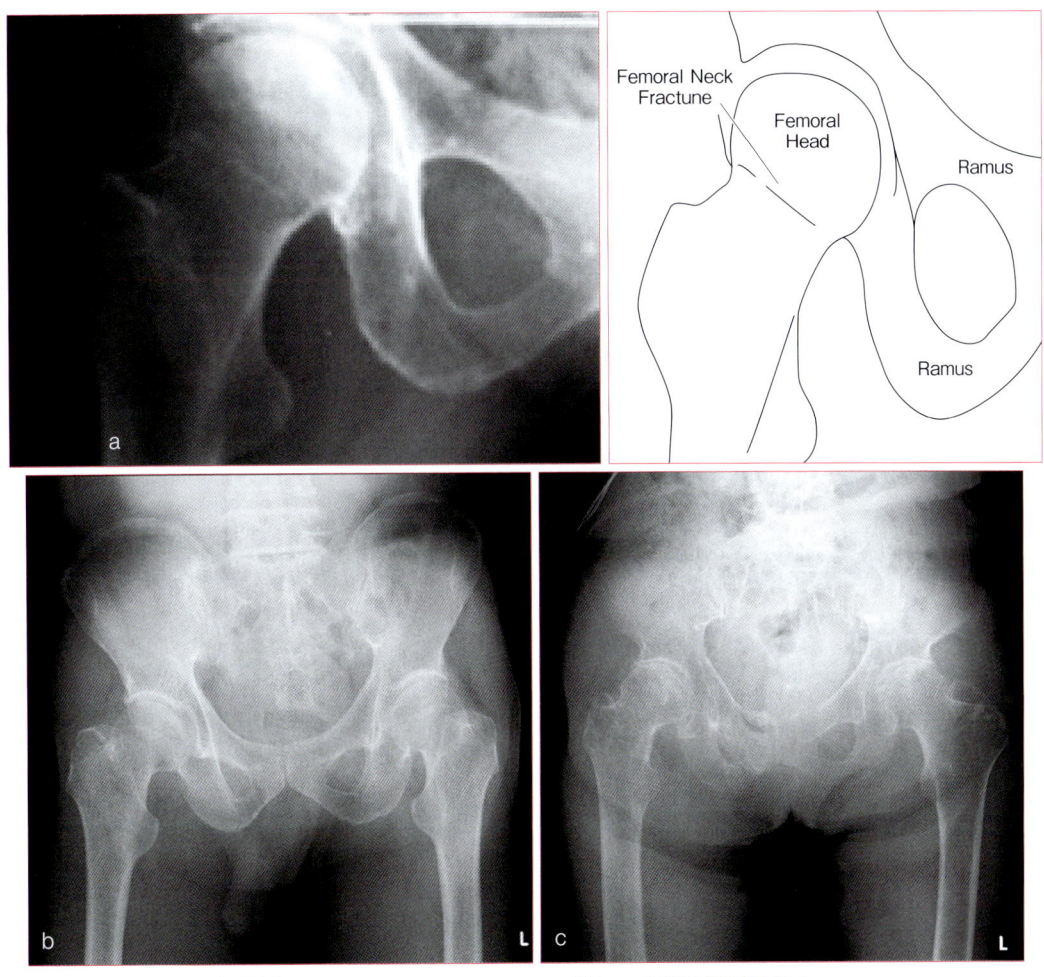

3 見逃しやすい骨折をあたまに刷り込んでおこう

b 難しい大腿骨頸部骨折1　　　　c 難しい大腿骨頸部骨折2

図11 a〜c　大腿骨頸部骨折

だから，どうもありがとうございましたぁ」と笑って帰った綺麗なお嫁さんが翌日別の整形外科受診→入院後に般若となって怒鳴り込んでくるようなことは，避けたい避けたい….

膝関節周囲

　構造上，関節内骨折→関節内血腫となっていることが多く，転位のほとんどない骨折の場合などX線で画像的に指摘できずとも，穿刺液に油滴が浮いて光って見える（＝骨折部から骨髄液が漏れ出してきている）ことで「画像検査でははっきりしないがとにかく骨折はある」と言えることも多い．そのためにも出来れば膝関節穿刺は躊躇なくスマートにできるようにしておきたいですね．少なくとも上級医は．

73

第3章 見逃してはいけないポイント

1 膝蓋骨々折（Patella fracture）

膝の骨折の4割を占める．見逃さないために Skyline view も含めて3方向が基本になることは，さすがに言うまでもないでしょう．側面像で分かることも少なくありませんが，特に縦割れタイプは Skyline のみで指摘可能．「スカイライン追加して下さい」とオーダーするのが何となく嬉しい男性諸兄も多いのでは？　間違えて GT-R 追加！とか叫ばないように．すみません，脱線．

よほど小さな骨折でなければ，大量の関節内血腫を認め油滴も確認可能．

2 脛骨高原骨折（＝プラトー骨折）（Tibial plateau fracture）

"高原"がなんだかピンと来ませんが，plateau がかつてそう訳されてしまったらしく仕方がありません．確かにX線で高原みたいに…見えないか．

内側・外側両方同時受傷は少ないため歩行できることもありますが，明らかな荷重痛を訴えるだけで要注意！この場合荷重を続ければ悪化（＝転位増大）する可能性が高いと考え，否定されるまでは画像検査時の移動等も必ず車イスなど用いて免荷で！

典型的には高所からの着地など軸方向の外力で疑うが，サッカーなどの競技中に他のプレーヤーに蹴られた（「すねガード」では覆いきれてないことがほとんど），交通事故で絶妙の高さでバンパーが当たったなど受傷機転は多様です．年配の方などは単に転倒しただけでも受傷されます．

脛骨粗面辺に叩打痛があればかなり怪しいと思うべしです．その上膝関節がパンパンに腫脹（関節内血腫）などしていれば「あり」とみてまず間違いありません．

X線は膝～下腿2方向で骨皮質の途絶像がなくても，脛骨近位部で一部密度が濃く（＝変に一部白っぽく）見えたりムラがあったりすれば濃厚に疑います．見逃しを減らすために健側の撮影や患側斜位2方向の追加も勧められますが，読影に自信がなければCTを．もちろんMRIも有効です．整形外科単科病院など，CT はないが MRI はあるいう施設もあるはず（夜間すぐに動かせるかどうかはまた別の問題でしょうけど…）．

正側2方向で分かりにくい（上級医なら診断すべし，図12）のが，図13の通り，斜位の追加だけで誰の目にも明らかに，という分かりやすい例．

足関節～足根部・前足部

踵骨と距骨も足根骨に含まれることは，意外と認知されていません．だからどうということもありませんが，「上級医」なら知っておきましょう．かっこつけの小ネタになるかも？

通常「足2方向」とオーダーすると，正面と斜位が撮影されます．施設により慣例的に足根部・前足部などと呼ばれたり分類されたりしており，前もってX線技師さんと相談・確認しておくことが必要でしょう．

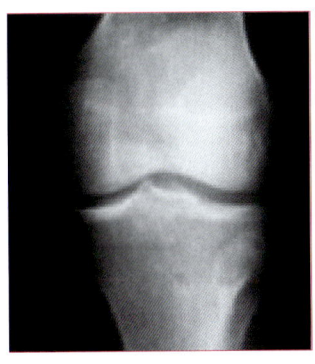

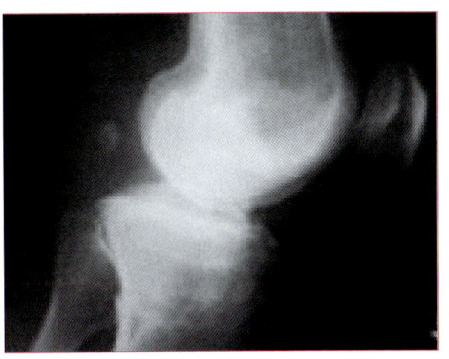

図12　脛骨骨折正側2方向

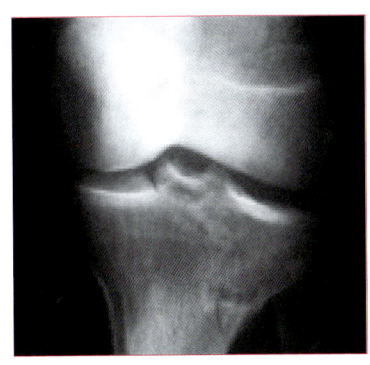

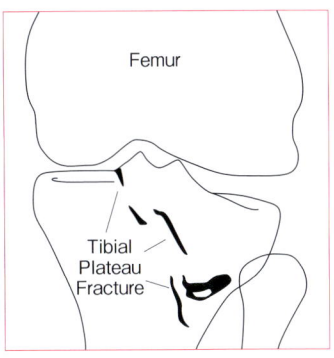

図13　脛骨骨折斜位

1 第5中足骨基部骨折（5th metatarsal bone base fracture）

X線診断は難しくなく予後もよいのですが，然るべきX線を撮影していないために見逃されることが多い骨折です．

内がえし型の足関節捻挫に伴って発生．診察の際，内・外踝付近だけでなく，必ず第5中足骨基部の圧痛を確認するクセがついていないと，必ずと言っていいほど見逃されます．なにしろそこのX線を撮らないのですから．

X線は足（前足部・足根部）2方向を追加します．足関節2方向だけでは足根骨と重なって読影できません．

PitfallのPitfall：通常剥離骨折の形をとるこの第5中足骨基部骨折，とても頻度が高いので，ご覧になったことのある先生も多いと思いますが，実は意外と奥が深いのです．

骨端核を誤診する場合とJones骨折と混同されている場合があります．横文字の名前を知っているとつい使いたくはなりますよね，確かに．

剥離骨折では骨折面が骨軸に垂直的に発生しますが，成長期までの青少年にみられる骨端核では軸に沿う方向に見えます．またJones骨折は第5中足骨近位の骨幹部骨折であり外傷でも疲労骨折でも見られますが，癒合不全が起きやすいなど要注意の骨折で，よく見かける第5中足骨基部骨折とは明確に分けて考える必要があります．剥離骨折と骨端核・Jones骨折と剥離骨折の画像的な特徴に関しては，文献2に分かり

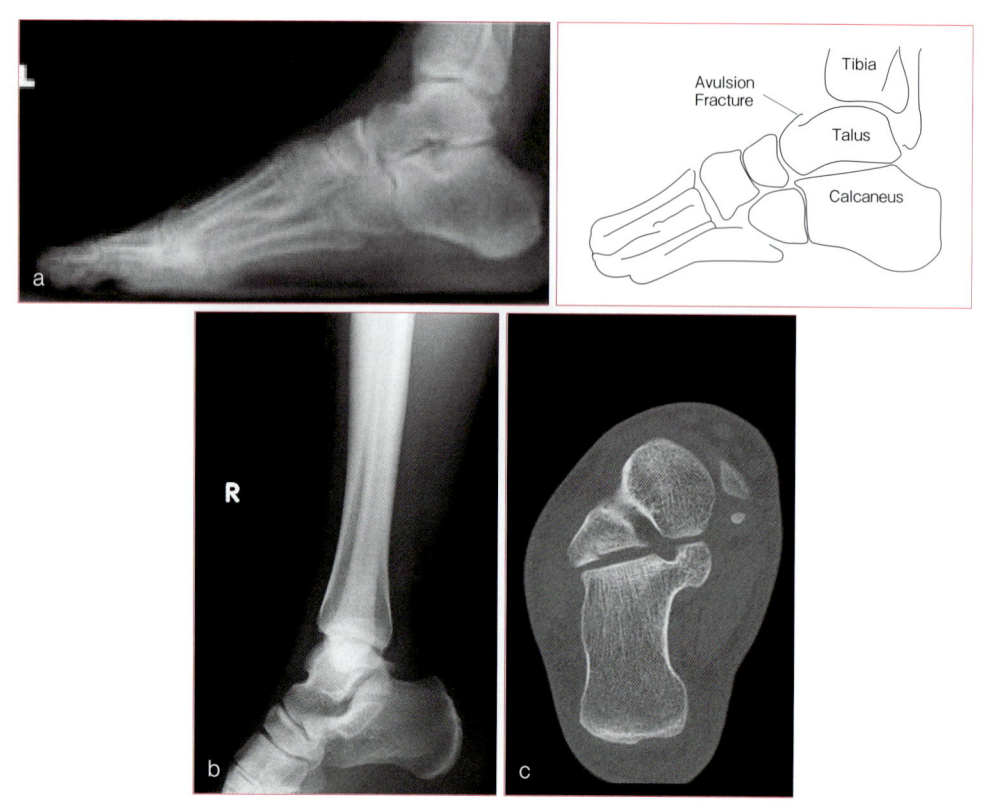

図14 距骨骨折

やすいシェーマがありますので，すっきりしたい諸兄はご確認ください．

2 距骨骨折（Tarus fracture）（図14）

　足根骨骨折で2番目に多い．1番は…秘密です（ヒントはかかと）．
　頸部の骨折が最多です（構造的に弱いであろうことは直感的にも明らかなはず．骨解剖アトラスなどで味わって下さい）．
　その頸部骨折は典型的にはオートバイライダーが思いっきりフットブレーキを踏んだ，などの足関節背屈の強い力が加わった際に受傷します．が，過底屈やいわゆる足首をひねる捻挫でも距骨骨折は発生します．
　したがって，踵骨部や内・外踝に圧痛等はっきりしない割に足関節辺の荷重痛強かったりする際には，とりあえず疑う必要があります．
　足関節2方向で診ることになりますが，残念ながら単純X線上で指摘出来る皮質骨の破綻像は，あっても軽微であることが多い．診断にCTがとても有用なことは，一度でも経験すれば実感出来るでしょう．本当に分かり易いですよ．
　後遺症として阻血性壊死〜変形性関節症による歩行障害など問題となることもあり，是非とも見逃したくありません．

おわりに

「骨折，ありませんよ」と言い切るのは本当に難しいものです．特に初診時には．下手にレントゲンの読影云々よりベテランの先生（整骨師や柔道整復師も含む）の臨床診断だけの方がより当たるのではと思ったりもします．でも患者さんは「金払ってX線まで撮ったんですよ．あるかないかはっきりして下さいよぉ」と言われます．言われなくても思ってはいるでしょう．

そんな時，マシーンのように「えぇ…ですから，後から分かる骨折もあり得るということなんですよ…」を毎日繰り返す自分に一抹の寂しさを感じ続けるのではなく，具体的に「～骨折というのがあってですね．ま，名前は重要ではないのですが，今日のＳさんの怪我ではかくかくしかじか…」と出来れば患者さんも自分も満足度がアップするのではないでしょうか？

今回のこの記事では残念ながらかなり限られた項目・内容しかお伝えできませんでしたが，ER医・若き整形外科医の先生方の日々の診療にほんの少しでもお役に立てば幸いです．

＜参考文献＞
1) Lin M：Pitfalls in Radiographic Interpretation, Part 1&2, EMedHome. com
2) Raby N, Berman L, de Lacey G：Accident&Emergency Radiology, A Survival Guide, 2nd Edition, Elsevier Saunders, 1995
3) Eiff MP, Hatch RL, Calmbach WL：Fracture Management for Primary Care, 2nd Edition, Saunders, 2003
4) MacRae R, Esser M：Practical Fracture Treatment, 4th Edition, Elsevier Churchill Livingstone, 2002

徳永日呂伸（とくなが　ひろのぶ）
1995年筑波大学卒業．長良整形外科病院，安城更正病院麻酔科，福井大学病院救急部を経て現職．

第3章 見逃してはいけないポイント

4 小児で見逃しやすい重要な骨折
子供は大人のミニチュアではない！

小淵　岳恒　*Taketsune Kobuchi*　福井大学医学部附属病院　救急部・総合診療部

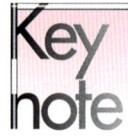

Key note
- 「FOOSH」って何？
- Salter-Harris の分類って？
- 小児虐待を見逃すな！

　誰がいったか知らぬが，「子どもは大人のミニチュアではない」．この言葉に代表されるように小児は小児独特の疾患がある．内科的疾患だけでなく，外傷においてもこのことは当てはまる．今回は小児で見逃しやすくかつ重要な骨折に関して，その特徴・見つけ方・対処法などをまとめてみた．

症例　3歳，男児．右肘を痛がって動かさないために救急外来受診．どうやらお兄ちゃんと遊んでいた時に傷めたらしい．救急医は「ははーん，肘内障だなー」と思い，痛がり泣きわめく子どもに対して整復を行った．しかし一向に肘を動かそうとしない．お母さんが「先生，X線は撮らないんですか？」と言われ，しぶしぶX線をオーダーしたところ，立派な上腕骨顆上骨折が見つかった．あとは気まずい空気が流れたことは言うまでもない…

「FOOSH」って何？

　症例では初療医は救急外来での外傷患者を診察するときの大原則を省略してしまっている．外傷患者を救急外来で診る時，問診をとる際にまず「どこが痛いですか？」と最初に聞くのではなく，「どうしてこのようになったのですか？」と聞く必要がある．小児の場合は自分で十分に現病歴や症状が言えないので，必ず家族に受傷機転を聞く．症例のように家族が誰も見ておらず，受傷機転がはっきりしないとき，または明らかに転落した・打撲したといった状況がわかればやはりX線などは必要になるであろう．

　受傷機転を聞く際に「FOOSH」という言葉がある．FOOSHとは Fall On Out-

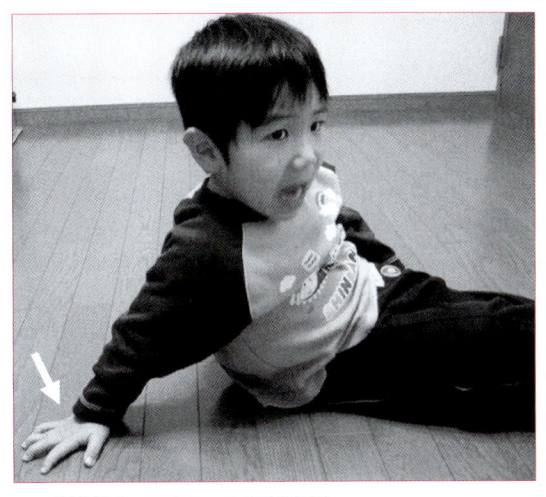

4 小児で見逃しやすい重要な骨折

a：典型的な FOOSH の受傷機転 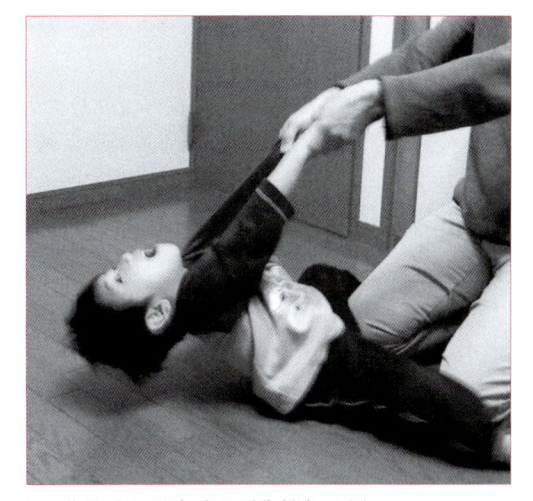　　　　　　　　b：典型的な肘内障の受傷機転の例
図1　転倒・転落する際に，肘を伸展した状態で手の平で着地して骨折することが多い

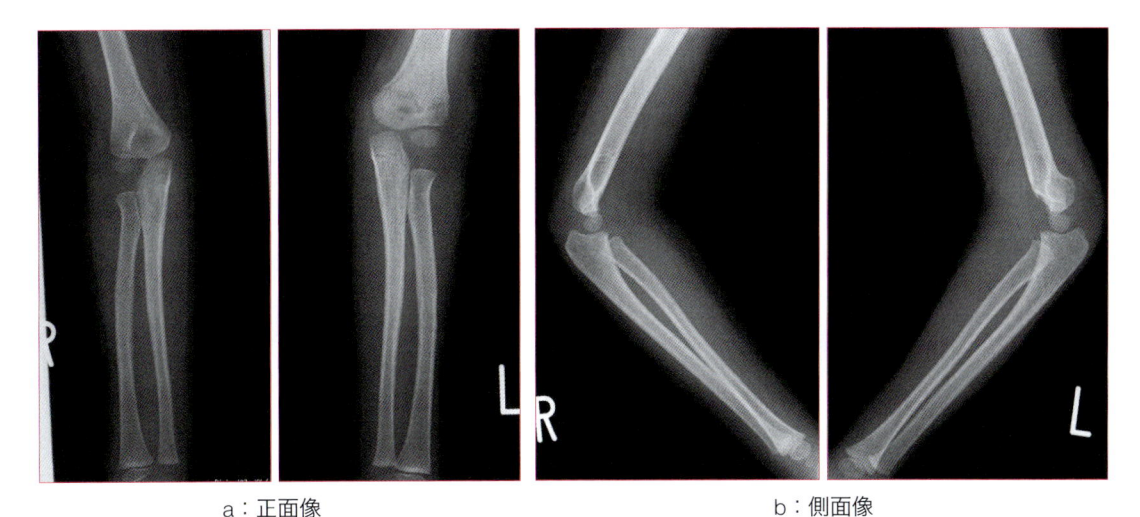

a：正面像　　　　　　　　　　　　　　　　　　b：側面像
図2　左上腕骨顆上骨折（a：正面像　b：側面像）

Streched Hand の略語であり，実際は「フーシュ」と発音する．背屈位で手のひらをついて転倒する受傷機転である（図1）．問診をとる時には必ず聞いておきたい項目である．

FOOSH の代表的な疾患として，① 橈骨遠位端骨折，② 上腕骨顆上骨折，③ 舟状骨骨折，④ 橈骨骨頭骨折が挙げられる．特に小児において重要な骨折は上腕骨顆上骨折である．上腕骨顆上骨折の X 線をみてみよう（図2）．左が患側である．X 線読むコツは2つあり，① anterior humeral line（図3），② fat pad sign（図4）がある．

　① anterior humeral line とは上腕骨前縁の線が上腕骨小頭の前方 1/3 を通るかどうかチェックする方法である．この anterior humeral line と上腕骨小頭の位置

79

がズレていたら骨折を疑うというものである（小頭が後方へズレていることが多い）．

② fat pad sign とは骨折により関節内血腫が生じ，そのために脂肪層が上方へ偏移するというものである．ここでのポイントは，前方の fat pad sign は正常でも認められ，これが大きくなった時は異常である（sail sign と呼ばれる）．後方の fat pad sign はいかなる状況でも認められた時は異常である．

どうして小児の上腕骨顆上骨折が重要なのかといえば，小児の肘関節周囲の骨折はすべての小児骨折の 8〜12％を占め，その中でも上腕骨顆上骨折は 70％を占めるといわれている．頻度が多い上に，合併症として正中・撓骨神経麻痺や上腕動脈閉塞による循環障害があり，Volkmann 拘縮を起こす可能性もある．そのためにこの骨折は決して軽視できない外傷である．上腕骨顆上骨折の分類には Gartland の分類があり，転位がないときには固定で十分であるが，大きく偏位した骨折を認めたときは整形外科コンサルトが望ましい．

Salter-Harris の分類って？

Salter-Harris の分類を述べる前に骨端線の理解をしよう．骨端線とは成長板とも骨端軟骨とも呼ばれ，X 線上では黒い透過像として写る．この部分を中心に 15〜18 歳ぐらいまで骨が成長していくために，骨端線を傷めてしまうと成長障害をきたしてしまう．そのために小児の骨折の中では重要になるので初療医にとってきちんと評価することが大切である．そこで Salter-Harris の分類がでてくるわけであるが，あくまでも X 線上での分類である（図 5）．

Ⅰ型は骨端線離開とも呼ばれ，原則的には固定を行い経過観察でよい．Ⅱ型は一番多く 70〜80％はこのパターンであり，転位が強くなければ固定でよい．Ⅲ・Ⅳ型は関節面にかかってくるパターンであり整形外科コンサルトが必要である．Ⅴ型は圧挫傷（crush fracture）とも呼ばれ，1％以下と非常にまれであるが，X 線上では非常に評価が困難である上に成長障害が強く見逃したくないパターンである．

Ⅰ・Ⅱ型では成長障害は比較的少なく，Ⅳ・Ⅴ型では成長障害は強く特にⅤ型は予後不良である．

小児虐待を見逃すな！

「子どもがベッドから落ちて，右腕を痛がっている」とか「子どもが階段から転落して頭と足を痛がっている」など小児虐待の患者さんは，救急外来（特に時間外）で診ることが多い．小児虐待の見分け方については紙面の都合上省略するが，小児虐待の 11〜55％に骨折を伴うとされている．もちろん全ての小児の骨折が虐待によるものと早合点してはいけないが，常に虐待は疑うことから始まる．2 歳以下で虐待を疑う時には全身骨スクリーニング検査（頭部 2 方向，脊椎 2 方向，胸部正面，骨盤正面，

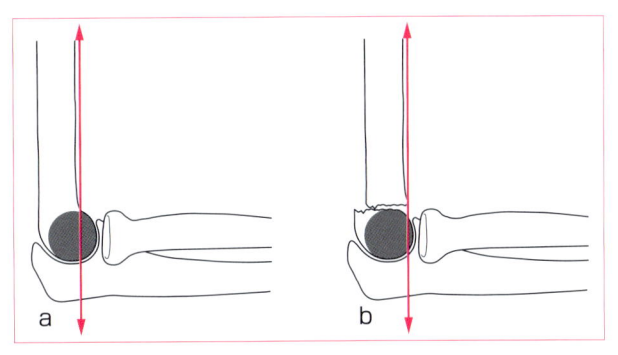

図3 上腕骨顆上骨折のX線の読み方
a：正常，b：図中の矢印が anterior humeral line，この線が上腕骨小頭の前 1/3 を通過してせず，後方にズレている．

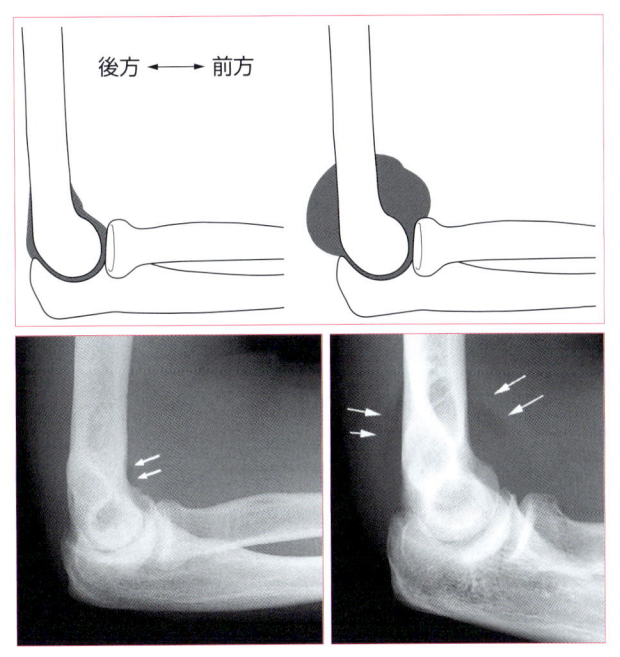

図4 Fat Pad sign
前方の Fat Pad sign は正常でも認められる．後方の Fat Pad sign は見えたら異常．

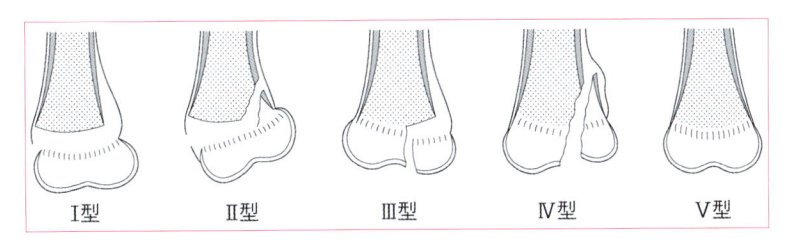

図5 Salter Harris の分類

表1 虐待に対する特異度の強さ（高低）による種々の骨折部位の分類

○特異度の高い骨折
- 骨幹端骨折（corner fracture，bucket handle fracture）
- 肋骨骨折（特に後部「背部の肋骨脊椎接合部」の骨折は特異度が高い）
- 棘突起骨折
- 胸骨骨折
- 肩甲骨骨折

○特異度が中等度の骨折
- 骨端離開
- 脊椎の骨折/脱臼
- 指趾の骨折
- 頭蓋の複合骨折
- 複数骨折（特に両側）
- 異なる発生時期

○特異度の低い骨折
- 鎖骨骨折
- 長管骨骨幹部骨折
- 頭蓋骨線上骨折

（相原敏則，他：画像診断，子どもの虐待の臨床―医学的診断と対応―，南山堂，2005：pp107-139 より引用）

四肢正面）を行い，新旧混在した骨折を探すことも重要である．また特異度の高い骨折部位や形態を知っておくのも有用かもしれない（表1）．

　骨折ばかりに気をとられていると，あざやタバコの跡などのちょっとした虐待のサインを見逃してしまう恐れもある．小児の骨折を見つけたときには常に虐待に対するアンテナを高くし，「他に怪我していないか見てみますね」なんて言いながらできるだけ衣服を脱がせて全身を診察する癖をつけよう．

おわりに

　「救急外来での見逃し」の中で一番多いものは骨折である．見逃し症例の19％は骨折であるとされている（小児・大人も含む）．特に子どもの骨折を見逃したときの親の反応は半端ではない．小児の場合は必ず患側だけでなく健側も撮影し，おのおの2方向撮影し注意深く左右を見比べながら評価することが重要である．骨折の診断はX線でするものではなく，あくまでも臨床診断である．どんなに忙しくても両親に対する説明は丁寧にし，「骨折はありません」は禁句である．臨床上骨折を疑う所見（腫脹，熱感，発赤，疼痛）があれば，骨折はあるものと考え，きちんと固定し，後日整形外科外来へ紹介するという努力を惜しまないことが肝心である．

　(説明例)「今日撮ったX線では骨折ははっきり写っていません．しかし本人の症状・

所見からは骨折は十分に考えられます．数日後にX線を撮ったときに写る骨折もありますので，本日はきちんと固定をします．今日の救急外来での受診だけで終わりにするのではなく，後日整形外科外来を受診して初めて今回の怪我の診断がつくことになります．」

<参考文献>
1) Koval KJ, Zuckerman JD：Handbook of Fractures, 2nd ed. Lippincott Williams & Wilkins, 2002
2) Raby N, Berman L, Laeey GD：Accident & Emergency Radiology：a survival guide, 2nd ed. WB Saunders, 2005
3) 内田淳正，加藤 公：カラー写真で見る骨折・脱臼・捻挫 画像診断の進め方と整復・固定のこつ，羊土社，2005
4) ERマガジン特集 時間外の小児救急 どう乗り切りますか？（小児の骨折，小児虐待）．別冊ERマガジン 2007：4：587-590, 591-597

小淵岳恒（こぶち　たけつね）
2000年福井医科大学卒業．福井医科大学にて2年研修．その後長浜赤十字病院にて3年間外科医として勤務．福井大学医学部附属病院救急部に戻り現職．
日本救急医学会専門医，日本外科学会認定医．最近，仕事と子育てと大変ですがいつまでも情熱をもって謙虚に取り組んでいきたいと思っています．

第3章 見逃してはいけないポイント

5 私が納得したい骨折所見の記録法
スムーズなコンサルトに役立ちます

志賀　隆　*Takashi Shiga*　Massachusetts General Hospital Department of Emergency Services

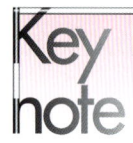

Key note
- 骨折の管理は適切な診断と所見の記録から始まります．
- 特に骨折の部位，骨折の種類，転位の程度がその中心です．
- 救急医にとって骨折所見の記録は，不可欠な能力です．特に電話にて整形外科医にコンサルトする際に骨折の状況を描写できることが大事になります．

「もしもし，救急外来から研修医の○○ですが，55歳女性の手首の骨折で…しどろもどろ…」

忙しい整形外科医にコンサルトする際に，効率よく的確に骨折の状態を伝えたいのだけれど，うーんと思ったことはないでしょうか．

「それで…どの骨，遠位？　近位？　開放なの？　転位は？」

なんて言われると，えー，えーとなってしまったことはないですか．私は今も汗をかきながら整形外科医に電話しています．そんな私ではありますが，この項ではわかりやすい情報共有に繋がる骨折所見の記録法について触れたいと思います．

骨折の種類

骨折の所見記載には多くの用語が使われますが曖昧な表現を避け正確な用語を使うことが治療の助けにもなりますし，情報共有に役立ちます．

1 開放 vs. 皮下

骨折所見の記載は開放か皮下かから始まります．閉鎖性では骨折部の皮膚の損傷はありません．どのような状況であれ骨折が外界との交通がある場合は開放性となります．開放は，刺創などでわかりにくいときもあれば明らかに皮膚から突出しているも

表1　開放骨折の分類（Gustilo）

Ⅰ型：1cm以下のきれいな創をもつもの．
Ⅱ型：1cm以上の創をもつが，広範な軟部組織損傷・弁状剥離を認めないもの．
Ⅲ型：分節状骨折，広範な軟部組織損傷を伴う骨折，外傷性切断（銃創，農場での損傷，血管損傷を伴う骨折も含まれる）．
ⅢA型：広範な軟部組織損傷・弁状剥離，強大な外力による創を有するが，骨折部を覆いうる軟部組織が残存しているもの．
ⅢB型：骨膜が欠損し，骨が露出するほどの広範な軟部組織損傷を伴うもの．通常は高度の汚染を伴う．
ⅢC型：被覆欠損＋修復を要するような動脈損傷を伴うもの．

ので様々です．骨折部の近傍に小さい創を認めた場合，綿棒などで交通性を確かめるべきだとする主張もありますが，確固たる文献的裏づけはありません．開放性骨折は骨髄炎などの深刻な感染のリスクから整形外科救急として迅速な対応が求められます．創を清潔なガーゼなどで覆い，すぐに経静脈的に抗生物質を投与しなければなりません．開放骨折の分類にはよくGustiloの分類[1,2]（表1）が使われます．通常抗生物質は第一世代セファロスポリンが選択されることが多いですが，Ⅰ型，Ⅲ型の場合はアミノグリコシドを追加することが望まれます．培養によってもたらされる情報が少ないため，創部の培養をすべきかは議論が分かれるところです．

2 解剖学的位置

次に重要になるのは正確な解剖学的な位置です．基本ですが，左右・骨の名称・標準的な呼称（上腕骨頸部や大腿骨骨頸部など）などから始まります．長管骨は近位・遠位・骨幹部に分けられ，これらの三つの部分か接合部が記載に使われます．より詳細な記載が望まれます（閉鎖性の転位のない遠位尺骨骨折よりも閉鎖性の転位のない尺骨茎状突起骨折の方がよいですよね）．

3 形状による分類

問題となる骨の長軸と骨折線の関係から形状的な分類がしばしばなされます．代表的なものとして，

a）横骨折
b）斜骨折
c）螺旋骨折
d）粉砕骨折
e）圧迫骨折
f）剥離骨折

があります（図1）．よく長い斜めの骨折線が螺旋骨折と混同されますが，真の螺旋骨折は二つの異なる方向の骨折線を認めます．粉砕骨折は複数の断片を持つ骨折です．剥離骨折は筋や腱が骨と付着している部分などが剥がれたものです．

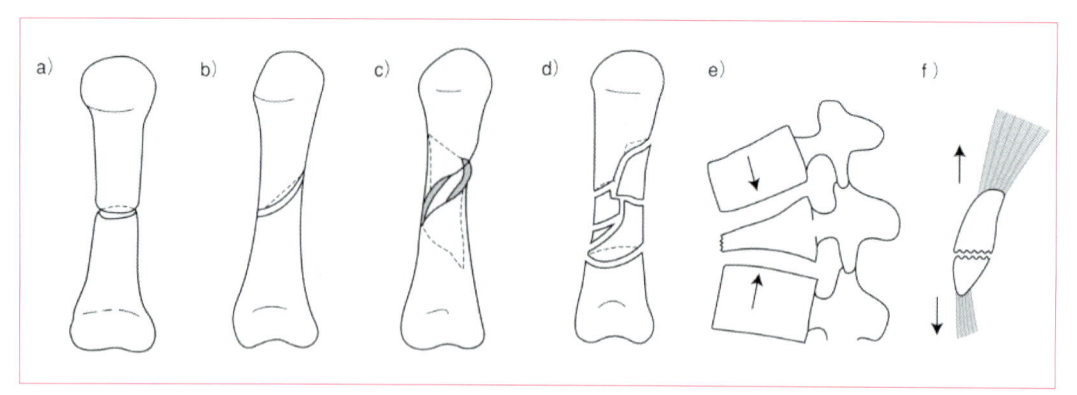

第 3 章　見逃してはいけないポイント

図1　骨折の形状などによる分類
a）横骨折, b）斜骨折, c）螺旋骨折, d）粉砕骨折, e）圧迫骨折（矢印は力の加わる方向を示します），f）裂離骨折：自家筋の収縮力（矢印）によって筋の付着部が引き裂かれるように折れる．

(文献3) より引用）

転　位

　転位の程度は徒手整復の必要性の判断になるため重要な項目です．骨折の転位は一つの断片が他の断片に対して平行移動・屈曲・短縮・回転することで発生します．平行移動は，前後もしくは内外の平面にて起きえます．用語としては上肢においては前後のかわりに背側・掌側が，内外のかわりに橈側・尺側が用いられます．一般的に3 mm以下の転位は最小限とみなされます．屈曲の度合いを計測するには正面と側面の二方向が不可欠であり，斜位は計測に使われません．短縮は嵌入骨折や平行移動によって起きえます．短縮の程度によって予後が変わるため重要になります．外力・重力・筋肉による牽引などによって回転性の転位が起きます．しばしばX線上わかりにくいですが，臨床上見つかることが多いです（第五中手骨のボクサー骨折による転位など）（図2〜4）．

関　節

　骨折が関節面に及ぶかどうかは治療決定の指標になることが多いので記載が望まれます．特に関節面の何%に及ぶかを予想することは外科的治療の指標になるため大切です．
※整形外科医の中にはAO分類にて骨折を分類する医師も多いようです．また，ご存じのように骨折の分類には，一つ一つ発見者の名前がついた分類法があります．大腿骨頸部骨折であればGarden分類，股関節脱臼骨折であればPinkin分類などです．これらは整形外科医にとっては覚えなくてはならないものですが，救急医にとっては上記原則にのっとって正確に骨折を捉えて記載することが大切と考えられます．

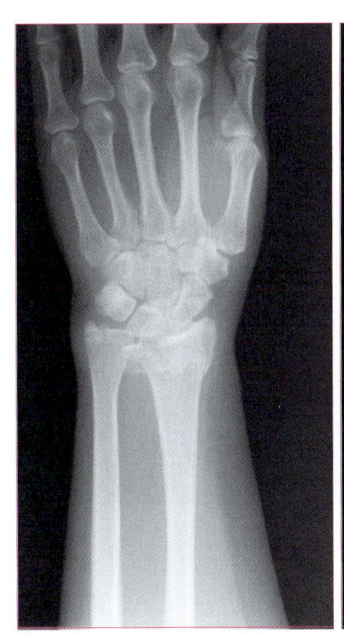

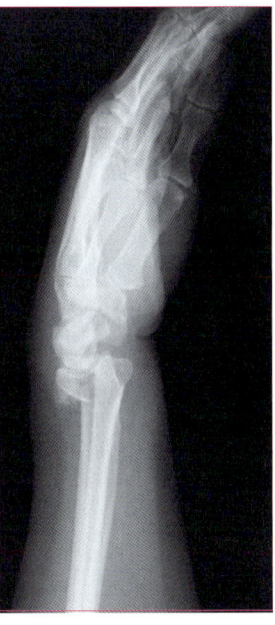

図2 左遠位骨幹端橈骨粉砕骨折．
骨折線は関節面に及ぶ．遠位骨折
片は背側へ屈曲し転位．転位最小
限の尺骨茎状突起骨折．

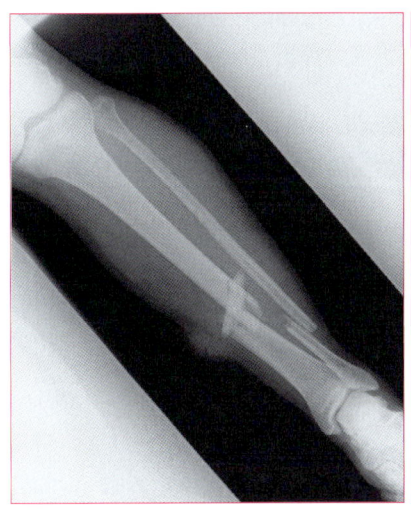

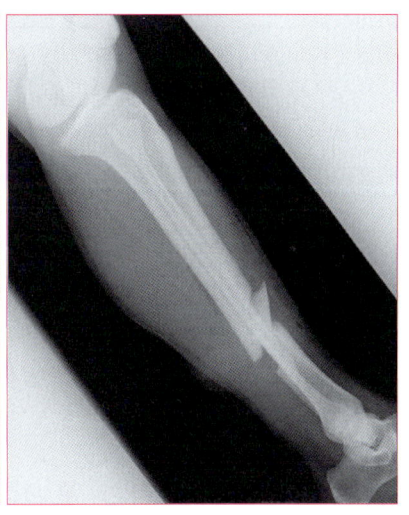

図3 左脛骨骨幹部粉砕開放骨折．
骨折片は内側へ転位．左腓骨骨幹部骨折．骨折片は内側へ転位．

小児・思春期に多い骨折

　成人の骨折が骨折により，骨組織が完全に離断した状態である完全骨折が多いのに対して，小児の場合，弾力性があり骨の一部に亀裂が生じて曲がるが，完全に折れてはいない不全骨折の一つである若木骨折・隆起骨折（図5）がしばしばみられます．若木骨折は屈曲を伴うもの，隆起骨折は隆起を伴うが屈曲のないもの．また小児・思春期には骨端線がみられ，骨折もこれに従って分類されます．

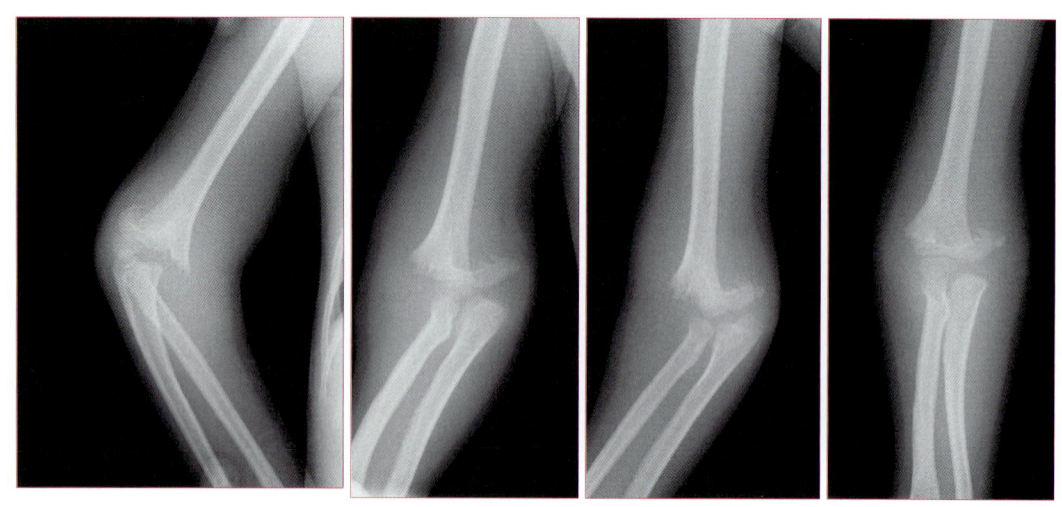

第3章　見逃してはいけないポイント

図4　右上腕骨顆上骨折．遠位骨折片は内側に著しく転位．

表2　Salter-Harris 分類

タイプⅠ型：骨折を全く伴わない完全な骨端分離型で，骨端線の成長細胞層は骨端側についています．
　　Ⅱ型：この損傷は最も一般的な骨端線の損傷です．骨折線は骨端線に沿って伸びていますが長さは様々で，その端に三角形の骨片が付着しているタイプです．
　　Ⅲ型：関節面から発生した骨折線が，骨端線の深部まで及び，関節内の骨折が骨端線で横軸方向へ広がったもの．
　　Ⅳ型：関節面から骨端線を貫通して広がり，骨幹端を横切る関節内骨折です．
　　Ⅴ型：骨端線の一部が著しく強く圧迫された結果発生します．

Salter-Harris 分類（図6，表2）がよく使われる分類です．
　頻度としてはⅡが一番多いです．骨端部に骨折が及ぶと成長障害をきたしやすいため，Ⅲ〜Ⅴは成長障害をきたす可能性があります．

病的骨折

　骨腫瘍・癌の骨転移・先天性疾患などによって異常のある骨に比較的わずかな外力が加わって起きるときに病的骨折とされます．高齢者の骨粗鬆症のある骨に起こった骨折は一般的には病的骨折には含まれません．正常の骨に比較的軽微が外力で骨折が起こったということで救急外来に患者が来た場合は虐待も鑑別に入れる必要があります．

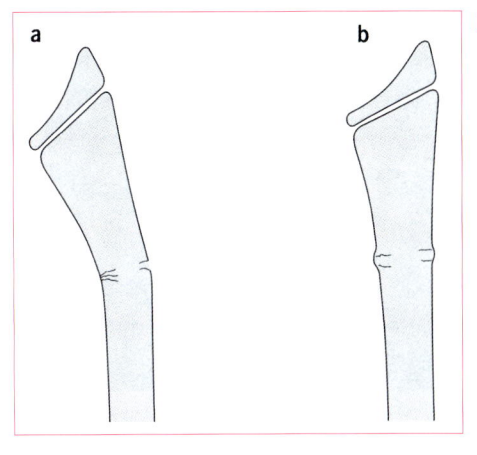

図5 若木骨折と隆起骨折
a：Greenstick（若木）骨折 皮質骨の途絶がみられ angulation を伴う（＝曲がって角度がついている）．angulation のみなら Plastic Bowing 骨折と呼ばれる．
b：Torus/Buckle 骨折 皮質部にモッコリ隆起（＝torus or buckling）はあるが angulation はなし．

（文献4）より引用）

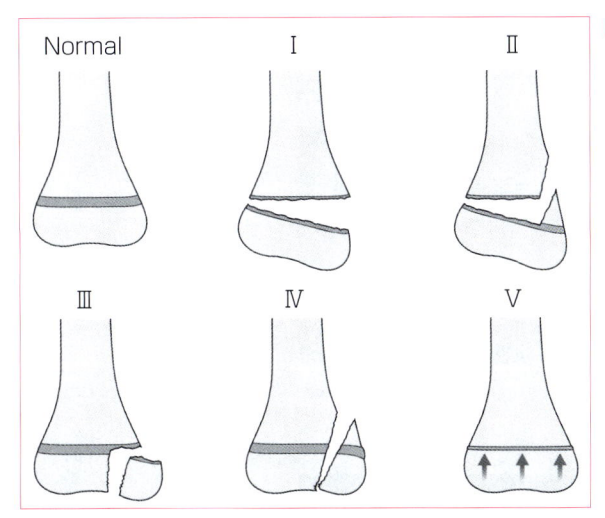

図6 骨端線損傷のための Salter-Harris 分類
（文献5）より引用）

研修医に教えられると少しうれしい：人名のついた骨折のパターン

1）Colles 骨折：橈骨遠位端骨折．背側に転位して外見上フォーク背様変形を呈する．FOOSH（fall on an outstretched hand）．
2）Smith 骨折：掌屈して手背をついて転倒したときなどに発生する．遠位骨片は掌側に転位する．
3）Monteggia 骨折：橈骨頭脱臼を伴った尺骨近位の骨折です．
4）Galeazzi 骨折：遠位橈尺関節の脱臼を伴った橈骨骨幹部骨折です．GRUM というゴロがあります．Galeazzi：Radius fracture．Monteggia：Ulnar fracture．これらの頭文字をとったものです．
5）Jones 骨折：第5中足骨の近位骨幹部骨折．下駄骨折との違いを教えられるといいですね．

疲労骨折

疲労骨折や行軍骨折は，アスリートによく見られる骨折です．よく脛骨・腓骨・中足骨・舟状骨・距骨・大腿骨にみられます．

おわりに

救急医の立場からみた情報共有のしやすい骨折所見の記載の仕方について解説させていただきました．施設によって整形外科医の使う分類や骨折への対応も違うと思います．救急医として大切なのは急性期の治療もそうですが，良くある骨折への対応法を整形外科と定期的に協議して，コンセンサスを作っておくとよりスムーズな対応が可能であり，患者にとっても有意義なのではと思います．

＜参考文献＞
1) Gustilo RB, Anderson JT：Prevention of infection in the treatment of one thousand and twenty five open fractures of long bones：retrospective and prospective analysis. J Bone Joint Surg Am 1976：**58**：453-458
2) Gustilo RB, Mendoza RM, William DN：Problems in the management of type Ⅲ（severe）open fractures：a new classification of type Ⅲ open fractures. J Trauma 1984：**24**：742-746
3) 内田淳正，加藤 公：カラー写真でみる骨折・脱臼・捻挫，羊土社，2005
4) 徳永日呂伸：小児の見逃しやすい骨折は？ ERマガジン 2007：**4**：587-590
5) Raby N, Berman L, De Lacey G：Accident&Emergency Radiology：A Survival Guide, 2nd ed. WB Saunders, 2005
6) Eiff MP, Hatch R, Calmbach WL, Higgins MK：Fracture Management for Primary Care, 2nd ed. WB Saunders, 2002
7) Marx JA, Hockberger RS, Walls RM：Rosen's Emergency Medicine：Concepts and Clinical Practice, 6th ed. Mosby Elsevier, 2006

志賀　隆（しが　たかし）
2001年千葉大学卒業．東京医療センター，在沖米国海軍病院，浦添総合病院救急部を経て，メイヨークリニックで研修後，MGH救急部で指導医として働きつつハーバード大学医学部で教育フェローとして働く．

第4章 治療

1

RICE ってエビデンスがあるんですか？

エビデンスと臨床とわたしとあなた

宮道　亮輔　*Ryosuke Miyamichi*　新城市民病院　総合内科

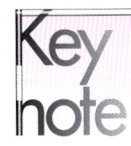

Key note

- RICE（Rest：安静，Ice：冷却，Compression：圧迫，Elevation：挙上）は外傷急性期の基本手技
- 内出血を抑えることにより，症状を軽くし，回復を早くする．
- エビデンスにこだわらず，目の前の患者さんにこだわろう．

症例　38歳男性，右足痛：子供の運動会で走った際，右足をひねり受傷．右足痛ありERを受診．歩行可能．右足関節外果よりやや前下方に圧痛あり．

あなたは右足関節のX線を撮影したが，骨折を認めず，足関節（前距腓靱帯）捻挫と診断した．その他に特に異常はなく，翌日の整形外科受診を指示し，帰宅可能と判断した．

説明の際，患者から「家ではどうしたら良いですか？」と質問された．

皆さんはどのように答えますか？

外傷緊急処置の基本"RICE"とは

RICEとは，Rest（安静），Ice（冷却），Compression（圧迫），Elevation（挙上）という4つの処置の頭文字を並べたものであり，外傷の緊急処置の基本である．

外傷の急性期には，痛みをコントロールし，二次的損傷を防ぎ，組織の治癒を促進するようにすることが必要だ．外傷で起こる組織の内出血や炎症は，腫脹・疼痛などの原因となる．RICEの処置は，内出血や炎症を最小限に抑え，早く吸収させることにより，症状を軽減させ，回復や運動復帰も早くさせることを目標に行う．内出血や炎症を最小限に抑えることがRICEの目的であるため，外傷の急性期から始めることが必要なのだ．

第4章 治療

表1　エビデンスのレベル

Ⅰa	システマティックレビュー/メタアナリシス
Ⅰb	ランダム化比較試験
Ⅱa	非ランダム化比較試験
Ⅱb	その他の準実験的研究
Ⅲ	非実験的記述的研究（比較研究，相関研究，症例対照研究など）
Ⅳ	専門家委員会や権威者の意見

（AHCPR（Agency for Health Care Policy and Research）1993）

1 RICEにエビデンスってあるの？

よく用いられる教科書である，「標準整形外科学」（第10版，医学書院）や「整形外科クルズス」（改訂第4版，南江堂）などを見てみると，索引にRICE（RICE療法）という項目が見つかる．しかし，参考文献は挙げられていない．はたしてRICEにエビデンス（evidence：根拠）はあるのだろうか．

答えは簡単だ．エビデンスは「ある」のである．教科書に載っているということ自体が，「エビデンスがある」ということなのだ．メタアナリシス（幾つかの論文をまとめた分析）やランダム化比較試験で有意差がなければエビデンスがない，なんてことはない．本や雑誌に載っていることや専門家が言っていること，すべてそれ自身がエビデンスと言える．

ただし，エビデンスはレベル分けされている（表1）．教科書に載っていることや偉い先生が言っていることは，エビデンスレベルⅣと分類され，最も信頼性の低い分類となることを知っておこう．

エビデンスは，基本的にどんなものにでも「ある」のであり，そのレベルが重要なのだ．たまに根拠のないことを言う人もいますけどね．

2 RICEにはどの程度の科学的根拠があるのか

良質な二次資料（一次資料である原著論文を吟味してまとめた資料）といわれる一般医向けの臨床エビデンス集 Clinical Evidence[1] では，RICEという表現ではないものの，Ankle sprain（足関節捻挫）などの項に，RestやIceについての記載が見られる．

足関節の外側靱帯損傷におけるギプスによる固定化（immobilization）は，外固定して早期可動を始める機能的治療（functional treatment）と比較されている．Cochrane Library[2] のシステマティックレビューによると，機能的治療群はランダム化から6週間以内の時点で有意に持続する腫脹を減少させ，職場復帰できない人の割合を減らすようだ．しかしながら，質の低い研究を除くと統計学的に有意な差は出なかったとしており，差があるといえるのか疑問の残るところである．またこの研究は，リハビリテーションの概念を含んだ調査であるため，ERで遭遇する超急性期の患者さんを同様に扱ってよいかも疑問が残る．

足関節捻挫における Cold Treatment（冷却療法）は，1994年に調査されたひとつのシステマティックレビューによると，プラセボ以上に症状を改善する効果はないらしい．このレビューの元になった文献は1989年に発表されたものであり，Ice治療

表2 Evidence Based Medicine の5つのステップ

ステップ1：患者の問題の定式化
ステップ2：問題についての情報収集
ステップ3：情報の批判的吟味
ステップ4：情報の患者への適用
ステップ5：1〜4のプロセスの評価

ステップ2，3が注目されがちだが，やはり重要なのはステップ1，4，患者の問題点を引き出すことと，得られた情報をどのように適用するかなのだ．

群とプラセボ治療群とを比べており，7日後の評価は Ice 治療群の方が良い傾向にあったが，統計学的に有意な差はなかったとしている．ちなみに，前提となる標準的治療として，高用量の NSAIDs と弾性包帯による圧迫が挙げられている．

一方で先のレビューは，温熱療法や交代浴と比べると，冷却療法は受傷後3〜5日での腫脹の減少に効果的だったともしている．しかし，このレビューは物語的であり，データのプールもないため，very low-quality evidence（非常に質の低いエビデンス）とされている．

これらの資料は，各疾患の各論として述べられていることが多いため，総論としての RICE ではないこと，また損傷の程度について記載されている資料が少ないことをご注意いただきたい．

以上のように，RICE に関するエビデンスの蓄積は非常に少ない．しかし，エビデンスに基づいた教科書といわれる UpToDate®[3] には，Treatment of knee injuries in the young athlete（若い運動選手の膝外傷の治療）や，Ankle sprain（足関節捻挫）などの項目に RICE の記載を認める．RICE は，エビデンスレベルは高いとはいえないが，やはり臨床的に用いる価値のある治療法のようである．

Trouble shooting

当直中，足を捻った患者さんが来た．X線で骨折はなく，足関節捻挫のようだ．
患者さんは副木で足を固定し，氷で冷やしている．最近読んだ文献に従って，「こんな治療は意味がないです．予後を改善しないというデータが出てるんです．どんどん動かしてください．」と指示し，翌日の整形外科外来受診を指示し帰宅させた．
…翌日，整形外科の先生から，「足の腫れはひどいし，患者さんはものすごく怒ってるし，何やってんだ！！」とお叱りを受けた．エビデンス通りやったのに？

3 エビデンスをどのように目の前の患者に適用するのか

先に述べたように，エビデンスというのは基本的にどんなものにでも「ある」．しかし，エビデンスに基づいた画一的な医療を行えば良いかというと，そうではない．重要なのは，得られたエビデンスをどのように目の前の患者に適用するか（EBM のステップ4，**表2**参照）である．

質の高い研究から得られた結果が目の前の患者に適用できるかというと，それは分からない．当たり前だが，患者はみな異なる．その異なった患者に画一的な治療を行えば，研究にあるような確率（大規模研究では，ほんの数パーセントのこともある）

第4章 治療

表3　解釈モデルについて

解釈モデル（explanatory model）：病気に対する考え方
　・<u>自分の病気の原因</u>
　・<u>なぜその頃発症したのか</u>
　・体にどのような変化があるか
　・どの程度重いのか（治癒にどれくらい時間がかかるか）
　・<u>どんな治療を受けたらよいと思っているのか</u>
　・治療によって経過はどうなるのか
　・病気によって他の問題が出てきたか
　・<u>一番心配していること</u>

特に下線部を聴取しておくと，良い医師?患者関係を築くための核となる情報が入手できる．相手の意見を聞いておくことが，満足度を高めるために大切だ．
　病気を治す（健康度を上げる）ことだけがゴールとは限らない．逆に相手に流される医療が良いというわけでもないのだが…．

で効果がある可能性がある．しかし，治療を受ける側としては，効くか効かないかのどちらかである．質が高い云々は，一般的な患者で統計学的に有意な差があるらしいというだけで，目の前の患者のお役に立てるかどうかを保障してくれるわけではないのだ．「問題解決のために evidence の源泉である原著論文を読みふける "エビ固め" を避けよ」とは，EBM の大家である名郷直樹先生の名言の一つである．

　目の前の患者のお役に立てるかどうかは，目の前の患者と向かい合わなければ分からない．こちらの思う医療を押し付けるだけでなく，「他に聞いておきたいことはありませんか？」などの質問を行うことにより，患者の求めているもの（いわゆる「解釈モデル」のひとつ，詳細は表3を参考のこと）を引き出せると，痒いところに手が届くような，少しはマシな医療が展開できるのではないかと思う．小生が 2002 年に ER で行った調査では，前述の質問をしても診療時間は 1 分も延びないが，患者の満足度は有意に上昇していた．うっとおしいと思わずに，話を聞くことがやはり大切である．

　ER で働いていても，いや，忙しい ER だからこそ，患者の訴えを引き出し，少しでもお役に立てるような医療を行っていきたいと思いながら苦悩する毎日である．

RICE の実際

これまでの内容をふまえ，RICE 療法の期待する効果と解説を以下に示した．

1 Rest（安静）：組織の二次損傷を防ぎ，回復を促進する

　内出血の増大する可能性のある超急性期はやはり安静にした方が良い．不安定性がある場合は固定し，体重がかからないように松葉杖などを用いると良いだろう．
　痛みや腫脹がある程度治まってきたら，普通に動かしてもらうようにすすめた方が良さそうである．

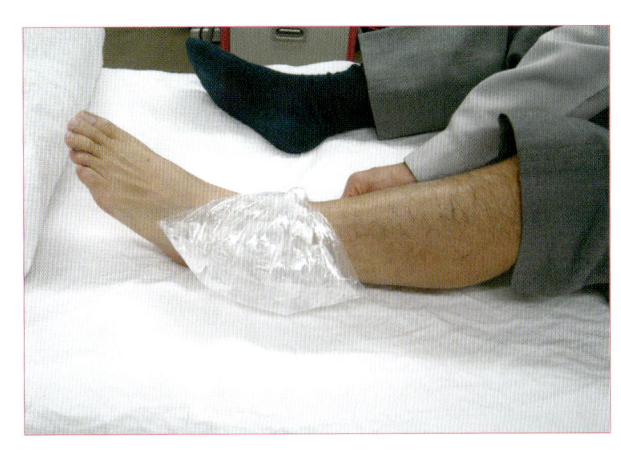

図1 氷を使った冷却の例

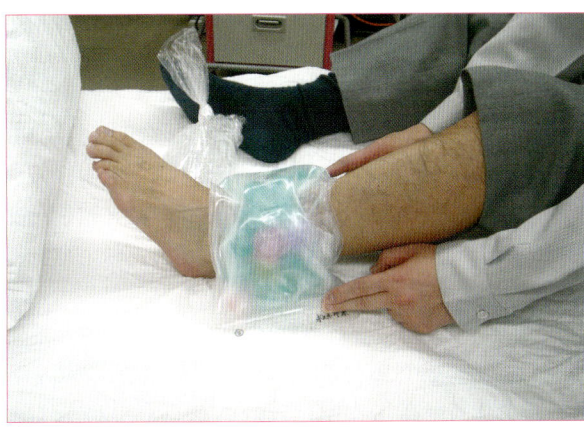

図2 保冷材を使った冷却の例

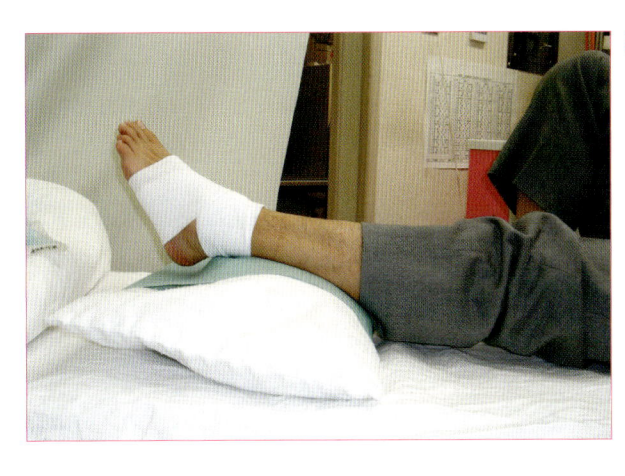

図3 弾性包帯(写真はアップタイ®)と枕を使用した圧迫と挙上

② Ice(冷却):組織を冷却することで,出血や炎症を少なくする

受傷後 48 時間以内に,1 日少なくとも 2 回(理想的には起きている間は 1~2 時間毎),ビニール袋に氷を入れたものや保冷材を皮膚に 15~20 分当てて冷却を行う.温熱療法は出血を助長するため,急性期には行わない.

UpToDate®によると,効果的なクーリングのためには,不快感があっても動かさず

第4章　治療

に同じ場所で冷やし続ける方が良いらしい．また，冷凍野菜の袋（Bags of frozen vegetables）が安くて良いとも書いてある．

湿布療法は湿布の NSAIDs などの薬剤成分による抗炎症作用を期待するもので，冷却しているわけではなく，Ice とは異なるので注意が必要だ．

3 Compression（圧迫）：圧迫によって内出血を防ぐ

厚めの弾性包帯やストッキネットを末梢から中枢に向けて巻く．損傷部位にある程度圧がかかるように，スポンジなどをはさむのも良いだろう．

4 Elevation（挙上）：静脈圧を下げ，血液や体液を重力方向に下げることで内出血や炎症を少なくする

可能な限り1日中，心臓より高く挙上する．心臓より高くできなくても，挙上しないよりは挙上した方が良い．

症例の続き

38 歳男性，右足痛：子供の運動会で走った際，右足をひねり受傷．右足痛あり ER を受診．歩行可能．右足関節外果よりやや前下方に圧痛あり．

あなたは右足関節の X 線を撮影したが，骨折を認めず，足関節（前距腓靱帯）捻挫と診断した．その他に特に異常はなく，翌日の整形外科受診を指示し，帰宅可能と判断した．

説明の際，患者から「家ではどのようにしていたら良いですか？」と質問された．

あなたは，「腫れや痛みを抑えるために，伸びる包帯を巻いて足を圧迫し，枕を下に入れたりして足をできるだけ心臓より高い高さに上げておいて下さい．20 分くらい冷やすのも効果がありますよ．明日以降については，また整形外科の先生と相談してください」と説明した．

最後に「他に聞いておきたいことはありませんか？」と聞くと，「お酒やお風呂はどうですか？　食事で気をつけた方が良いことはありますか？」との質問が返ってきた．

あなたは，「お酒やお風呂は痛みをひどくする可能性があります．食事は好きなものを食べてくださって構いません」と答えた．答えながら「上級医の先生と相談して，説明のパンフレットを作った方が良いかな」と思ったのだった．

繰り返しになるが，RICE は臨床で有用である印象の強い治療法であり，教科書にも記載されているが，エビデンスレベルの高い研究に基づいているわけではない．このような治療について質の高いエビデンスを作っていくのが，我々臨床医の今後の責務なのだと思う．

謝辞：文章をチェックしてくださった，統括部長の鳥居先生をはじめとする岡崎市民病院整形外科の皆様，足モデルになってくれた岡崎消防の山田さん，ありがとうございました．

<参考文献>
1) ©BMJ Publishing Group Limited 2010（http：//clinicalevidence. bmj. com//ceweb//index. jsp）
   日常的な臨床問題に関するエビデンスを簡潔にまとめたエビデンス集
2) ©The Cochrane Collaboration（http：//www3.interscience. wiley. com/cgi-bin/mrwhome/106568753/HOME）
   治療，予防に関するシステマティックレビューのデータベース
3) ©2010 UpToDate®（www. uptodate. com）
   EBM志向の臨床支援ツール，診断・治療・予防に関して教科書として使える

宮道亮輔（みやみち　りょうすけ）
2002年自治医科大学卒業，2005年額田町国保宮崎診療所所長，岡崎市民病院救命救急センター勤務を経て，2009年より現職

第4章 治療

2 Icing, Elevation は具体的にどう指示すればいいの？

具体的な指示書のサンプル

市川　元啓　*Motohiro Ichikawa*　名古屋市掖済会病院　救命救急センター

Trouble shooting

研修医のA君の当直中やってきた80歳の橈骨遠位端骨折の患者さん，ほとんど転位もないし，そのままシーネで固定しちゃおう．「じゃあ，また整形外科の外来に来てくださいね．」
翌日，A君のところに整形外科のこわーいB先生からのお電話「おい，昨日の骨折の患者，手が倍くらいに腫れあがって来たぞ．おまえ，ちゃんとRICEの指示はしたんだろうなあ．」「えー，したつもりなんですけど…．」

注意事項はやっぱり紙にしたほうがよい

　なんてこと，誰でもありますよね．私たち医療者の指示って患者さんにはすぐ伝わりにくいのか，思ったとおりにやってくれないのが常で，特に相手が高齢者だと，これでもかってくらいにしつこく言っても分かってくれないことが良くありますね．
　整形領域の応急処置でよく言われるRICE，すなわちRest（安静），Icing（冷却），Compression（圧迫），Elevation（挙上），とっても便利な言葉ですが，具体的にどうすりゃいいのか分かりにくいし，伝わりにくいことがありますね．忙しい診療中に短時間で診察室で説明したことって，あんまり患者さんには伝わってないかもしれないし，後々「そんなこと聞いてないぞ」なんて怒られたり．頭部外傷後の注意事項とか，ギプスをまいた後の注意事項とかを紙にして患者さんに渡している病院はよくありますね．そんなわけでRICEについても骨折，打撲，捻挫を負った患者さんのためにと題して指示書を作ってみました（図1）．

骨折，打撲，捻挫を負った皆さんへ

　骨折，打撲，捻挫などの怪我をした直後には以下のことに注意していただくことで内出血を抑え，後々の痛みや腫れを軽くすることができます．

安静（Rest）：怪我をしたところの安静を保つため，激しい運動は控えてください．また，痛い部分は動かしたり体重をかけないほうがよいので，腕のけがでは三角巾などで固定します．足のけがでも必要に応じて固定します．けがしたほうの足には体重をかけないようにしてください．ご希望に応じて松葉杖をお貸ししますので医師，看護師に申し出てください．

冷却（Icing）：怪我をした部分は氷水の入った袋やアイスノンで冷やしたほうが，後の痛みを軽減できます．このとき，皮膚に直接氷水などをつけると凍傷の原因になることがあるので氷水の入った袋と皮膚の間にタオルをはさむなどの工夫が必要です．コールドスプレーや冷湿布なども有効です．

圧迫（Compression）：怪我をした部分を弾性包帯やテーピングにより圧迫固定します．外来では医師または看護師が処置しますが，自宅で応急処置的にも可能です．但し，圧迫が強すぎると時に血液の流れが悪くなったり，神経の障害をきたすことがあります．このような状態を放っておくとしびれが後々まで続いたり，手足の動きが悪くなったりします．固定した部分の強い痛み，それより先端の手足のしびれがでてきたり，爪の色が悪くなってきた場合は再度医師の診察を受けてください．

挙上（Elevation）：怪我をした部分を（出来れば心臓より上に）上げておくことで内出血を軽くできます．腕のけがでは普段は三角巾などで吊っておき，横になるときは胸やお腹の上に腕をのせておきます．足のけがでは横になるときに下に枕や布団などを敷いて上げておきます．

　以上は自宅でも可能な応急処置ですが，病院での適切な診察，処置が加わってはじめて有効となるものです．再診の指示などは必ず守ってください．また以上の処置でも痛みが続くときや悪くなったときは早めに受診してください．

茅ヶ崎徳洲会病院救急総合診療部

図1　指示書の例

第4章 治　療

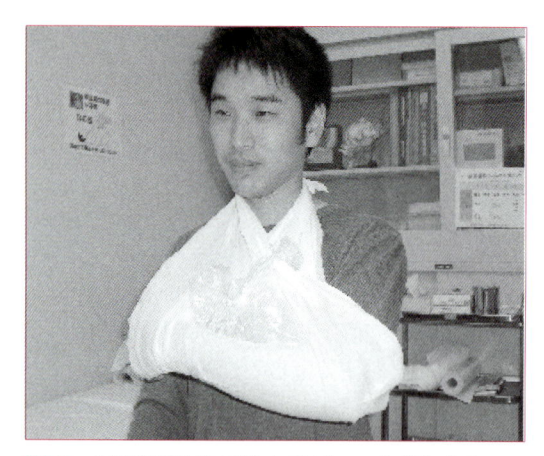

図2　上肢を固定して氷水をビニール袋に入れて冷却

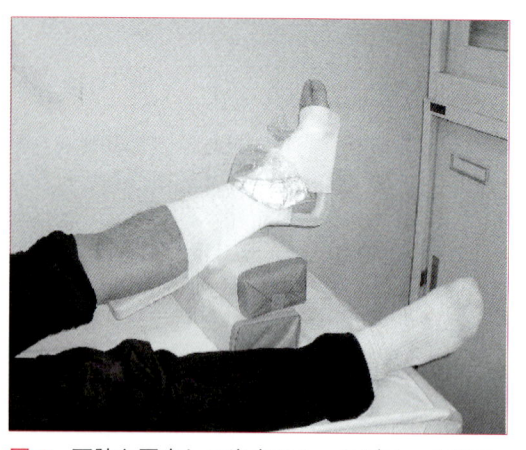

図3　下肢も固定して氷水の入ったビニール袋で冷却

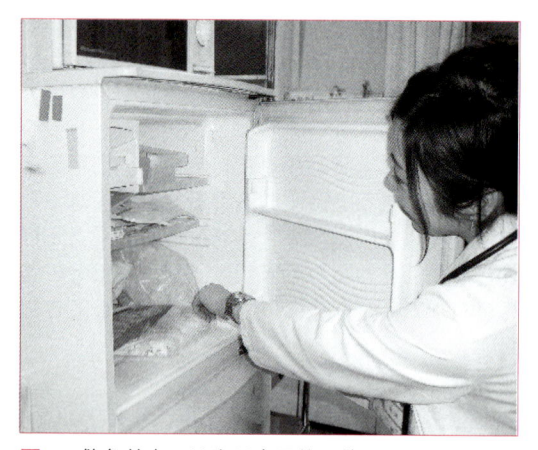

図4　救急外来では氷は多目的に使える

実践してみるとこんな感じ

　実際に上肢，下肢をそれぞれ固定して，氷水をビニール袋に入れて冷却してみました（図2，3）．当院のERでは固定，圧迫を行って，冷却は口頭で指導するのみにとどまっていることが多いですが，写真のように実演して患者さんに見せてあげるとより丁寧ですね．くれぐれも凍傷を作って皮膚科の先生の仕事を増やさないように….

救急外来に氷は必需品！

　そんなわけで氷は救急外来のどこかには常備しておいたほうがよいですね．余談ですが氷は薬物中毒の患者さんに活性炭をおいしく（？）飲ませるのとか，PSVT（発作性上室性頻拍症）の患者さんに迷走神経刺激の一環として顔面を冷却するのにも使

えます（図4）.

　整形外科領域って，しびれとか痛みとか患者さんの主観的な自覚症状を相手にすることが多い分，トラブルが絶えない分野ですよね．だから問診には細心の注意が必要．忙しい外来診療の中ですが気をつけましょう．

＜参考文献＞
1) Simon RR, Sherman SC, Koenigsknecht SJ：Emergency Orthopedics, 5th edition, McGraw-Hill, 2007
2) American Heart Association：Heartsaver First Aid with CPR & AED student workbook, 2006

市川元啓（いちかわ　もとひろ）
2000年三重大学卒業．豊橋市民病院にて研修．AHA BLS，ACLSインストラクター，JATEC，JPTECプロバイダー

第4章 治療

3 アルミニウムスプリントを使いこなそう
整形外科医を納得させるアルミニウムスプリントの使い方

林田　敬　*Kei Hayashida*　慶應義塾大学医学部救急医学教室

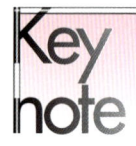

> **Key note**
> ● アルミニウムスプリントの主な適応疾患
> 1. 槌指（mallet finger）
> 2. PIP関節過伸展損傷・PIP関節側副靱帯損傷
> 3. 指骨骨折・中手骨骨折
> 4. 趾節骨骨折
>
> などが救急外来でよく遭遇する疾患である．

どんな時に使うかを知ろう

　アルミニウムスプリント（別名アルフェンスシーネ）は，主に手・手指や足趾の骨折・脱臼・靱帯損傷時の外固定に使用される．損傷の程度にもよるが，初期治療だけに留まらず保存的治療にも用いられることがある．

実際の使い方を知ろう

1 槌指（mallet finger）

　DIP関節への外傷によりDIP関節の伸展機構の損傷や亜脱臼のことを槌指という．DIP関節を軽く伸展させるようにアルミニウムスプリントを弯曲させ，掌側から伸縮テープで固定する（図1a, b）．伸展障害を残さないためには約5〜6週以上の長期固定が必要．また，骨性槌指変形（末節骨基部背側の骨折と末節骨の掌側へ亜脱臼）の場合は保存的には整復困難で手術が推奨されている．

2 PIP関節過伸展損傷

　アルミニウムスプリントを背側にあて，PIP関節を軽度屈曲位で固定する（図2）．

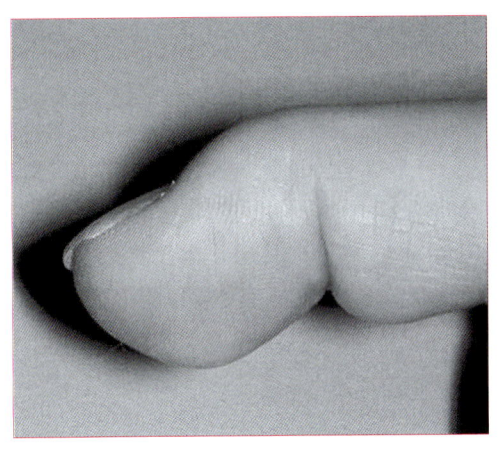

図1a　槌指

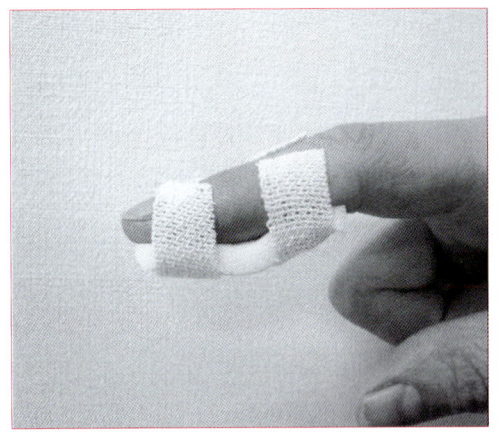

図1b　槌指の固定

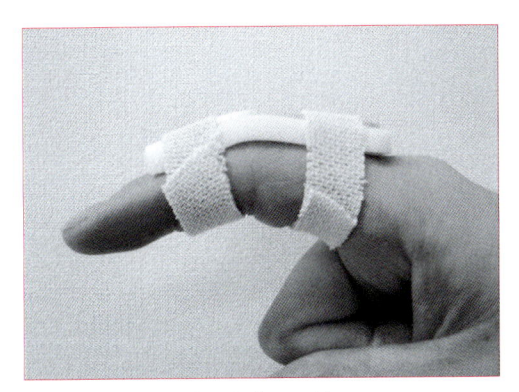

図2　PIP関節過伸展損傷の固定

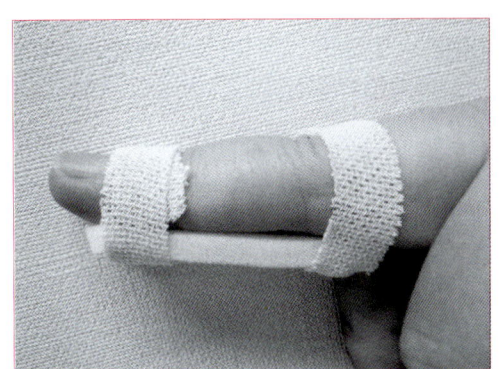

図3　末節骨・中節骨骨折の固定

拘縮を防ぐためにDIP関節，MP関節の可動性を妨げないよう注意が必要である．

③ PIP関節側副靱帯損傷

　指関節靱帯損傷の中で頻度が高く，指の捻挫として最も重要なものである．
　アルミニウムスプリントを掌側にあて完全伸展位で固定するが，母指を除き，損傷側の隣接指とともに伸縮テープで固定する．②と同様にDIP関節，MP関節の可動性を妨げないよう注意が必要である．
　この疾患は損傷の程度によって不安定性が異なり，損傷の程度によって治療法が異なることも忘れずに．不安定性を残すと後々の痛みや機能障害の原因となるので，初療医は適切な固定を行い必ず早めに専門医を受診させよう．

④ 末節骨・中節骨骨折

　外固定の原則は，指骨に関わらず，骨折部の遠位・近位の両方の関節を固定することである．基本的にアルミニウムスプリントを掌側に当てて伸展位で固定すると良い（図3）．

第 4 章 治　療

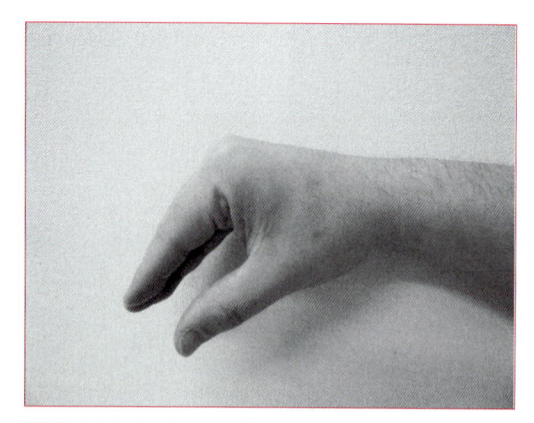

図 4　intrinsic plus position

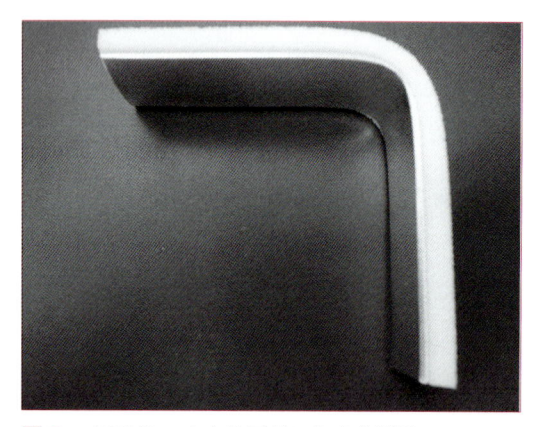

図 5a　アルミニウムスプリントを曲げる

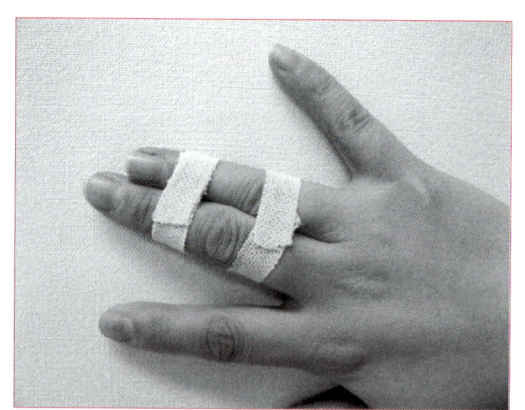

図 5b　基節骨骨折・中手骨骨折の固定

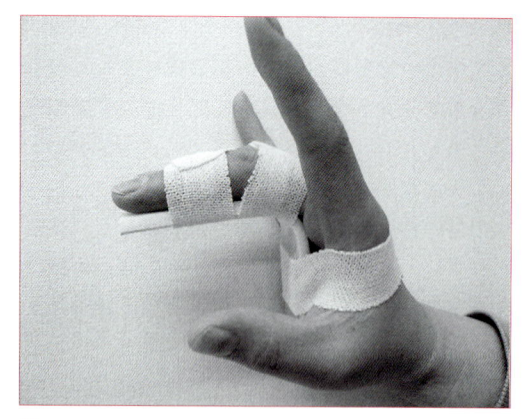

図 5c

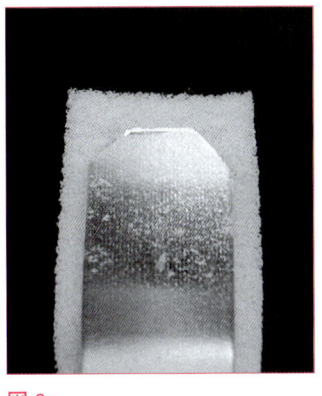

図 6a 　　　　　図 6b
アルミニウムスプリントの切り方

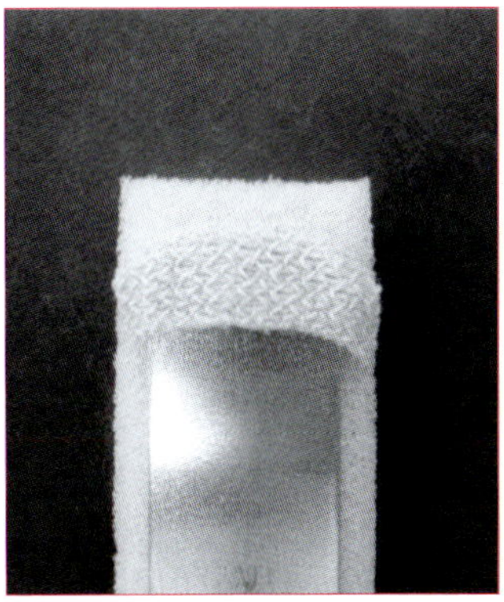

5 基節骨骨折・中手骨骨折

　転位の少ない基節骨骨折・中手骨骨折では，徒手整復，シーネ固定による治療が可能である．MP 関節を屈曲し IP 関節を伸展させる（intrinsic plus position，図 4）ようにアルミニウムスプリントを曲げる（図 5a）．回旋変形を防ぐため，隣接指と一緒に掌側からアルミニウムスプリントをあて伸縮テープで固定する（図 5b，c）．

6 趾節骨骨折

　底側から骨折部の遠位・近位の両方の関節を固定する．足趾は手指に比べて短いため，十分な固定性が得られない場合は隣接趾と一緒に固定したり，MTP 関節まで固定することもある．

上手な使い方のコツ

1 切り方はどうするか？

　アルミニウムスプリントは，はさみで切ることができるため，長さの調節が簡単だ．しかし，切断面をそのままにして使用すると，接触などにより患部以外の皮膚を傷つけてしまう（要するに痛い！）ため，アルミニウム部分をスポンジ部分より短く切り，断端の角を丸く処理し伸縮テープなどで保護しよう（図 6a，b）．

2 曲げ方はどうするか？

　より良い固定性を得るために，固定する肢位に実際に合わせてから，皮膚との隙間がなくなるように関節に当たる部分を曲げる．
　槌指および末節骨骨折の場合は，指尖部を保護するために断端を曲げて固定するなどの配慮も心がけたい．

3 止め方はどうするか？

　スポンジ部分が皮膚に接触するように，伸縮テープを用いて，関節をまたぐように固定すると安定した固定性が得られる．

　また隣接指と止める場合には，アルミニウムスプリントを当てる前に，まず隣接指と一緒に伸縮テープで止めてから固定するとよい．

4 合併症を防ぐためには？

　固定による合併症は，やはり拘縮である．実際に固定した後に，不適切な長さのアルミニウムスプリントにより，固定を要さない関節の動きが制限されていないかを必ず確認することを普段から心がけたい．

5 固定のポイント

　・指が交差しないように指のアライメントを解剖学的に整復して固定すること．
　・治療中および治療後の関節可動域を確保すること．
　⇒　この2つを必ず守るように肝に銘ずるべし．

　アルミニウムスプリントがよく利用される手指の骨折・脱臼・靱帯損傷は，スポーツ，日常生活などでみられる頻度の高い外傷でER医が初療を担う機会も多い．このうち関節内に骨折が及ぶものも稀ではなく，骨性槌指や側副靱帯付着部の剥離骨折はよく遭遇する疾患である．これらはしばしば関節内骨折を伴うが，受診時にはすでに整復されており，脱臼がなかったかのように見えることがあり注意が必要だ．一般に新鮮例では容易に治療できるものでも，陳旧化するとリカバリーが困難となることもあるため，必ず後日（できるだけ早めに）専門医へ受診させるようにしよう．

＜参考文献＞
1) 越智隆弘, 他：手関節・手指Ⅰ. 最新整形外科体系 15A. 中山書店, 2007
2) 内田淳正, 加藤　公：ビジュアル基本手技2. 骨折・脱臼・捻挫. 羊土社, 2005
3) 大場義幸, 仲田和正, 箕輪良行：けが・うちみ・ねんざの first aid. 医学書院, 1999

林田　敬（はやしだ　けい）
2002年鹿児島大学卒業．鹿児島大学医学部麻酔蘇生学講座，慶應義塾大学医学部救急医学，ノースカロライナ大学ER短期 externship，済生会横浜市東部病院整形外科, 同院救命救急センターを経て，現在，慶應義塾大学医学部救急医学教室 助教．麻酔専門医，集中治療専門医

第4章 治療

4

ソフトシーネの使用法

伊藤　史生　*Chikao Ito*　旭中央病院　救命救急センター
杉山　　宏　*Hiroshi Sugiyama*　同　整形外科

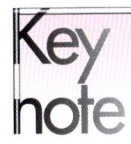

Key note

- シーネ固定は四肢の骨折や脱臼，軟部組織損傷に対する一次的固定，あるいは最終的な治療として実施されます．適切なシーネ固定を行うことで，疼痛を軽減し，出血を減らし，軟部組織，血管，神経の更なる損傷を防ぐことができます．
- シーネは，受傷後の組織腫脹による虚血性障害（コンパートメント症候群）のリスクを軽減しながら，ギプスと同等の短期固定が可能です．
- ギプスと比較すると不要になったとき，入浴や運動，傷の処置のときに患者さん自身で外すことができるという利点もあります．

表1　シーネ固定の適応

急性関節炎　重度の挫傷　関節をまたぐ皮膚の裂創
腱損傷　腱鞘炎　手，足，関節の穿通創
手や足の動物咬傷
手や足の深部の感染症
関節感染症　骨折　捻挫　脱臼整復後

　シーネ固定の適応は多岐にわたります（表1）．
　本稿ではソフトシーネの使用について解説します．
　ソフトシーネは亜鉛メッキ鉄線をポリウレタンフォームで被覆し，肌面にパイルを貼り付けた製品です．
　さまざまなサイズの製品がありますので，適切なサイズを使用しましょう（表2, 図1, 2）．

第4章 治療

表2 ソフトシーネの商品名と価格名

オオサキ　ソフトシーネ		
種類	規格	標準価格
LL	30×120×1130 mm（下肢用）	1733 円（税込み）
L	25×100×830 mm（下肢用）	1313 円（税込み）
M	20×90×720 mm（下肢用）	1155 円（税込み）
S	20×80×630 mm（上肢用）	840 円（税込み）
SS	20×70×510 mm（上肢用）	840 円（税込み）
3S	20×60×410 mm（上肢用）	840 円（税込み）
シグマックス　ソフトスプリント		
種類	規格	標準価格
LL	120×1130 mm（下肢用）	5100 円（6 本）
L	100×830 mm（下肢用）	5100 円（6 本）
M	90×720 mm（下肢用）	5100 円（6 本）
S	80×630 mm（上肢用）	3420 円（6 本）
SS	70×510 mm（上肢用）	3420 円（6 本）
3S	60×410 mm（上肢用）	3420 円（6 本）

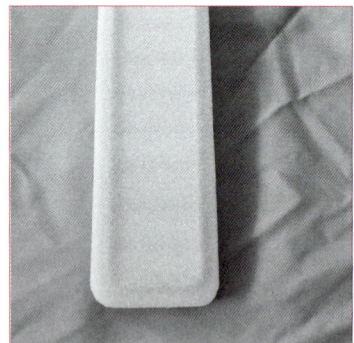

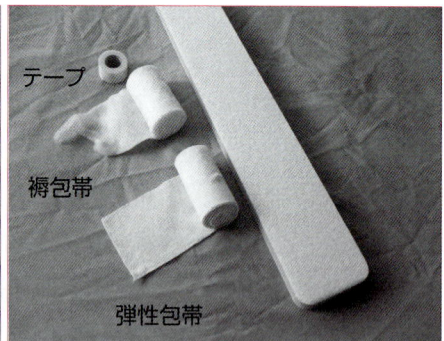

図1 ソフトシーネと使用する物品

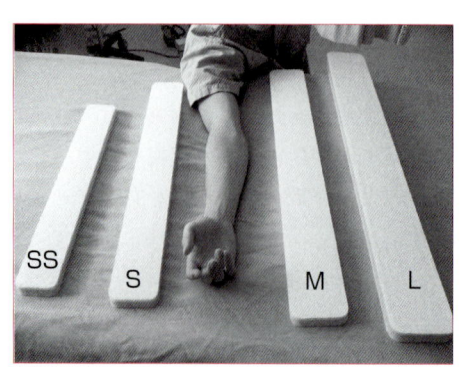

図2 ソフトシーネのサイズ

4 ソフトシーネの使用法

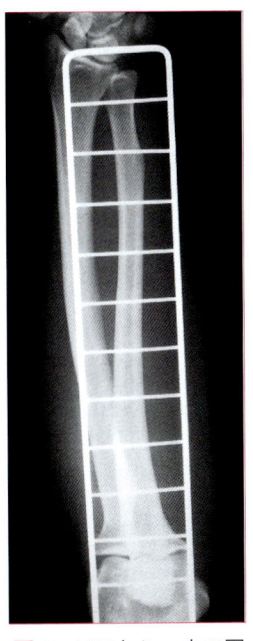

図3 ソフトシーネで固定時のX線所見

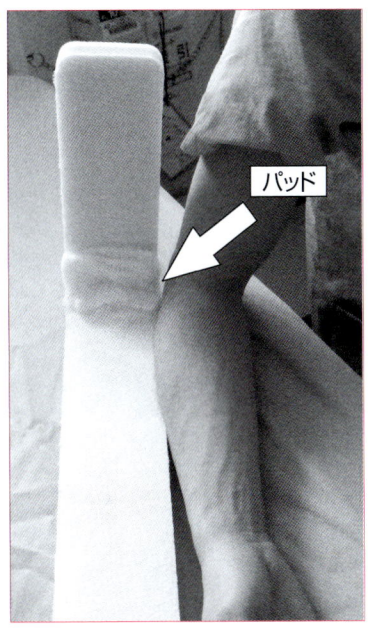

図4 パッド

表3 パッドを当てる部位

上肢 肘頭 橈骨茎状突起 尺骨茎状突起 下肢 大腿内側上部 膝蓋骨 腓骨頭 アキレス腱 内果，外果

ソフトシーネの特徴

ソフトシーネの利点は，
　①固定法が限られるため，特別な知識が不要（誰でも使える），
　②形成する際に水やタオルなど不要（どこでも使える），
　③固定にかかる時間が短い（すぐに使える）点です．

これらは，プレホスピタルでの四肢の固定法として，非常に優れた特徴です．病院での使用法としては，救急当直などで遭遇した，四肢の損傷に対して，整形外科専門医の診察を受けるまでの一次固定として，当直医が使用するのが一般的でしょう．

多発外傷患者の初療での四肢骨折のすばやい固定にも適しています．すなわち，生命を脅かす頭部，体幹の診断，処置，手術などが終了するまでの間の，一時的な四肢の固定です．骨折の固定により出血が減少し，更なる神経血管損傷を予防します．疼痛コントロールにもなり，長管骨骨折からの脂肪塞栓の危険を減らします．

X線透過性であり，固定したままX線を撮影できます（図3）．

シーネ固定の原則

①可能な限り，骨折部の近位，遠位の関節を超えて固定します．
②シーネ固定前と，固定後に循環障害，神経障害（麻痺，感覚障害）の有無を確認します．

109

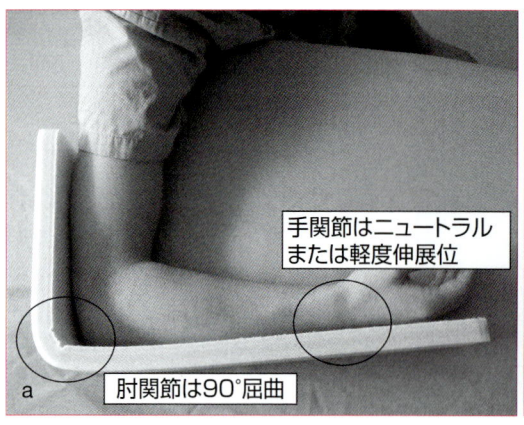

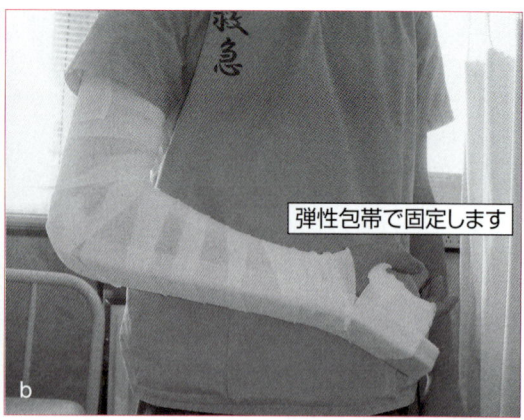

図5　ソフトシーネによる上肢の固定

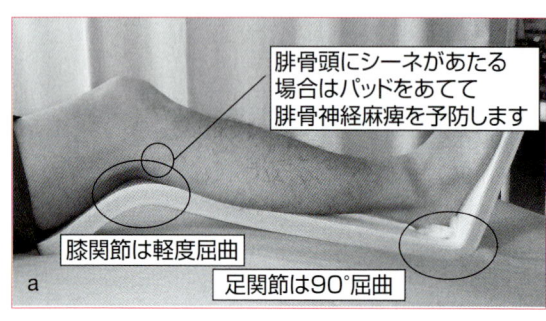

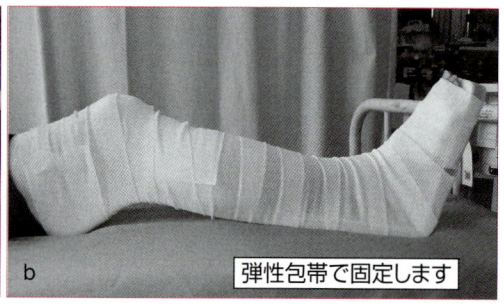

(a) 手関節はニュートラルまたは軽度伸展位／肘関節は90°屈曲
(b) 弾性包帯で固定します

図6　ソフトシーネによる下腿の固定

(a) 腓骨頭にシーネがあたる場合はパッドをあてて腓骨神経麻痺を予防します／膝関節は軽度屈曲／足関節は90°屈曲
(b) 弾性包帯で固定します

③踵や肘など骨の突出部（表3）や骨折部にシーネがあたる場合は，パッドをあて褥創を予防します．
一時的固定では必ずしも必要ではありません．
④拘縮による機能障害を防ぐために，可能な限り良肢位で固定します．
一時的固定の場合，疼痛により良肢位をとることが困難であれば，そのままの肢位で固定してかまいません．
⑤三角巾や松葉杖で患肢の免荷をはかります．
⑥シーネ固定部の遠位で疼痛やしびれ，感覚障害などが出現したらすぐに再来するように指導します．
ギプス固定と比較すると虚血性障害の可能性は大幅に低いですが，固定の最大の合併症であり，十分な患者指導が必要です．弾性包帯を強く巻きすぎないようにも注意します．
⑦患部の冷却，挙上を指導します．

ソフトシーネによる上肢の固定

前腕，肘の損傷に用います．

ソフトシーネによる下腿の固定

下腿の損傷で使用します.

＜参考文献＞

1) Carl R. Chudnofsky, Stacie Byers：Splinting Technique. In：Clininal Procedures in Emergency Medicine, 4th ed. WB Saunders, 2004：pp989-1009
2) 内田淳正, 加藤　公：ビジュアル基本手技2　カラー写真で見る！骨折・脱臼・捻挫羊土社, 2005

伊藤史生（いとう　ちかお）
1999年千葉大学卒業. 旭中央病院, 杏林大学病院, 福井県立病院で研修. 日本救急医学会救急科専門医
杉山　宏（すぎやま　ひろし）
1990年千葉大学卒業. 旭中央病院で研修. 日本整形外科学会整形外科専門医

第4章 治療

5

ギプスシーネ（Padded Splint Cast）を使いこなそう

太田　凡　*Bon Ohta*　京都府立医科大学救急医療学教室
柳沢勇一郎　*Yuichiro Yanagisawa*　同　整形外科

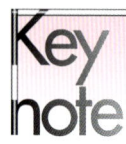

Key note

- ギプス：Gips は，ドイツ語で「石膏」を意味するが，整形外科領域では，損傷（主に骨折）部位を全周性にギプス包帯で固定する治療法の総称である．英語ではキャスト：Cast と呼ぶが，日本語はギプスで定着している．
- シーネ：Schiene は，ドイツ語で「副木（ふくぼく），添え木，線路」などを意味する単語で，整形外科領域では，副子（ふくし）を意味する．英語では，スプリント：Splint と呼ぶ．

　水硬性ファイバーグラスをあらかじめフェルトパッドでカバーした製品（Padded Splint Cast）を用いた副子固定は，一般的に，ギプスシーネと称され，わが国でも広く救急医療の現場で使用されている．他の副子固定法に比べると，身体形状へのフィットが良好で固定性にも優れている．褥創を来たしにくく，損傷の程度によっては長期の使用も可能である．全周を固定するギプスに比較すると固定性はやや劣るが，組織の腫脹に対応しやすく脱着が簡便なため，コンパートメント症候群などの合併症の確認や処置が容易である．

　年齢や損傷の程度によっては，副子固定がギプス固定に比し，痛みや合併症の増加なく身体機能と生活の質を有意に改善したという報告もある．（Pediatrics 2006：117(3)）

　ただし，ファイバーグラス製品は高価な材料であり，適正に無駄なく使用することを心掛けなければならない．また，保険適応は骨折治療に限られ，副子固定ではなくギプス固定として処置料を正しく請求することも覚えておくべきである．

材　料

　わが国で流通している水硬性ファイバーグラス主要製品には，オルソグラスⅡ（シグマックス社），スコッチキャスト（3M社），ライトスプリントⅡ（アルケア社）がある．あらかじめ規定の長さに切って個別に包装してあるプリカットタイプと，使用部位に応じてカットして使用するロールタイプがあるが，使用頻度が高い医療機関においては，ロールタイプが使いやすい．

　いずれも芯材となっているのは水硬性樹脂とファイバーグラスで，水に反応し硬化する．水温が高い方が硬化時間は早くなるが，硬化する際に発熱するため温水の使用は避ける．芯材のファイバーグラスは両面がカバーされている．スコッチキャストとライトスプリントⅡは，片面カバーにクッション性がないため肌側に当ててはいけない．一方，オルソグラスⅡは，両面をフェルトパッドでカバーされているため両面とも肌側とすることが可能である．カットしたグラスファイバーの断端もフェルトパッドを引き伸ばしてカバー（エッジ処理）しやすい．材料定価は，スコッチキャスト・ライトスプリントⅡの方が若干安価である．オルソグラスⅡは，フェルトパッドのカバーを開いて芯材のファイバーグラスを加工することが容易で，芯材がシワの寄りにくい単層構造に改良されていることも利点として挙げられる．

固定の範囲と角度

　適正な固定の範囲と角度（肢位）は，損傷の種類と程度によって異なる．そのため専門的判断が必要である．損傷した骨の両端の2関節を固定することが原則であるが，骨端部の軽度の剥離骨折の場合は，該当関節のみの固定とすることが多い．関節の固定角度は，良肢位（仮に関節が拘縮しても，もっとも日常生活に支障を来たしにくい角度），または最も筋拘縮を来たしにくい肢位が原則であるが，損傷部位と治療時期に応じた固定角度がある．例えば，足関節は良肢位（0°固定：立位時の角度）で固定するのが通常だが，アキレス腱断裂急性期の場合は，アキレス腱のストレスを減じる低屈位とするのが一般的である．また，橈骨遠位部のColles骨折の場合は，軽度掌屈位，軽度尺屈位で手関節を固定するのが通常であるが，転位がほとんどなく整復も行わない場合は，良肢位（軽度背屈）で固定することが多い．経験の少ない救急医は，できる限り整形外科医の指導を受け，最適な固定を心掛けるべし．

実際の使用法

　ここでは足関節内反に伴う腓骨遠位部剥離骨折を想定し，ロールタイプのオルソグラスⅡ（以下オルソグラスと記載）を用いた足関節固定（Posterior Ankle）法を紹介する．

1 最適な幅のオルソグラスを選択する

使用するオルソグラスは，足底の幅よりやや広いサイズを選択する．成人男性の場合，通常は4号または5号を用いる．

2 オルソグラスの必要な長さを計測する（図1）

この場合は，膝窩部5 cm下方より足指先端まで固定し，さらに足先を5 cmほど外側に折り込んで補強する．長さはメジャーを使って正確に測定することが望ましいが，手元にない場合は，包帯で代用することもできる．

3 オルソグラスをカットする（図2）

必要な長さのオルソグラスをロールから引き出し，ホイルパックごとハサミでカットする．使用する前の断端が自然硬化している場合は，この部分を用いないよう，先にカットしておく．なお，ハサミについた樹脂を残しておくと次から切れにくくなるため，アルコール綿などで速やかにふき取っておく．

4 未使用ロールの処理（図3）

カットした残りのオルソグラスは空気中の水蒸気による自然硬化を防ぐため，ホイルパックの中に数cm折り返して完全に収める．ホイル内に残存する空気を出来る限り外部に押し出した後，ホイル断端を折り返し，その上をクリップで密閉する．

5 オルソグラスのエッジの処理（図4）

ファイバーグラスの断端が硬化した後に皮膚に直接当たって傷つけないよう，両側断端のフェルトパッドを1〜2 cmほど引き伸ばしカバーする．

6 オルソグラスに水をつける（図5）

ファイバーグラスを水につけると約4分で硬化する．水の量が不十分であれば硬化に時間がかかる．水のつけ方には，図のような方法があるが，いずれの方法であっても，ここからは作業を急ぐ．

7 余分な水分をバスタオルでふき取る（図6）

水につけたファイバーグラスはパッドでカバーしたままバスタオルで包み，余分な水分を十分に吸い取る．この作業が不十分であると装着時の不快感が強くなる．

8 オルソグラスを固定部位に当て包帯で固定してゆく（図7）

患者さんの協力が得られれば一人でも処置が可能だが，介助者がいることが望ましい．

固定部位は膝窩部5 cm下方より足指先端まで．足指先端部は外側に折り返す．腓骨神経を圧迫しないように，中枢側の段端を腓骨骨頭から数cm離す．

足関節は0°（立位時の角度）で固定する．慣れない者が行うと尖足位になるので要注意．理由として万が一尖足位で関節拘縮すると歩行に重大な障害が残るためであ

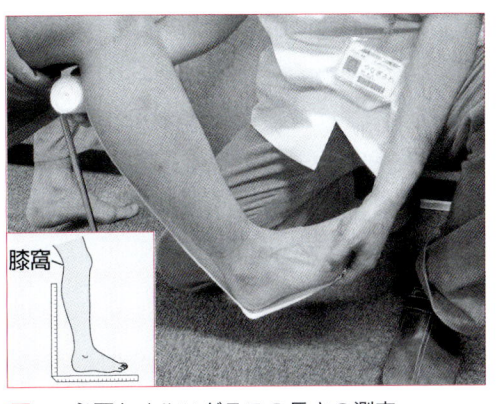

5 ギプスシーネ（Padded Splint Cast）を使いこなそう

図1 必要なオルソグラスの長さの測定

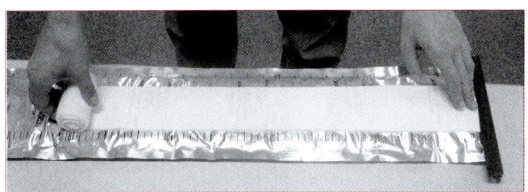

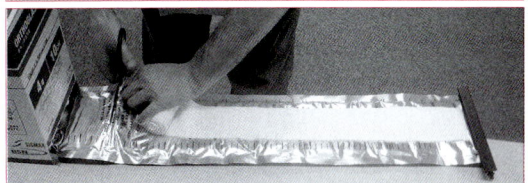

図2 オルソグラスをカットする

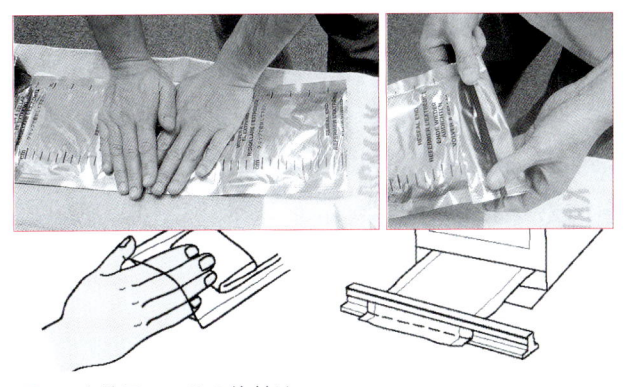

図3 未使用ロールの片付け

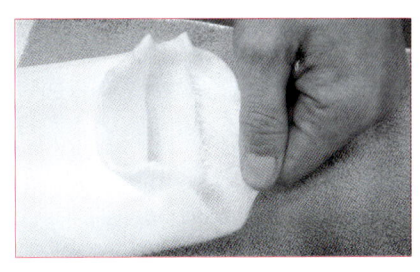

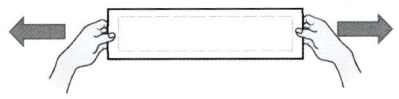

図4 オルソグラスのエッジの処理

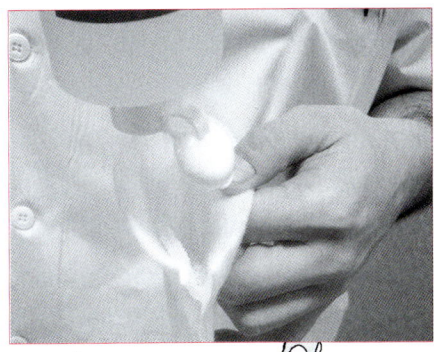

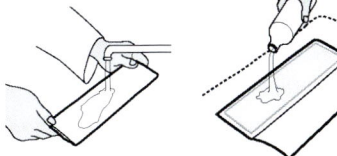

図5 オルソグラスを水につける

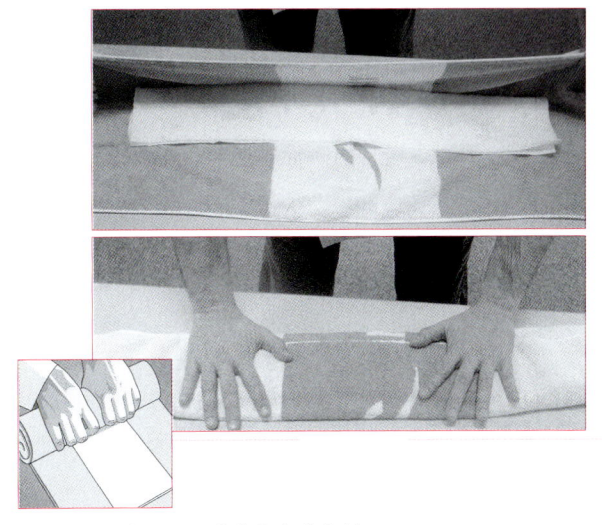

図6 バスタオルで余分な水分を絞る

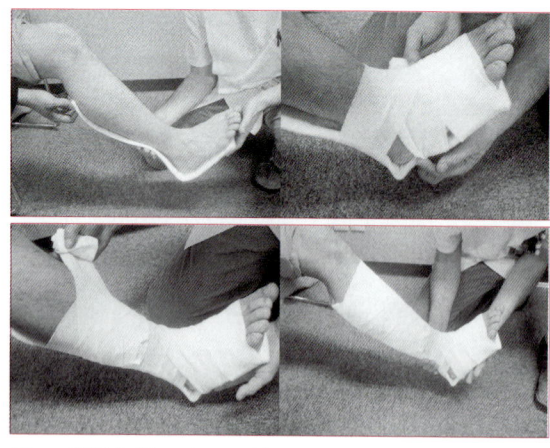

図7 弾性包帯でオルソグラスを固定する

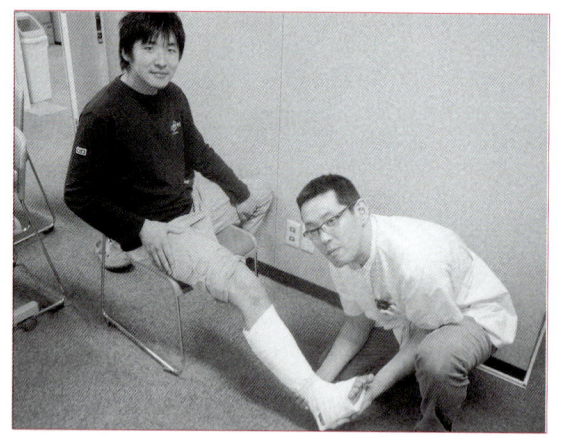

図8 硬化するまでにモールディングを行う

る．踵部のオルソグラスは折り込んで皮膚にフィットさせるが，角となる部分で褥瘡を来さないよう注意する．

　オルソグラスが皮膚にフィットするように成形しながら，末梢側から中枢側へ弾性包帯を巻いてゆく．その際，一回転ごとに包帯を少しクロスさせると包帯が緩くなりにくい．

　包帯を巻く強さが弱いと，オルソグラスと皮膚とのフィットが甘くなり固定不良の原因となる．強すぎると，末梢の血行障害神経障害の原因となる．

　必要があれば弾性包帯を追加し，オルソグラス全体をカバーする．

9 モールディングを行う（図8）

　弾性包帯の上から両手を当てて，オルソグラスを皮膚にフィットさせる．十分に硬化するのは約20分が目安である．

合併症

　合併症を知らずして予防対応はできない．合併症が発生しないよう慎重な処置を行い，仮に発生した場合は早期発見，早期対応に努める．
　①コンパートメント症候群：最重要．別項参照
　②褥創：解剖学的な突起部に起こりやすい．
　　ギプスシーネの成形不良や不適切な段端処理も原因となる．
　③神経損傷：腓骨骨頭部の腓骨神経や肘部の尺骨神経など神経走行部の圧迫に注意．
　④関節，筋拘縮：適切な肢位で固定する．
　⑤感染：創処置は固定する前に丁寧に行う．
　⑥固定不良：治癒遅延，再骨折，偽関節形成につながる．

最後に

　本書で示した固定法は一種類のみであるが，まずは基本をしっかりと身につけることが大切．その他の固定法は成書や製品パンフレットで学んでいただきたい．最も重要なことは，救急医と整形外科医が普段から十分にコミュニケーションをとり，信頼関係を築いておくことだろう．

太田　凡（おおた　ぼん）
1988年，京都府立医科大学卒業．同附属病院で研修．湘南鎌倉総合病院救急総合診療科を経て，京都府立医科大学救急医療学教授．日本救急医学会専門医

第4章 治療

6 鎖骨バンドとバストバンドを使いこなそう

鎖骨骨折＝鎖骨バンド，肋骨骨折＝バストバンド．
これでほんとうにいいの？

不動寺純明 *Junmei Fudoji* 安房地域医療センター 救急科
福内　正義 *Masayoshi Fukuuchi* 亀田総合病院 整形外科

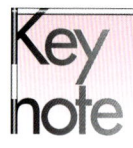

Key note

- 鎖骨バンドの装着は"気をつけ"の姿勢がポイント
- 鎖骨バンドを使うときは皮膚障害や腋窩神経圧迫に注意する．
- 肋骨骨折を探すより合併損傷を探せ．
- 肋骨骨折に対するバストバンドの使用は"疼痛コントロール"目的である．

症例1　35歳男性，階段から転落し左腕を伸展させた状態で着地した．肩の痛みのため左上肢を動かすことができず救急外来受診．頭頸部に異常なく，左鎖骨部に圧痛，腫脹を認めた（図1）．

鎖骨骨折の診療での注意点は？

研修医A：35歳男性，階段から転落し左肩痛の患者です．
指導医：外傷による左肩痛で何を考えますか？
研修医A：肩関節脱臼，上腕骨近位部骨折，鎖骨骨折，肩鎖関節脱臼，腱板損傷，肋骨骨折などを考えます．あとは打撲や捻挫です．
指導医：この患者はX線から鎖骨骨折が明らかですね．では，鎖骨骨折の好発部位は？
研修医A：鎖骨の中央1/3です．
指導医：そうですね．鎖骨を3等分すると中央1/に鎖骨骨折の約80％が起こります．そして外側1/3に15％，内側1/3には5％です[1]（図2）．解剖学的には鎖骨の内側は胸鎖乳突筋が付着し鎖骨を頭側に牽引しています．鎖骨の外側は肩鎖靱帯や烏口鎖骨靱帯などで肩甲骨と関節をなし，上肢を固定しています．そのため鎖骨が折れると内側骨端は頭側へ，外側骨端は上腕の重みで尾側に転位します（図3）．鎖骨は上腕と体幹を連結する唯一の骨と言えるのです．ちなみに，鎖骨は長管骨ではありませんので遠位部，近位部，骨幹部などとは呼びません．では，鎖骨骨折を見つけたらどんな合併損傷を検索しますか？

図1
35歳　階段から転落

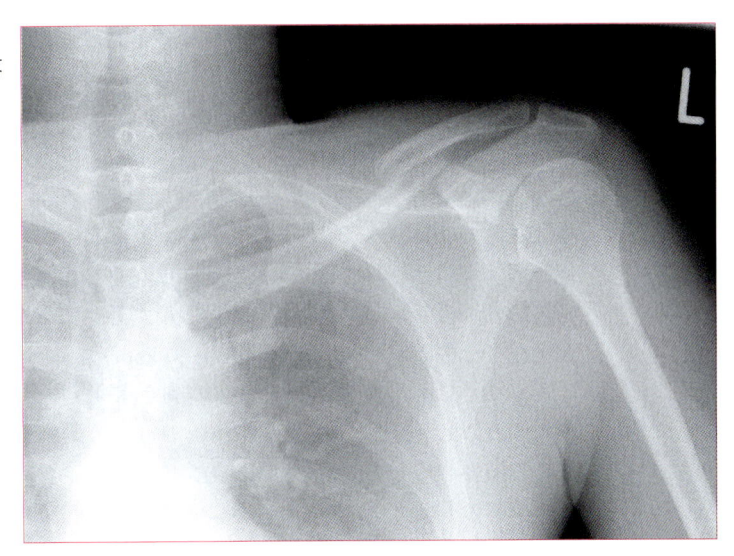

図2
65歳　男性
脚立から転落
（外側1/3骨折）

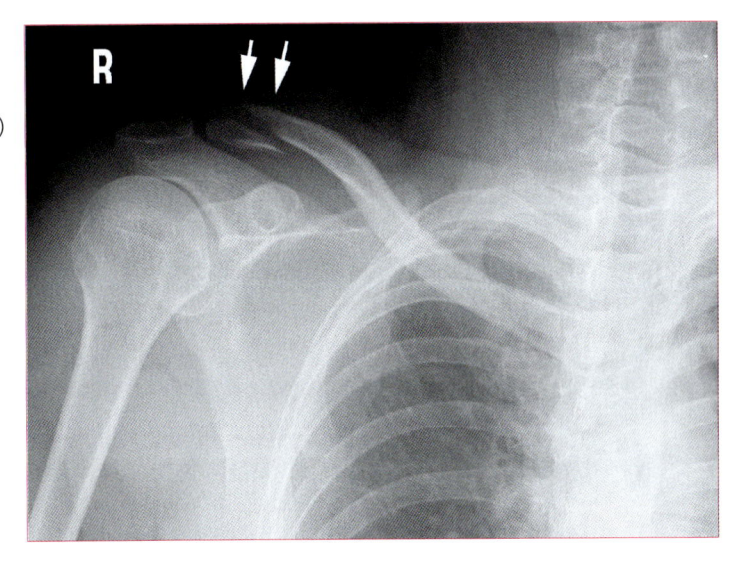

図3
内側骨端は頭側へ，
外側骨端は尾側へ
転位している

第4章 治療

研修医A：鎖骨の下には腕神経叢，鎖骨下動静脈がありますから，上腕の血流，運動や感覚をチェックします．そして，肺尖部にも近いですので気胸なども考えます．

鎖骨バンドはいつ使うの？ ―鎖骨バンドの適応―

指導医：では救急外来での初期治療はどうしますか？
研修医A：鎖骨バンドで固定してアイシングを指導し鎮痛剤を投与します．外側1/3の鎖骨骨折で転位が大きいものは手術が必要になることがあります．
指導医：そのとおり．鎖骨は肩を後ろに反らすような体位（"気をつけ"の姿勢）をとることで多くは自然に整復されます．鎖骨バンドはこの"気をつけ"の姿勢を維持することが目的です．そのため中央1/3と内側1/3の骨折で，特に転位があるものに鎖骨バンドを用います．でも，実際の固定力は強くありません．つまり，鎖骨バンドの役割は"固定"というより肩関節の"安静"または"鎮痛"が目的と言ってもいいでしょう．
　転位のない鎖骨骨折や外側1/3の骨折に対する救急外来での治療はアイシングと三角巾固定，鎮痛剤で大丈夫です[2]．

鎖骨バンド vs. 三角巾

研修医A：では肩関節の"安静"や"鎮痛"だけならすべての鎖骨骨折に対して三角巾だけではだめですか．
指導医：実は鎖骨骨折の初期治療としては三角巾のみでも十分と言われています．鎖骨バンドと三角巾のみを比較した結果，鎮痛効果や整復状態などには差がなかったと報告もあります[3]．
研修医A：じゃあ，鎖骨骨折には三角巾だけでもいいのですね．
指導医：そうです．しかし，鎖骨バンドには両手が使えるという利点があります．一方，皮膚障害や腋窩を圧迫することによる障害を起こすことがあり，不快感も強いとやや分が悪い報告が多いようです．どちらにしても治癒に関しては大きな差はないようです．結局のところ"安静"と"鎮痛"が得られればどちらでもいいのであって，患者によってより痛みが少ない方法を選べばよいと思います．

鎖骨バンドの使い方は？

指導医：この患者は転位が大きいので鎖骨バンドを使ってみましょう．
研修医A：このベルトをランドセルみたいに肩にかければいいですか．
指導医：鎖骨バンドの最大の目的は"気をつけ"の姿勢を維持することです．まず患者を立たせ，両手を腰にあて，胸を張らせた状態で装着することがコツです（図4）．立つことが無理なら背筋を伸ばして座った状態でも構いません．そして，ランドセルを背負うようにベルトを掛け，後ろから左右のベルトをバランス良く引っ張ります．できれば2人がかりで行うとベストです（図5）．何度も言いますがこのとき"気

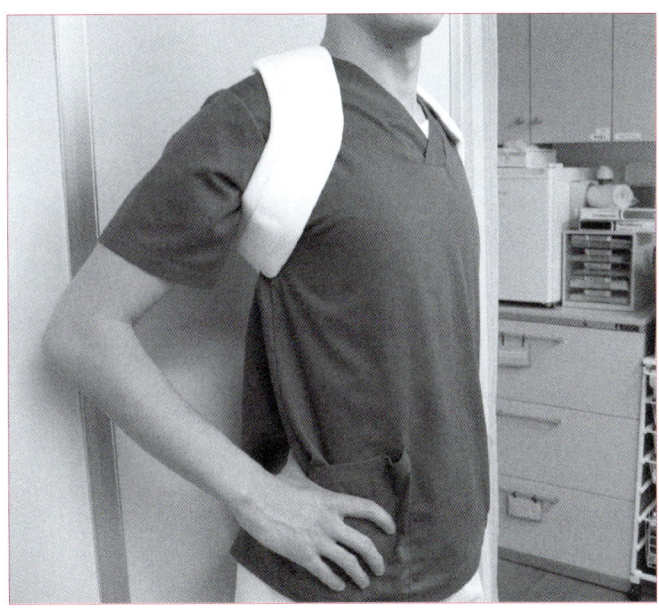

図4 できるだけ胸を張って"気をつけ"の姿勢で装着する

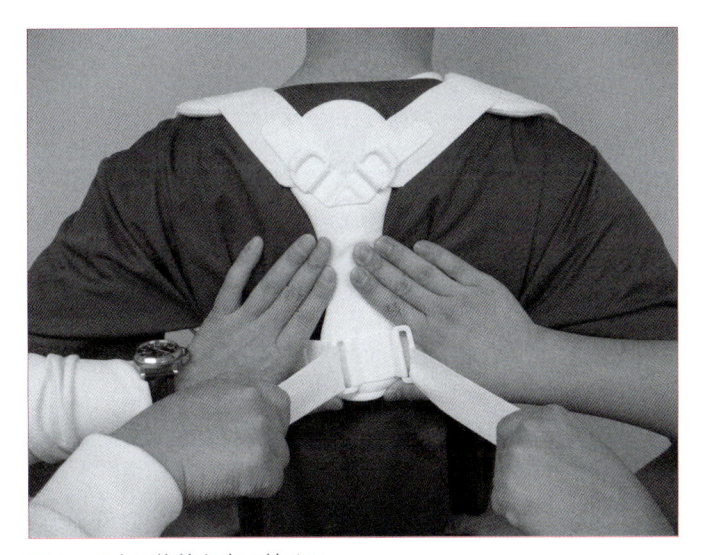

図5 二人で均等な力で締める

をつけ"の姿勢を維持するようにやや強めに固定します．それでも痛みが強いときは三角巾固定を追加することもあります．

また，これは時間が経つとゆるみますので定期的に締め直す必要があります．

研修医A：もっと小さな子供でも同じですか．
指導医：小児用の鎖骨バンドもありますが弾性包帯で8字包帯固定を行ってもいいですよ（図6）．

121

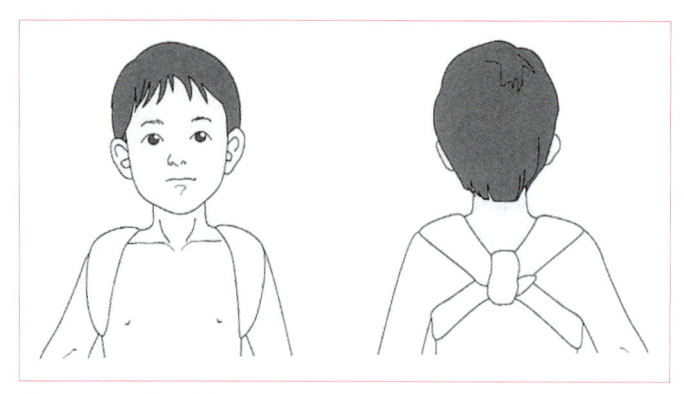

図6　8字包帯固定法

鎖骨バンドの合併症は？

指導医：では，鎖骨バンドで何か注意することはありますか？
研修医A：鎖骨バンドで注意するのは皮膚障害と腋窩神経や動静脈などの圧迫です．
指導医：その通り．直接素肌に鎖骨バンドを使用すると皮膚が引っ張られて皮膚障害を起こします．そこで，Tシャツなどの下着を1枚着た上から装着した方がよいと思います．また，ベルトに皮膚が挟まれていないか注意することも大切です．
　　　　ベルトで腋窩を圧迫しないようにするためには，腋窩にクッションとしてタオルなどを挟むとよいでしょう．

その後のフォローは？

研修医A：では，この患者さんはいつ整形外科外来に来てもらえばよいですか．
指導医：鎖骨骨折は通常6〜12週間（小児は3〜6週間）で機能的に問題なく治癒することが期待されます．そのため転位が少ない骨折で疼痛コントロールができるなら3〜7日後に整形外科外来に来てもらえばよいでしょう．しかし，中央1/3の骨折でも粉砕骨折や転位が大きい場合は偽関節になったり，美容上問題になったりすることがあります．また外側1/3の骨折では約30％が偽関節になるとも言われています．このような場合は手術を考慮しますので2〜3日以内の整形外科受診を勧めてください．当然，鎖骨下動静脈損傷や腕神経叢損傷が疑われた場合や開放骨折の場合は緊急コンサルトが必要です．
研修医A：ほかに患者さんに説明しておくことはありますか
指導医：鎖骨バンドは"気をつけ"の姿勢を維持することが目的ですので，バンドがゆるくなったら定期的に締め直してもらいます．このときもやや強めに締め付けることが大切です．あとは，腕がしびれたり，痛みが強い場合は早めに受診するように説明してください．
研修医A：運動はいつから再開してもいいのですか

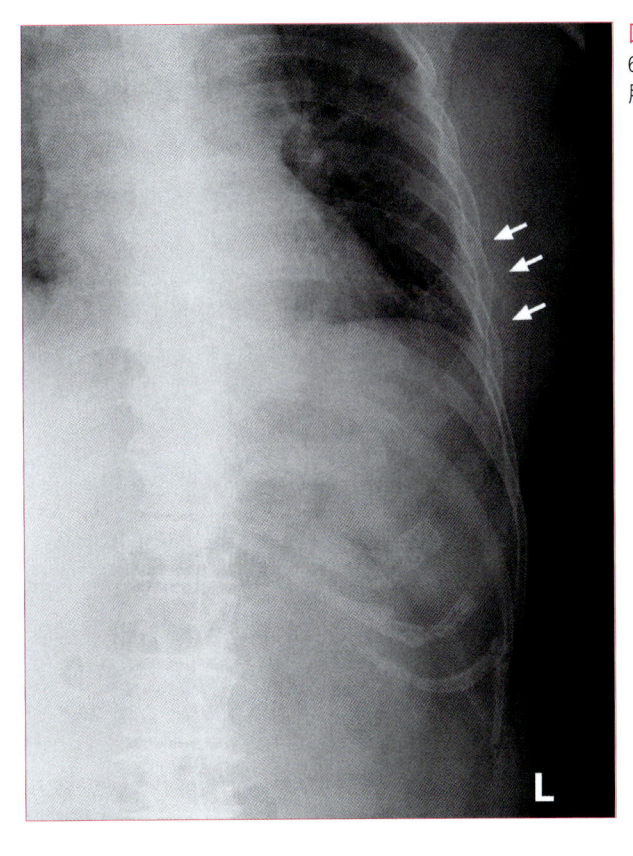

図 7
60 歳女性．左 6，7，8 肋骨に骨折を認める

指導医：痛みに応じて，肘や前腕は自由に使っても大丈夫です．通常，日常生活や軽い運動ができるようになるのは成人で 6 〜 8 週，小児で 3 〜 4 週です．
研修医 A：ありがとうございました．

症例 2　60 歳女性，入浴中に転倒し左胸部を浴槽に強打し受傷．
左胸部に著明な圧痛をみとめた．呼吸音に左右差なし（図 7）．

肋骨骨折の診療での注意点は？

研修医 B：60 歳女性，入浴中に転倒し左胸を強打し来院．X 線で左第 6，7，8 肋骨に骨折を認めます．
指導医：肋骨骨折の患者さんはどんな点に注意して診察しますか？
研修医 B：まずは呼吸状態が安定しているかどうかを注意します．そして合併損傷である気胸，血胸，肺挫傷などを検索します．
指導医：骨折が起こりやすい肋骨は何番目ですか？
研修医 B：第 1，2，3 肋骨などは折れにくいと思いますし，第 11，12 肋骨も固定されていないので折れにくいと思います．ですので，それ以外の第 4 〜 10 肋骨が折れやすいと思います．

第4章 治療

指導医：そうですね，上位肋骨は鎖骨，肩甲骨，大胸筋などに守られているので折れにくいですね．ではその折れにくい第1, 2肋骨骨折を見つけたらどんなことに注意しますか？

研修医B：それはかなりのエネルギーが加わったことになりますので肺損傷だけではなく大動脈損傷や気管，気管支損傷など重篤な損傷も考えないといけません．

指導医：その通り，では第10, 11, 12肋骨など下位肋骨骨折を見つけたらどんなことに注意しますか？

研修医B：右肋骨骨折なら肝損傷や腎損傷，左なら脾損傷や腎損傷に注意します．

指導医：そう，下位肋骨骨折をみたら胸部X線だけでなく腹部エコーや尿検査も必要です．

肋骨骨折の診断

指導医：もう一つ肋骨骨折の診療で大切なことは骨折の診断をX線に頼らないことです．肋骨骨折と言っても肋軟骨骨折はX線に写りません．また高齢者では骨粗鬆症のために骨折線がはっきりしないことがよくあります．約50％の肋骨骨折は単純X線のみでは見逃されるという報告もあるぐらいです．

研修医B：ではどうやって肋骨骨折を診断するのですか．

指導医：身体所見です．肋骨を1本1本ていねいに触診することが大切です．そこで骨折が疑われれば骨折があるとして経過をみるべきです．**また，痛みのために深呼吸ができないときや咳払いで激しい痛みがあるときも肋骨骨折を疑います**．最近はCTが役に立ちますが，肋骨骨折のみを診断するために使うことに私は賛成できません．しかし，胸部外傷を検索するためにCTを撮ったら3D合成するとよいと思います（図8）．

バストバンドの使用方法は？

指導医：この患者さんの肋骨骨折に対する治療はどうしますか？

研修医B：肋骨骨折の治療はバストバンド固定と本に書いてあります．

指導医：残念ですが，最近バストバンドはあまり推奨されません．"固定"として役に立ちませんし鎮痛効果も期待するほどでもありません．むしろ胸郭を締め付けるために無気肺や肺炎の合併が多いと言われています．高齢者や心肺機能が低下している患者は特に注意が必要です[4]．逆に，若い人はバストバンドを使うと痛みが楽になるという人もいますのでそのような人には使用します．

研修医B：バストバンドを使用するとしたらどのような点に注意すればよいですか．

指導医：目的は"鎮痛"ですから痛みが取れるように巻く必要があります．つまりやや強めに締め付けることがポイントです（図9）．また，直接素肌に巻くとかゆくなったりする人がいますのでTシャツなど下着を着たほうがよいでしょう．骨折部に一枚タオルを入れるとさらに効果的です．要するに痛みが楽になるようにすればよいのです．同様に，自宅では枕を持ち歩くとよいでしょう．咳する時に枕を抱えて

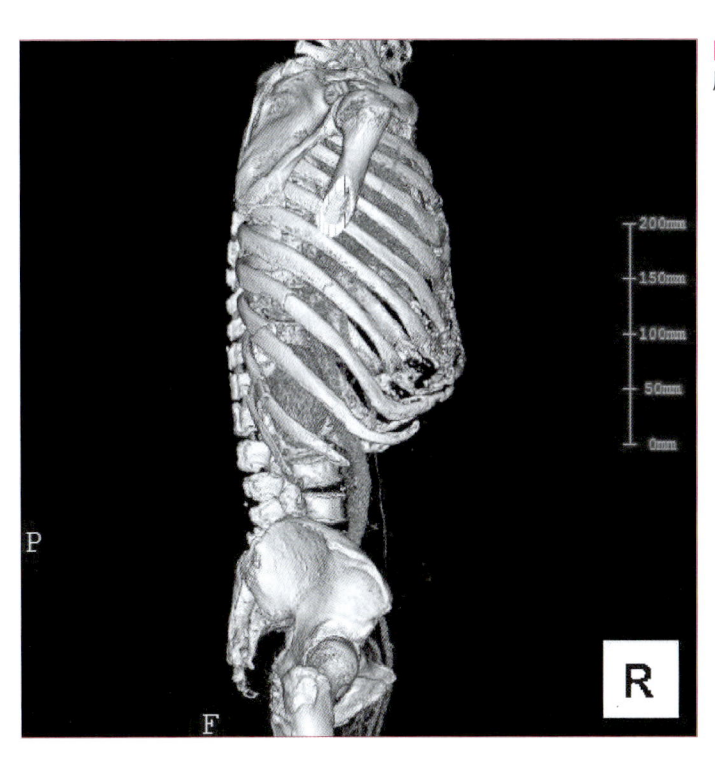

6 鎖骨バンドとバストバンドを使いこなそう

図 8
肋骨骨折の CT 画像
（右 8, 9, 10, 11 肋骨骨折）

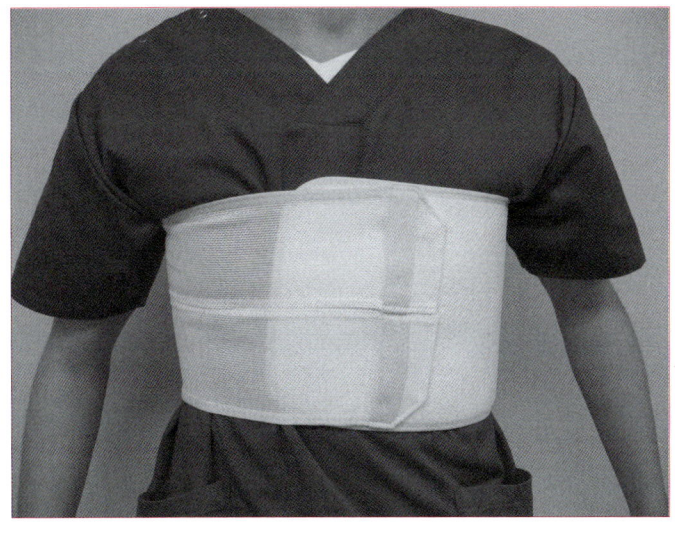

図 9
バストバンド固定

骨折部を圧迫すると少しは痛みが弱くなります．咳の時の痛みほど強いものはないですからね．

肋骨骨折の治療方法は？

研修医 B：バストバンドがあまり使われないとすれば肋骨骨折に対してどのような治療をしたらよいでしょうか

125

第 4 章 治 療

指導医：肋骨骨折の治療のポイントは"鎮痛"を十分行い，呼吸器合併症を起こさないようすることです．つまり無気肺を予防するため，できるだけ日常生活を続けてもらい，意識的に深呼吸をしてもらいます．コーチ 2®やボルダイン®などのインセンティブ・スパイロメトリーを用いる場合もあります．骨折に対してはフレイルチェストでもない限り自然に治癒するのを待ちます．

研修医Ｂ：肋骨骨折に対する"鎮痛"は内服薬でいいのですか．

指導医：NSAIDs の内服は必要です．外国ではオピオイドも使われています．私は救急外来で積極的に**ロピバカイン（アナペイン®）**などを用いた肋間神経ブロックを行っています．入院の場合は硬膜外ブロックもよい方法と思います[5]．

研修医Ｂ：合併損傷がない肋骨骨折の入院適応はどう考えればよいですか

指導医：一般的に 3 本以上の肋骨骨折は入院と考えてよいでしょう．しかし，疼痛コントロールが不良な患者はそれ以下でも入院させた方がよいですし，特に高齢者は 1 本の骨折でも入院させて疼痛コントロールを行う場合もあります．また，救急外来から帰宅させる場合でも必ず 2，3 日後に外科や整形外科などを受診するように勧めてください．遅発性の気胸や血胸を合併することがあります．

研修医Ｂ：ではこの患者さんも痛みが強いようですので入院して経過観察の方がいいですね．

その他のバストバンドの使い方

研修医Ｂ：肋骨骨折以外にバストバンドを使うことはありませんか？

指導医：肩関節脱臼を整復したあとや上腕骨近位部骨折のときに上腕骨を固定するために使います．具体的には，三角巾で固定をした後に患肢ごとバストバンドで固定します（図 10）

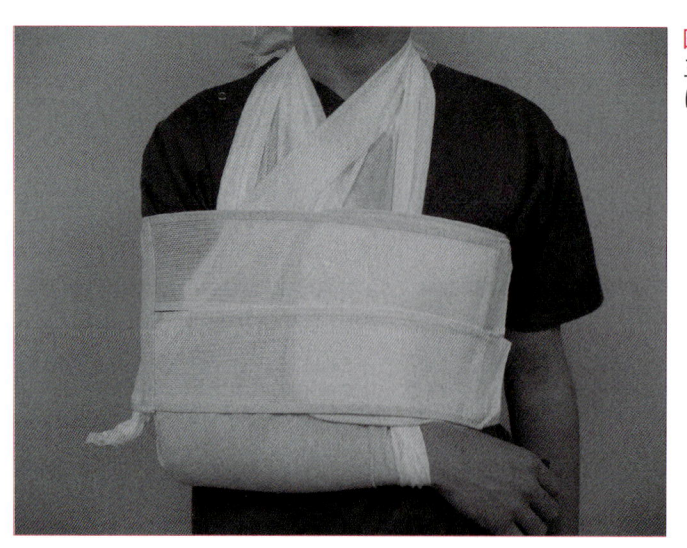

図 10
三角巾とバストバンドによる上腕骨の固定

研修医 B：このまま翌日に整形外科外来を受診してもらえばいいのですね．バストバンドもいろいろ使えますね．どうもありがとうございました．

＜参考文献＞
1) Pecci M, Kreher JB：Clavicle fractures. Am Fam Physician 2008：**77**（1）：65-70
2) Anderson K：Evaluation and treatment of distal clavicle fractures. Clin Sports Med 2003：**22**：319-326
3) Andersen K, Jensen PO, Lauritzen J：Treatment of clavicular fractures. Figure-of-eight bandage versus a simple sling. Acta Orthop Scand 1987：**58**（1）：71-74
4) Bulger EM, Arneson MA, Mock CN, Jurkovich GJ：Rib fractures in the elderly. J Trauma 2000：**48**：1040-1046,
5) Karmakar MK, Ho AM：Acute pain management of patients with multiple fractured ribs. J Trauma 2003：**54**：615-625

不動寺純明（ふどうじ　じゅんめい）
1991 年宮崎医科（現宮崎）大学卒業，茅ヶ崎徳洲会総合病院初期研修，茅ヶ崎徳洲会総合病院外科，湘南鎌倉総合病院外科，1995 年茅ヶ崎徳洲会総合病院外科チーフレジデント．1997 年より茅ヶ崎徳洲会総合病院外科，2002 年より亀田総合病院救命救急センター．日本救急医学会救急科専門医，日本外科学会外科専門医，JATEC インストラクター，AHA ACLS インストラクター，PALS プロバイダー

福内　正義（ふくうち　まさよし）
同　整形外科

第4章 治療

7

膝関節への穿刺法を教えよう

仲田　和正　*Kazumasa Nakada*　健育会西伊豆病院　整形外科

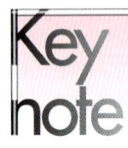

Key note

- 穿刺の適応は，関節炎（偽痛風や痛風などの結晶誘起性関節炎やリウマチ），変形性膝関節症，化膿性関節炎などの鑑別であり，欠くことのできない検査である．
- また化膿性関節炎の場合，膿瘍には抗生物質は移行しないので必ず毎日一度以上穿刺するか，あるいは切開排膿したうえで抗生物質の全身投与を行わなければならない．
- 膿瘍はドレナージしない限り治癒しない．

膝関節貯留の視診

　膝関節に大量に水が貯まると図1のようになる．膝蓋骨の近位の suprapatellar bursa が腫脹しているのが分かる．また膝関節が少し屈曲しているのにも注意していただきたい．

　膝関節内の容量は屈曲20°から30°で最大になり，これ以下でも以上でも容量は減少する．つまり大量の関節液を放置すると屈曲拘縮を起こす可能性がある．

　関節液が貯留するのは図2a の範囲である．膝蓋上嚢（suprapatellar bursa）はヒトでは膝関節と交通している．

関節液の触診

　水が貯まっているかどうかは，図2b のように触診するとよい．左手で水を押し出し右手でこれを感じるのである．一般の教科書には膝蓋跳動が記載されている．これは左手で膝蓋上嚢の水を押し出し右手で膝蓋骨を押さえて力を緩めると膝蓋骨が反動で跳ね上がることを言うが，膝蓋骨で感じるより図2b のように膝蓋骨の横で浮動感

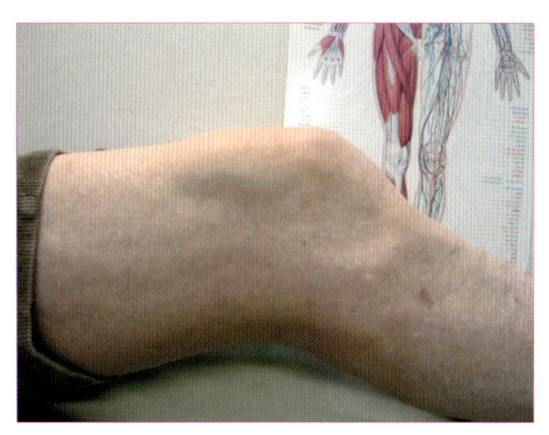

図1　膝蓋上嚢の大量の関節液貯留

Suprapatellar bursa
a　関節水腫の範囲

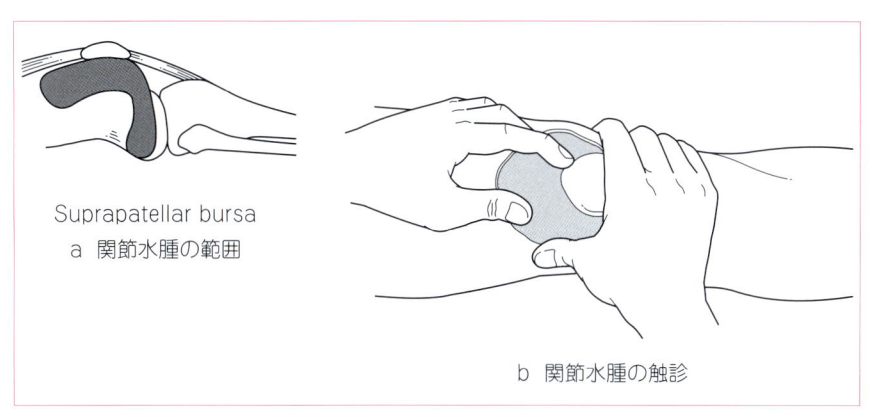

b　関節水腫の触診

図2　関節水腫の範囲と触診

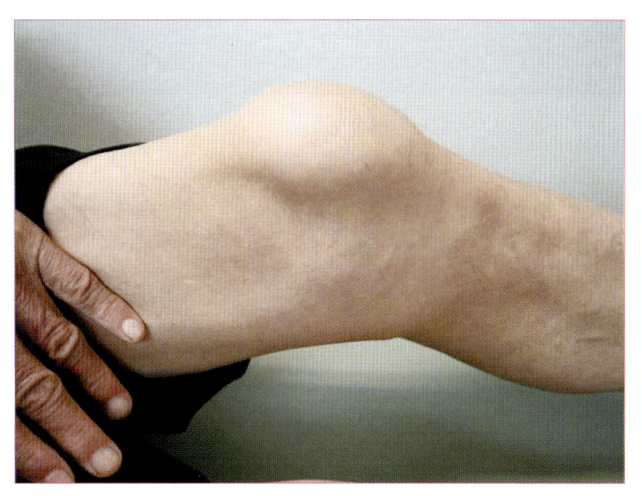

図3　膝蓋骨前滑液胞炎

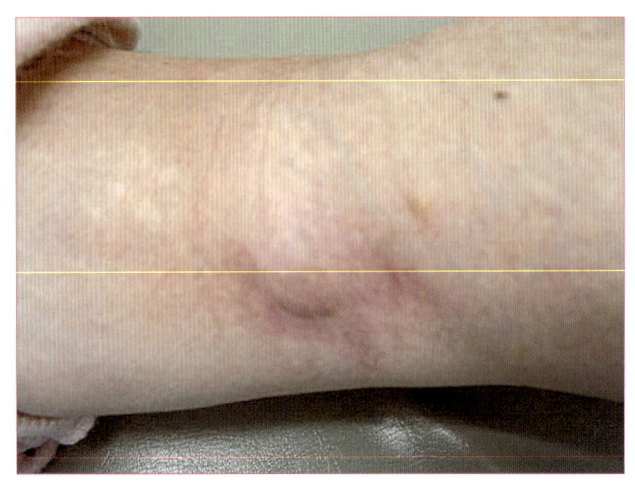

図4 ベーカー嚢胞

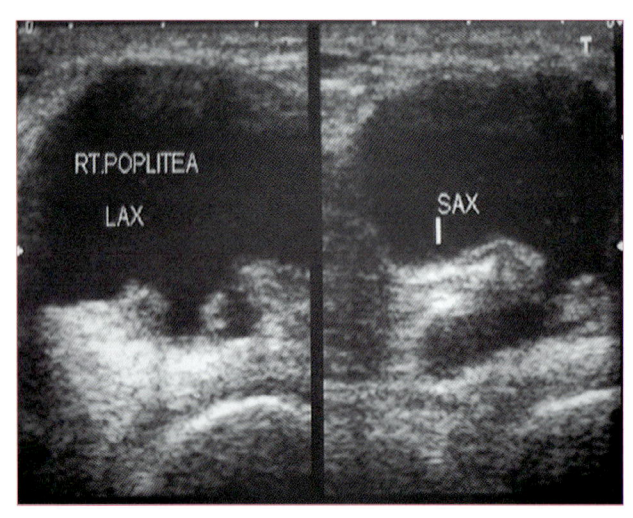

図5 ベーカー嚢胞（エコー）

を感じた方がわかりやすい．ビニール袋に水が入ったものをイメージするとよい．
　関節腫脹だけでなく温度も左右の膝を手で触れて確認する．変形性膝関節症の場合には温かいことはあまりない．温かい場合には，炎症（偽痛風，痛風，化膿性関節炎）を疑ってかかる．膝が温かいかどうかは鑑別診断に大変役立つ．
　筆者が，膝の診かたの講演をする時は，自分の膝に針を刺して生理食塩水を40 ml入れてこれを触診していただいている．ただ家内からは「あまりに外連味（けれんみ）過ぎるからやめろ」と言われた．最初にこれを行った時は新幹線の中で注入したが（満員なのに隣席にいた人はどこかへ行ってしまった），2時間後の講演の時には跡形もなく水は消失していて会場でやりなおすはめになった．正常人では関節液は1, 2時間で消失するらしい．
　水が膝に貯まっているとズシーンと重く，また屈曲しづらく階段を歩くのがつらい．
　膝蓋上嚢でなく膝蓋骨前滑液包に水が貯まっている場合があるがこの場合は図3

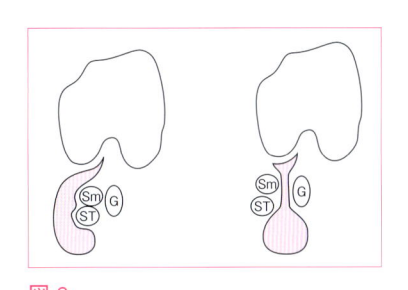

図6 ベーカー嚢胞（Gastrocnemio-semimenbranosus bursa）

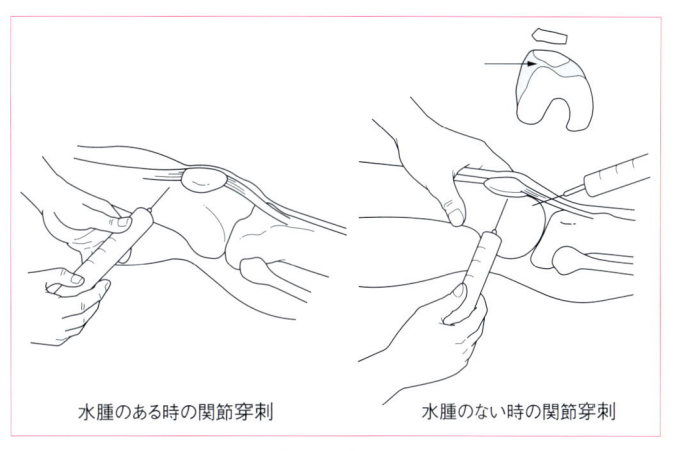

図7 水腫のある時とない時の関節穿刺

のようになる．膝蓋骨の前の液体貯留であり一見して膝蓋上嚢の貯留とは区別できる．

ベーカー嚢胞（膝窩嚢胞）は膝窩部に腫瘍を触れ膝関節と交通しているがエコーで容易に診断できる（図4，5）．穿刺部位はエコーで見当をつければよい．

ベーカー嚢胞は図6のように半膜様筋腱（semimembranosus tendon）の外側を迂回する場合と，半膜様筋腱と腓腹筋（gastrocnemius m.）の間を通る場合がある．

ベーカー嚢胞は正式にはGastrocnemio-semimembranosus bursaという．

穿刺の適応・穿刺法

穿刺の適応は，冒頭の「キーノート」参照．

関節穿刺は外側から膝蓋骨上縁外側を触れ，この付近をイソジンで消毒する．

剃毛は不要である[2]．関節液がよくわからない場合はエコーで確認するとよい．肥満者では脂肪を関節液と間違えることがある．ズボンをまくりあげてtightであると脂肪を関節液と間違えやすい．外側からでなく内側から穿刺しても構わないが，筆者は，大腿四頭筋の内側広筋を傷めたくないことと，伏在神経膝蓋下枝が内側を通るので，これを傷めると膝前内側の知覚障害を起こすので外側から穿刺している．

表面に皮膚炎や蜂窩織炎などがある場合，穿刺は禁忌である．また人工関節がある場合は決して穿刺してはならない．

筆者はアルコール綿で皮膚の汚れを拭き落とした後にイソジン2回消毒を行っている．

膝蓋骨上縁外側の1横指上，1横指外側にツベルクリン針で局所麻酔する．右手の注射器に21Gか18Gの針を付け床に平行に内側に向い刺入するか（図7左），45°遠位45°床側へ膝蓋骨の下方を狙って2，3cm刺入すればよい[1]．刺す時，皮膚をストレッチすると痛みが軽減する．また左手で膝の内側を押すと液の流出が良い．注射器を付け替える場合は，鑷子（せっし）あるいはペアンで行い，指は使わない．

水腫がない場合に膝関節注入を行いたい場合は，図7右のように脱力させて膝蓋

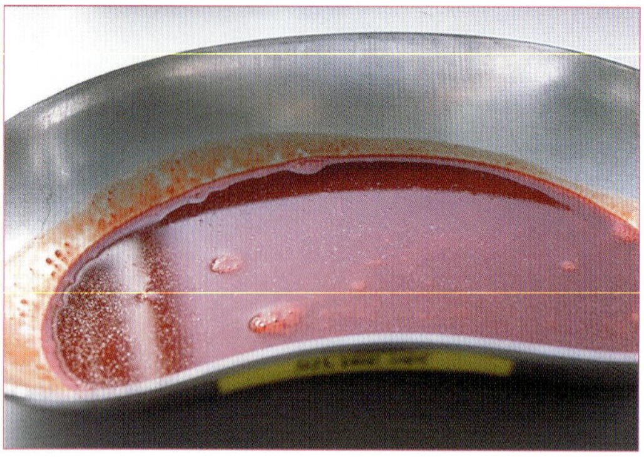

図8　油滴を伴った血腫

骨を外側にずらして膝蓋骨の下にスペースを作りここに刺入すればよい．または関節裂隙から内方に45°，上方に45°で刺入してもよい．関節鏡では関節裂隙から挿入する．

穿刺液の検査［白血球がごまん（5万）といたら感染だ！］

　変形性膝関節症の場合，穿刺液は黄色透明のことが多い．
　穿刺液の混濁は白血球が多いことを意味する．リウマチの場合は米粒のような滑膜片が浮遊していることがある（rice body）．混濁している場合，穿刺液は即座にグラム染色，結晶（偏光顕微鏡でなくてもわかる），白血球数を調べる．
　結晶は穿刺液をスライドガラスに採りそのまま400倍程度で鏡見する．尿酸なら針状であるしCPPD（calcium pyrophosphate dihydrate）なら菱形か平行四辺形あるいは棒型である．白血球数はメランジュールを使い計算板でカウントする．検査技師によっては関節液検査に慣れていないので技師に確認すると良い．白血球数からは以下のように推定できるが，おおざっぱには「白血球がごまん（5万）といたら感染だ！」とだけ覚えておけばよい．つまり白血球が5万/μLを超え出したら感染の可能性を考える．ただし白血球が5万/μL以下であっても感染のことはある．なお，mm^3＝μLである．
　起縁菌は *staphylococcus* か *streptococcus* がほとんどである．感染を疑ったら培養を提出する．また感染を疑ったら血液培養2セットも忘れない．

関節液の白血球数	
白血球数　＜2,000/μL	変形性膝関節症
2,000〜50,000/μL	炎症性
50,000〜100,000/μL	リウマチ，結晶誘起性関節炎，感染初期
＞100,000/μL	化膿性関節炎

穿刺液が血性で数 10 mL あった場合，前十字靱帯断裂か骨折を疑ってかかる．骨折の場合は，膿盆に貯まった血液を 20 秒から 30 秒放置すると脂肪滴が浮いてくる（骨髄から出てくる，図 8）．血液に脂肪滴があったら骨折を考える．血性液の場合，稀に色素性絨毛結節性滑膜炎（pigmented villonodular synovitis）や血友病のこともある．

膝関節注入

ステロイドあるいはヒアルロン酸製剤を注入する．
ステロイドの膝関節注入は年間 3 回か 4 回以内に抑えるべきといわれる[1]．
ステロイドの膝関節注入は平均 1 週から 3 週間，短期間の鎮痛に有効である[3]．
懸濁性ステロイドの場合，稀に結晶誘起性関節炎を起こすことがある．
ヒアルロン酸製剤（アルツ，スベニール）は米国でも FDA で承認されているが効果は一定しない[3]．アルツは分子量 80 万，スベニールは 160 万である．

穿刺後の注意

穿刺後の入浴制限はとくにしていない．
懸濁性ステロイドやヒアルロン酸製剤注入後，稀に結晶誘起性関節炎を起こすことがあるので説明しておく．

＜参考文献＞
1) Knee Joint Aspiration and Injection, Oct 15, 2002, American Family Physician
   http：//www.aafp.org/afp/20021015/1497.html
2) Joint Aspiration or Injection in adults：Techniqe and indications, UpToDate,
   http：//patients.uptodate.com/topic.asp?file=tx_rheum/6074
3) Felson DT：Osteoarthritis of the knee, Clinical Practice. NEJM 2006：354：841-848

仲田和正（なかだ　かずまさ）
西伊豆病院院長．1978 年自治医科大学卒業．静岡県立中央病院，浜松医科大学で研修，自治医科大学整形外科，島田市民病院整形外科を経て，現職．

第4章 治療

8

肩関節脱臼の整復法を教えよう

山下　雅知　Masatomo Yamashita　帝京大学ちば総合医療センター　ER

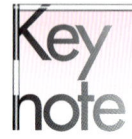

Key note

- 強い疼痛，関節部の変形，運動障害，特有の回避運動などを確認し，神経・血管損傷などの合併症の有無を確認する．
- 2方向以上でX線撮影を行い，合併骨折の有無を確認する．
- X線で肩関節脱臼を確認後，無麻酔でできるMilch法や肩関節回旋法で整復を試みる．不成功例では整形外科をコールする．
- 整復後はDesault固定を行い，翌日の整形外科外来を受診させる．

　肩関節は可動性が大きいにもかかわらず骨による支持が少ないため，その脱臼は外傷性脱臼の中でも最も頻度が高く半数近くを占めるといわれる．小児には稀であり，スポーツ外傷の多い20歳代の男性や筋力の低下した女性高齢者に多い．その整復法もHippocratesによる整復法など古くから種々の方法が考案されてきた．日本でも，Ambroise Paré（四肢切断時の結紮止血法で有名）全集を訳した楢林鎮山の『紅毛外科宗傳』ですでに対向牽引法が紹介されている．ただし，肩関節脱臼の整復法が幾つもあるということは，逆に言えば絶対に成功する方法はないということであり，上肢

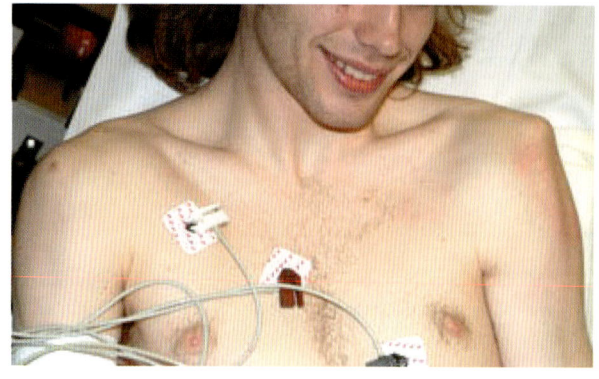

図1　肩関節前方脱臼全体像

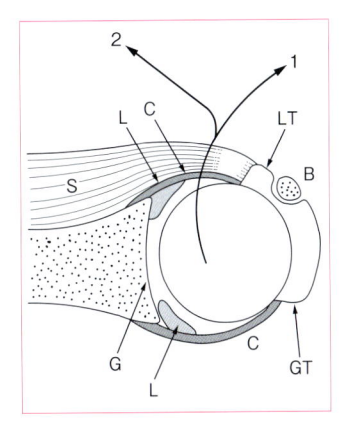

図2
上腕骨頭は外旋し，関節窩からはずれ（1），肩甲骨の前内側へ移動する．
B＝上腕二頭筋腱，C＝関節包，G＝関節窩，GT＝大結節，H＝上腕骨頭，L＝関節唇，LT＝小結節，S＝肩甲下筋

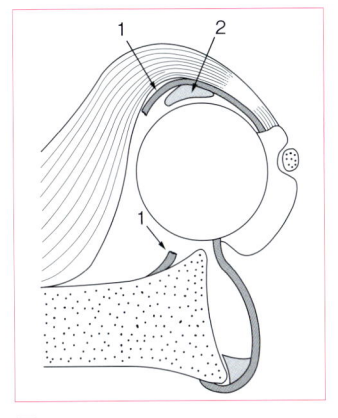

図3
前方脱臼には必ず前方要素の損傷が伴う．通例関節包は関節窩の付着部で破れる（1）．いわゆる Bankart lesion であるが，たいていは同時に関節唇も転位することから，この方を Bankart lesion と呼ぶことが多い．

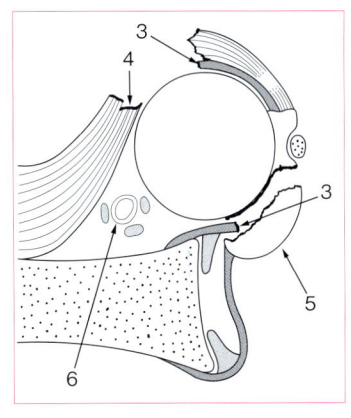

図4
年長者では，前方関節包の断裂や延長（3）に腱板（肩甲下筋）の損傷が伴う（4）．大結節の骨折（5），腋窩動脈や腋窩神経叢の損傷（6）も合併することがある．

を挙上しただけですぐに整復できてしまうような症例から全身麻酔やさらには観血的操作を要する症例まで，その難易度はさまざまである．

　ER 医師としては，まず下記に示した方法のうち無麻酔で施行できる方法をいくつか試し，整復困難な場合は整形外科専門医にコンサルテーションした方がよい．肩関節脱臼は，骨頭の位置により臼蓋の前面（前方脱臼），臼蓋の後方（後方脱臼），臼蓋の下方（垂直脱臼）に分けられる[1]．

肩関節脱臼の整復法

1 前方脱臼
1）機序
　最も頻度の高いもので肩関節脱臼の 95％以上を占める（図 1）．受傷機序は，一般に転倒して肩関節に外転と外旋の力が同時に強く働いた場合が多い（手をついて転倒し体幹が内旋した場合など）[2]．上腕骨骨頭は外旋して梃子の原理で前方へはね出されて関節包を破り，骨頭は肩甲骨の前内側へ移動し，肩関節前方に脱臼する（図2）[1]．前方脱臼には必ず前方要素の損傷が伴う．通常関節包は関節窩の付着部で破れ，多くは同時に関節唇も転位する（図3）．これらを合わせて Bankart lesion と呼ぶことが多い．年長者では，前方関節包の断裂や延長を合併し，肩甲下筋損傷も伴うことが多い（図4）．大結節の骨折や，腋窩動脈・腋窩神経叢の損傷を合併することもある．身体所見としては，関節部の変形，自動運動不能などの機能障害，特有の回避運動などに注意する．患者は健側の手で，やや外転・外旋した患側を支えて来院することが

多い．疼痛は非常に強く，肩を動かそうとしない．肩の輪郭は，上腕骨頭の転位により僅かに段がついているように見えることが多い．

2）診察のポイント

触診すると肩峰の下に骨頭は触れず，肩関節前下方に触れることが多い．合併症としては，前述の神経・血管損傷に注意する．腋窩神経損傷があれば，肩関節外側の感覚麻痺を呈する．一方，腋窩動脈損傷があれば，腋窩に血腫や皮下出血を生じ，橈骨動脈が触知できなくなる．身体所見検査終了後，2方向以上でX線撮影を施行し，脱臼した骨頭の位置と合併骨折の有無を確認する（前後像，軸位側面像）．合併する骨折としては，上腕骨頭，臼蓋縁，烏口突起，肩峰などの骨折に注意する．痛みのため上肢が挙上できず軸写が撮れない場合は，体幹を通した側面像（いわゆる scapular−Y）でもよい．

3）整復法

肩関節脱臼の診断がつけば，速やかにかつ愛護的に整復を試みなければならない．脱臼整復はいかに患者の疼痛と不安を軽減して施行するかが成否のポイントとなる．

Milch 法

患者をベッド上で仰臥位として，術者は患者に疼痛を感じさせないように時間を十分にかけてゆっくりと頭上まで外転・外旋する（図 5）．患肢の肘は伸展位として，徐々に牽引を加える．他方の母指で骨頭に圧迫を加えるとよい．本法は整復時の合併症もなく極めて愛護的な方法である．患者に疼痛を感じさせずに外転できるか否かに成否がかかっている．脱臼患者は不安のために疼痛を訴えるが，患肢をしっかり保持しながら外転していけば疼痛をあまり訴えない[3]．

Stimson 法

鎮痛薬（ペンタジン® 30 mg＋アタラックス® P 50 mg）を筋注後，痛みが落ち着いてきたら，患者を腹臥位とし手関節部に約 3 kg の錘をつけ患肢を下方に下げる（図 6）．筋注のかわりに肩関節内に局所麻酔薬（1%キシロカイン® 20 mL）を注射してもよい．肩関節を穿刺するには，肩の外側に大きな窪みを触れるので，そこから関節内注射する．筋肉の弛緩に伴って自然整復されるが，約 30 分の時間を要する[4]．

肩甲骨回旋法

Stimson 法と同様に，鎮痛後腹臥位として患肢を下げ錘で荷重する（図 7）[3]．助手に患肢を下方に牽引してもらってもよい[5]．患者さんには腕を伸ばすように指示する．術者は肩甲骨の上縁は固定しつつ，下端を内側に回転するように押し上げる．本法は上腕骨骨頭ではなくて臼蓋の方を移動させる方法である．

対向牽引法

鎮痛薬（ペンタジン® 30 mg＋アタラックス® P 50 mg）を筋注後，患者を仰臥位として，幅広の布を脱臼側の腋窩を通して対向牽引したうえで，術者は患肢を 45 度外転位として愛護的に徐々に牽引していく（図 8）[4]．本法では対向牽引のために補助者を必要とする．

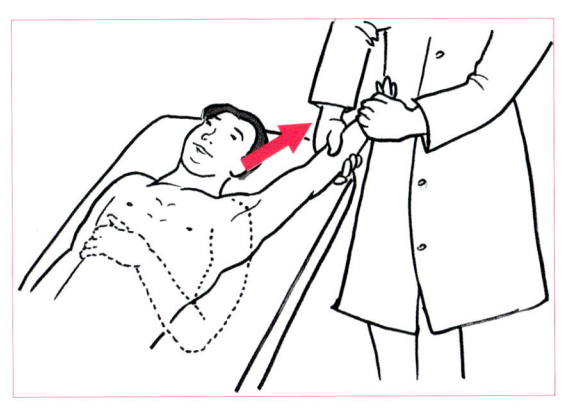

図5　Milch法
患者をベッド上で仰臥位として，術者は患者に疼痛を感じさせないように時間を十分にかけてゆっくりと頭上まで外転・外旋する．

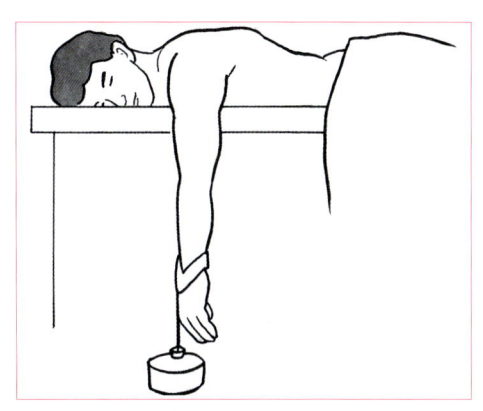

図6　Stimson法
鎮痛薬（ペンタジン® 30 mg＋アタラックス® P 50 mg）を筋注後，痛みが落ち着いてきたら，患者を腹臥位とし手関節部に約 3 kg の錘をつけ患肢を下方に下げる．

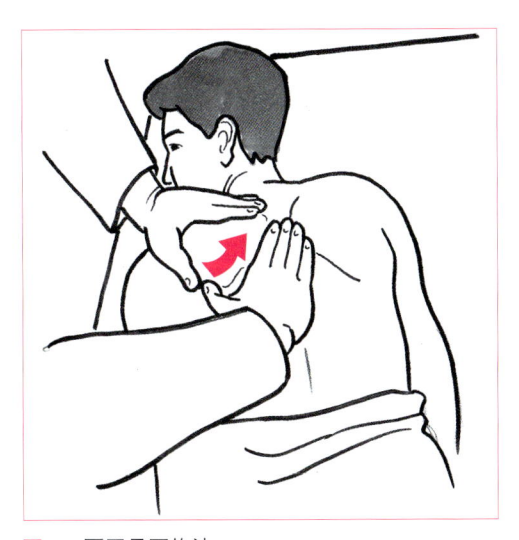

図7　肩甲骨回旋法
Stimson法と同様に，鎮痛後腹臥位として患肢を下げ錘で荷重する．

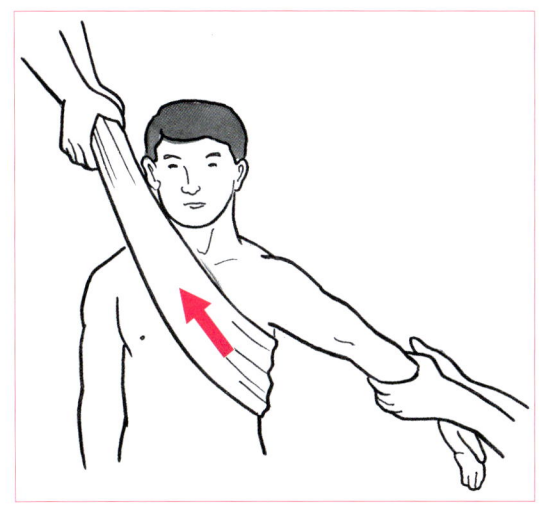

図8　対向牽引法
鎮痛薬（ペンタジン® 30 mg＋アタラックス® P 50 mg）を筋注後，患者を仰臥位として，幅広の布を脱臼側の腋窩を通して対向牽引したうえで，術者は患肢を 45°外転位として愛護的に徐々に牽引していく．

4) 脱臼整復後の評価と固定

整復操作後は必ずX線撮影により整復がうまくいったことを確認し，Desault 固定具などにより患肢を胸郭につけ固定する（Pierre-Joseph Desault はフランス革命の頃に活躍した外科医）．専用の固定具がない場合は，三角巾でつるして上からバストバンドで固定してもよい．若年者の初回脱臼では，外旋位で固定したほうが反復性に移行しにくいという意見もある[6]．適切な固定を行わないと再発しやすいことをよく説明し，必ず翌日の整形外科外来を受診させる．初回脱臼整復後は約3週間の固定を要する．大結節の骨折が合併していても，多くの場合は脱臼の整復とともに整復される．肩甲骨臼蓋縁，上腕骨大結節の骨折は保存的に治療できることが多い．上腕骨頸部骨折は，高齢者では保存的に治療することが多いが，若年者で転移が大きい場合は観血的整復後プレートやピンによる固定が必要となる．整復後も長期に疼痛が持続する場合は，腱板断裂を疑う．高齢者で多く見られ，手術が適応となる．腋窩神経麻痺による三角筋の麻痺に対しては理学療法が必要となる．

2 後方脱臼

前方脱臼に比してはるかに少ない．内旋位で手をついて転倒した場合や，肩正面に直達外力が加わった時に起こりうる（痙攣後の転倒など）．脱臼側の肩関節側方が扁平にみえ，烏口突起の突出が目立つ．前方脱臼に比して，後方へ突出した骨頭は触れにくく見逃されやすい．患肢は自動運動不能で，ばね様固定がある．X線前後像のみでは肩甲骨臼のちょうど後方に骨頭が位置して正常に見えることがあり注意を要するが，軸写またはY側面像で後方への転位がよくわかる．

1) 整復法

鎮痛剤にて十分に鎮静後，90°外転位で上肢を牽引し外旋すると整復できるが[1]整復困難なことも多い．最近烏口突起圧迫法という整復法が報告され良好な結果を得ているので参考にされたい[7]．

2) 脱臼整復後の評価と固定

整復後は肩関節を外転・外旋位に3週間固定し，その後自動運動へ移行させるとよい．

3 垂直脱臼

非常に稀で，高エネルギー外傷などで大きな外力が働いた時に起こる．上肢は外転し，変形は明らかで，胸壁の側面に骨頭を触れる．多くは，著しい軟部組織損傷や上腕骨骨折を合併する．神経・血管損傷を合併する頻度も高い．診断は，X線前後像で明らかとなる．

整復は，外転位で牽引しそのまま内転していけば整復できる．整復後，前方脱臼と同じ固定を行う．

4 反復性肩関節脱臼

 上述のように，骨性の支持が少なく運動性の大きな肩関節は，その安定性を関節包や腱板などの軟部組織に依存している．したがって，外傷性脱臼後に適切な処置や後療法が行われないと，弛緩した関節上腕靱帯や関節包による制動効果が減弱するため，容易に脱臼や亜脱臼を起こすようになってしまう（前述の Bankart lesion の異常，前面の肩腱板の磨耗，骨頭の後外側の欠損による扁平化，関節窩縁の欠損など）．外傷後に頻発する脱臼を反復性肩関節脱臼，非外傷性のもの（精神科患者や関節弛緩症に多い）を習慣性脱臼とよぶ．肩関節を外旋すると，患者ははずれそうに感じる．多くの場合，整復は容易である．

Trouble shooting
 無麻酔下の脱臼整復では，いかに患者さんの疼痛と不安を軽減して施行するかが成否のポイントとなるので，住所を尋ねたり家族構成を聞いたりして，患者の不安を減じ意識をそらせながら行うとよい．脱臼症例の肩関節内注射は，超音波装置などを使用しなくても容易に施行できるのでぜひマスターしておくとよい．

＜参考文献＞

1) 小野啓郎，山本利美雄監訳：Ronald McRae 図解骨折治療の進め方．第2版，医学書院，1992：pp87-93
2) 糸満盛憲：肩関節部の骨折と脱臼．鳥巣岳彦・国分正一編，標準整形外科第9版，医学書院，2005：pp665-667
3) Uehara DT, Rudzinski JP：Injuries to the shoulder complex and humerus. In "Emergency Medicine" eds Tintinalli JE, McGraw-Hill, New York，2004：pp1697-1700,
4) Daya M：Orthopaedic trauma shoulder. In "Emergency Medicine" eds Rosen P. Mosby-Year Book, St. Louis，1998：pp726-731
5) 林 寛之：肩関節脱臼．一般医で整復が困難であった症例．救急医学 2002：**2**：544-546
6) Itoi E, Hatakeyama Y, Sato T, et al：Immobilization in external rotation after shoulder dislocation reduces the risk of recurrence. J Bone Joint Surg Am 2007：**89**：2124-2131
7) 三笠貴彦，戸山芳昭，川島 明，他：外傷性肩関節後方脱臼に対する烏口突起圧迫法．整・災外 2005：**48**：269-272

山下雅知（やました　まさとも）
1982年東京大学卒業．東京大学助手・筑波大学救急部副部長を経て，帝京大学ちば総合医療センター ER 部長．パリ大学 Hôtel Dieu 病院救急部（フランス政府給費留学生），メリーランド州 Shock Trauma Center（日米医学医療交流財団）に留学．

第4章 治療

9 包帯と三角巾の正しくて綺麗な使い方のコツ

美しく巻かれた包帯は，患者に安心と信頼感を与える

林　　峰栄　*Hoei Hayashi*　沖縄県立南部医療センター・こども医療センター　ER
上原　敏則　*Toshinori Uehara*　同　整形外科

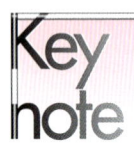

Key note

- 包帯は緩まないよう環行帯から始まり，環行帯で終わる．
- 血行を阻止しないよう，末梢から中枢に向かって巻く．
- きつすぎないよう，転がすように巻くことが重要．

基本となる包帯の巻き方

1 環行（かんこう）帯（図1）

同じ所を重ねて帯のように巻く方法．包帯の巻き始めと巻き終わりに用いる．

緩まない包帯の巻き方

包帯の端を斜めに置き，1周巻いてから飛び出している三角部を手前に折り返し，その上に2周目を巻くと滑り止めになり，包帯が緩みにくくなる．

2 螺旋（らせん）帯（図2）

前の包帯の上を横幅の1/2から1/3が重なるようにして螺旋状に巻き上げていく方法．長い部分を巻く場合に用いる．

3 蛇行（だこう）帯（図3）

螺旋帯の各行の間をあけて巻く方法．大きなガーゼやシーネを固定するときに用いる．

基本となる包帯の巻き方

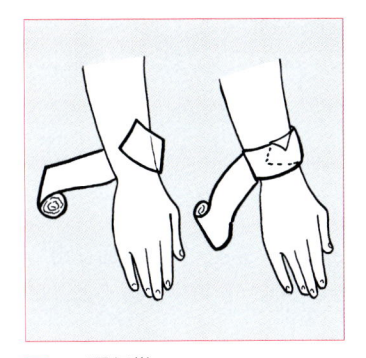

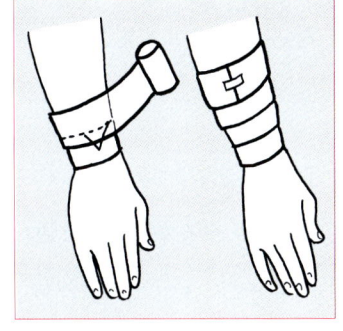

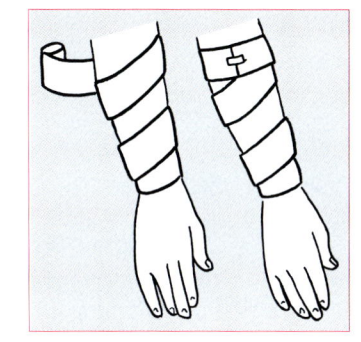

図1 環行帯

図2 螺旋帯

図3 蛇行帯

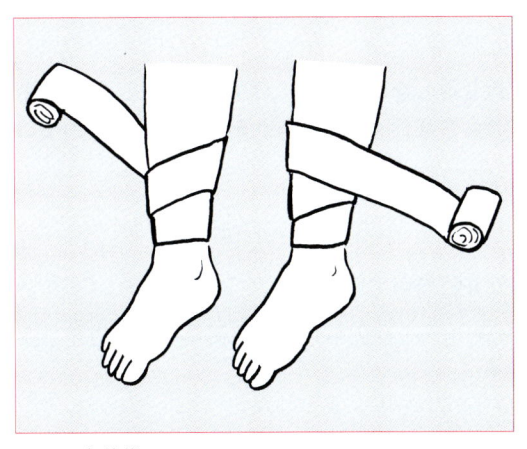

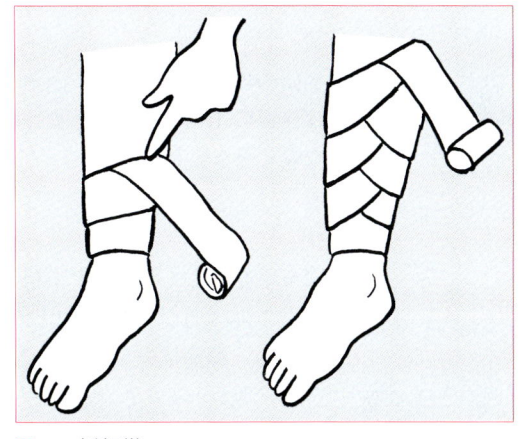

図4 麦穂帯

図5 折転帯

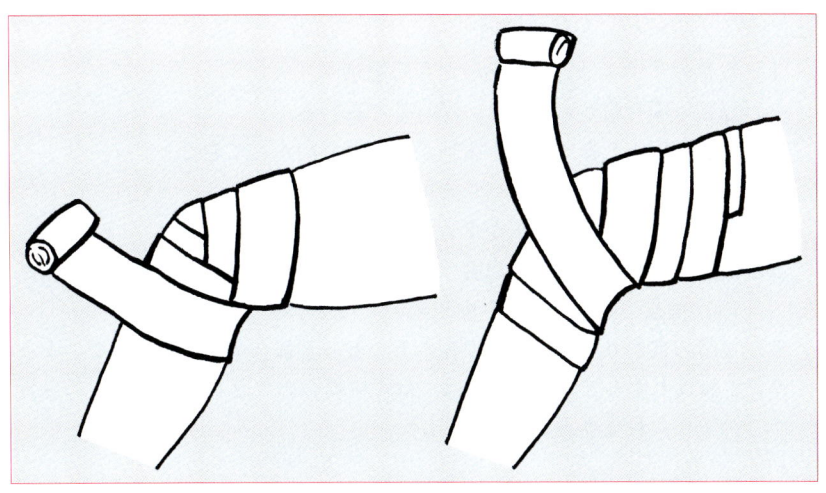

a：離開亀甲帯　　　b：集合亀甲帯

図6 亀甲帯

第 4 章　治　療

> **Trouble shooting**　弾性包帯の使い方
> 弾性包帯（伸縮包帯）は，前腕や下腿といった太さの異なる部位などでも，らせん帯などの簡単な巻き方で十分体にフィットし，関節などの運動を妨げることが少ない．ただし，強く巻くと血行を妨げ浮腫を来たすことがあるので，決して引っぱらず，素直にコロコロ転がしながら巻くように注意すること．

4 麦穂（ばくすい）帯（図 4）

巻き始めの環行帯に続いて，後ろから前面を通って斜め上に巻き，次に前面に出てきたときには斜め下に巻く．こうして前方でクロスさせながら，8 の字を書くように巻いていく方法．

下腿など，太さに差のある部位を巻くときに用いる．

5 折転（せってん）帯（図 5）

巻き始めの環行帯に続いて，前面で折り返しながら巻き上げていく方法．包帯の重なりは横幅の 1/2 から 1/3．太さに差のある部位を巻くときに用いる．伸縮性のない包帯で巻くときに用いる．

6 亀甲（きっこう）帯

関節を中心にして中枢側と末梢側を交互に巻いていく方法．

中心から外へ向かう離開亀甲帯（図 6a）と，外から中心へ向かう集合亀甲帯（図 6b）がある．関節部を覆うときに用いる．

包帯を巻くときのコツ

1）包帯のサイズは目的にあったものを選ぶ．
2）包帯は環行帯から始まり，環行帯で終わる．
3）血行を阻止しないよう，末梢から中枢に向かって巻く．
　観察できるようになるべく末梢部は露出させる．
4）きつすぎないよう，転がすように巻く．
5）関節を巻くときには，患者の苦痛の少ない肢位（良肢位）で巻く（例えば，膝は 150°前後，肘は直角よりやや開いた角度が適当である）．
6）包帯の終わりが，傷の上や体の下などの不都合な部位にならないよう注意する．
7）2 個以上使って巻くときには，はずす場合のことを考えて，次の包帯を前の包帯の下に入れて巻き始める（図 7）．

9 包帯と三角巾の正しくて綺麗な使い方のコツ

基本となる包帯の巻き方

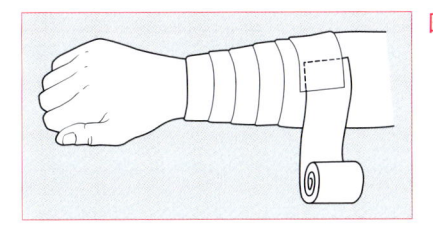

図7 包帯を巻くときのコツ

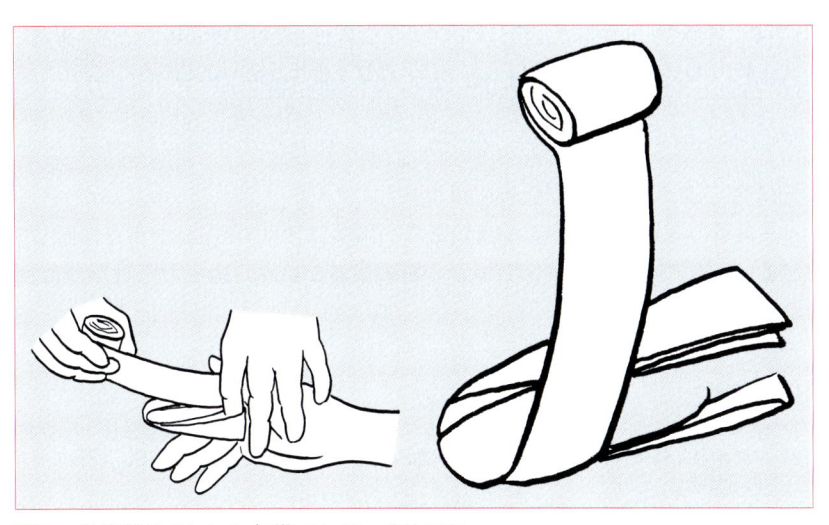

図8 尖端部をきれいに包帯でカバーするコツ

三角巾による上肢の固定法

図9

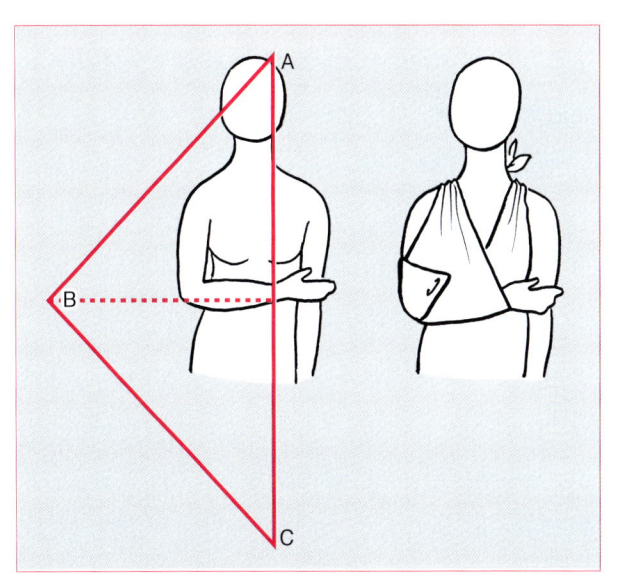

図10 三角巾による上肢の固定法

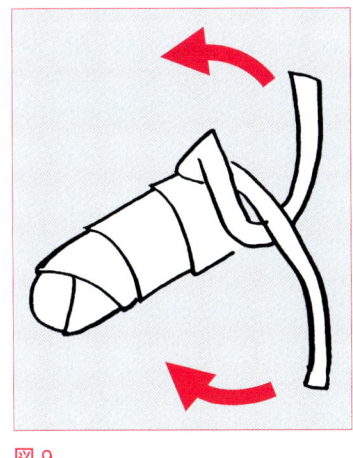

143

Trouble shooting 尖端部をきれいに包帯でカバーするコツ
　包帯を指の付け根で数回折り返したのち，蛇行帯の要領で指先まで1回で巻き上げる．指先のとがった両端の部分を内側に折りたたむように包帯で押さえ，先端に三角形を作るようにし，この三角形を補強するように螺旋帯で付け根まで巻く．（図8）

Trouble shooting 包帯の止め方の工夫
　軽く止めるだけの場合には，絆創膏による固定でかまわないが，動くことにより外れやすい場所や，子供などが自分ではずしてしまう可能性のある場合には，末端に5cmくらいの切り込みを入れ2本にし，クロスさせて根元で結んで止める．（図9）

三角巾による上肢の固定法（図10）

　三角形の底辺の真ん中を手首にあて，両端AとCを左右から首に回して，ちょうどよい高さになるよう調節してから首の後ろで結ぶ．余った三角形の頂点Bは結ぶか安全ピンで留める．

＜参考文献＞
1) 鈴木　篤・川島みどり編集：JJNスペシャル No.39　ドレッシングと包帯法，医学書院，1994
2) 川島みどり編著：包帯法，改訂版　実践的看護マニュアル―共通技術編，看護の科学社，2002：pp.324-333

林　峰栄（はやし　ほうえい）
1993年岡山大学卒業．初期研修を受けた沖縄県立中部病院でERに目覚める．その後，麻酔科，外科を経て救急医へ．2005年，再び沖縄へ戻り，現在の病院のER立ち上げに参加．今では年間4万人の救急患者が訪れる全国有数のERとなった．On-offのはっきりしている勤務体制を生かして，ヴァイオリン弾きとしても活躍中．今までにBEGINやKiroro，ディアマンテスや南こうせつさんとも共演している．現在，沖縄交響楽団コンサートマスター．

第4章 治療

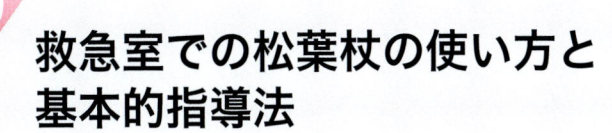

10 救急室での松葉杖の使い方と基本的指導法

患者さんの生活環境も考えよう

雨田 立憲 Tatsunori Ameda　沖縄県立中部病院　救命救急診療科

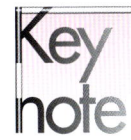

Key note

- 松葉杖の適応はありますか？　患者さんの生活環境は松葉杖生活ができますか？
- サイズはあっていますか？　転倒事故防止のために適切なサイズを使用しましょう．目安は脇の下に2〜3横指の隙間を!!
- 松葉杖歩行の基本は杖と一緒に患側を前に出す!!

松葉杖とは

　松葉杖（crutches）の定義は種々あるが体重の支持点が体幹の脇またはこれに代わる部位，手部，杖先の3点にあり両側または片側について用いる起立あるいは歩行を補助するための道具である．一般的に杖は1本の支柱に支えられて下肢機能の補助を行うが，その支持機能は弱く安定性を欠きやすい．松葉杖は支柱が長く，通常は左右両脇で用い，両脇またはこれに代わる部位で固定するので安定性は杖より高く場合によっては両下肢機能の低下している人（装具を併用すれば消失している人）でも歩行が可能となる．

松葉杖の使用目的と条件―この患者に松葉杖は使用できますか？

　一般的な松葉杖の使用目的は体重の支持と免荷・立位の獲得と保持・歩行機能の獲得・歩行機能の改善などがある．救急外来では足関節捻挫・足関節骨折・下肢筋肉挫傷等の外傷時に処置後帰宅可とする場合に歩行補助として用いる場合が多い．
　使用できる身体的条件は一般的に上肢の筋力が十分でバランス的に安定感のある患者に用いることが多い．救急外来では一側下肢機能および体幹機能が正常もしくはそれに近い状態の場合に適応となり比較的若年者で元々のADLに問題のない（少ない）

患者に使用することが多い．

　一般的使用の条件は患者の居住環境や移動環境が極端に狭い場合や障害物が多い場合は使用が困難になる場合がある．また，階段などが極端に多かったり蹴上げが高すぎる場合は手すりなどの設備が不十分だと松葉杖の使用が困難になる場合がある．スロープなどが設置してあっても不十分な滑り止めの処置だと転倒事故を起こす場合もあり気をつける必要がある．

　使用目的や条件は症例毎に異なるが足関節捻挫等で松葉杖を処方し救急外来より帰宅可と使用とする場合は患者の筋力や ADL，居住環境（一人暮らし？　何階？　室内の段差は？　普段の移動手段は？など）を限られた診察時間に聞き出し帰宅できそうかどうかをチェックしておく必要がある．実際にはギプスなどを巻きながら聞き出すことになることが多い．

松葉杖の選択—どのような松葉杖がいか？

　使用者に適した松葉杖を選択するのが当然である．基本的にしっかりした作りであり，特に支柱は強固である方が良い．また，握り手は握り心地がよく脇当てはぐらつかずある程度クッション性があった方が良い．特に病院や診療所などで貸し出しを繰り返しているとクッション性が悪くなっていたりする場合がある．また意外と忘れやすいのがキャップで，正しく杖先に挿入されているか，抜けやすくないかなどチェックしておく．重さに関しては使用者が重すぎると感じない方が良い．以前は木製が主流であったが，現在はアルミ製で軽量で調節性に富んでいるものが多い．

長さの調節—患者さんに適した長さにに松葉杖を調節できますか？

　松葉杖の使用にあたり前述のような松葉杖自体のポイントで選ぶことは重要であるが，使用者（患者）の体型に合わせたものを選ぶことは転倒事故防止や松葉杖の誤った使用方法防止・松葉杖麻痺予防のために重要である．

　松葉杖の長さの適合には全長と握り手の位置の2つの要素があり，これは使用者の身長や上肢や下肢の長さ使用目的などで異なる．長さの計測には色々な方法があり仰臥位での計測法や立位での計測法など色々ある．立位での一つの方法として松葉杖の全長は松葉杖を患者の前面に立てて乳頭までの高さとし，握り手の位置は床面から大転子の高さとする（図1）．また，適合を実際に確認するには以下の方法は割と簡便で覚えやすいと思われる．骨盤の幅程度の立位とし，松葉杖を足先の斜め前約20 cm（足先約15 cm・その外方約15 cmのところ）につく[1]．その状態で肘関節が軽い屈曲位（約30度）で腋窩と脇当ての間に2〜3横指程度の隙間があるくらいの長さで選ぶと良い（図2）．もう一つの簡便法として使用者は立位となり松葉杖を両脇にきっちり添え握り手の位置調節しそのままの位置で握りこぶし程の隙間を腋窩と脇当ての間に作るように調節する方法などがある．実際は救急外来では患者は免荷なしでの両

図1　簡単な計測法

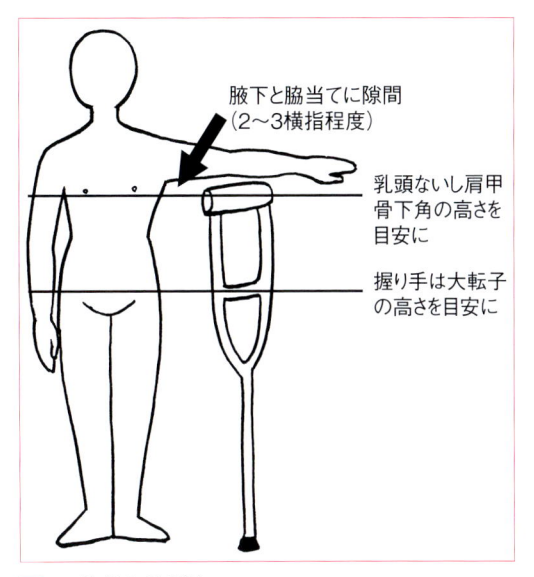

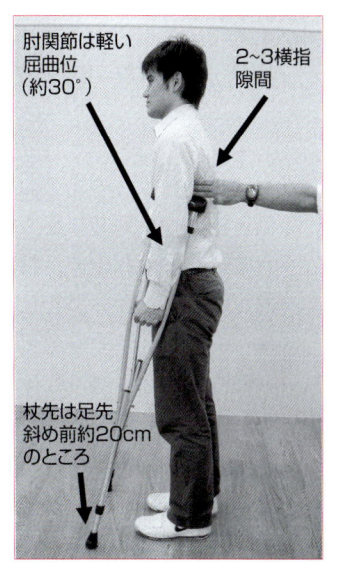

図2　松葉杖の長さ目安

　足立位ができない患者さんの場合には，段階式の調節式の松葉杖を使用する場合が多いので身長の近いスタッフで仮調節を行い使用者に渡して微調整する場合や身長より簡易の長さの表を用いている施設などが多いと思われる．

松葉杖歩行（図3，4）—どのような生活を考えながら処方をする

　松葉杖を用いた歩行方法には大きく1本の松葉杖を使用する片松葉杖歩行と2本の松葉杖を使用する松葉杖歩行がある．それぞれに色々な歩行方法があるが，救急室での使用の場合は一足の免荷を目的とする松葉杖歩行が多いと思われる．使用者の残存機能（上肢の力やバランス感覚など），免荷の程度および居住環境・移動環境等を総合的に考慮して松葉杖の適応があるかどうか判断する必要がある．例えば自宅がアパートの2階で1人暮らしであっても近くにスーパー等があり，道路も段差・障害物が少なく移動しやすく，またアパートも手すりがあり，洋式トイレで段差の少ない構造でまた本人の免荷が部分荷重可であれば十分生活できる可能性が高い．このように患者の生活スタイル考えておく．また，不安があれば帰宅前に十分な指導や生活環境や使用法の理解のチェックや実際の歩行の状況の確認をする必要がある．

指導法の実際―救急外来では色々教え過ぎない

1 片松葉杖歩行方法の指導（図3）

　片松葉杖歩行の場合の松葉杖の持ち方の基本は松葉杖を健側の手に持ち，移動は患側と松葉杖を同時に前方に出すのが基本である．この動きで平地歩行や階段の昇降を行う．つまり平地では杖と患側を出す，次に健側を出す（この繰り返し）歩行が一般的である（2動作歩行）．しかし，バランスが少し不安定な場合や上肢の筋肉が弱い場合や歩行に不安を覚える場合は，杖を出し次に患側を出す，その後健側を出す（この繰り返し：3動作歩行）．この歩行方法の方が歩行スピードは遅いが安定感が高まる場合が多い[1]．

　階段昇降であるが，前述の2動作歩行方法を基本とすると，階段の昇り方は健側を上げる，次に患側と杖を上げる方法の繰り返しで昇っていく．また，階段の降り方は逆で，杖と患側をおろす，ついで健側をおろす方法で降りていく[1]．昇降いずれの場合でも上肢に問題がなければ手すりや階段の壁などを上手に利用するように指導しておくことが大切である．

2 松葉杖歩行（図4）

　松葉杖歩行は両脇に松葉杖を持ち2本の松葉杖を用いて歩行する方法である．2点歩行・3点歩行・4点歩行・交互引きずり歩行・免荷歩行・同時引きずり歩行・小振り歩行など色々な歩行方法がある．

　救急外来では一足下肢の骨折後などに用いるため3点歩行または免荷歩行を指導するのが一般的である．松葉杖歩行の場合でも松葉杖と患側下肢が同時に動くのが基本である．

　3点歩行は両側松葉杖と患側，健側の順に運ぶ歩行で，健側を松葉杖の手前まで運ぶ小振り歩行と松葉杖より先に出す大振り歩行がある．免荷歩行はこの3点歩行で全く患側下肢に体重をのせないで歩行する方法である．階段昇降は片松葉杖とは逆で昇る場合は両松葉杖と患側を上げ，次に健側の順に昇る．降りる場合は両松葉杖をおろし，次に患側をおろすその後健側を降ろすようにして歩行するのが基本（前方昇り前方降り）である[1]．また，若い患者の場合手すりがあれば階段昇降時は，片松葉杖歩行の方が行いやすく安定感も高い場合があるので実際に院内で簡単に行ってもらって確認した方が良い．

　いずれの歩行方法でも患者は歩行はできると答える場合が多いので可能な限り実際の歩行を見て確認する方が良い．特に階段などは昇りのみならず降り方もよく見る必要がある．

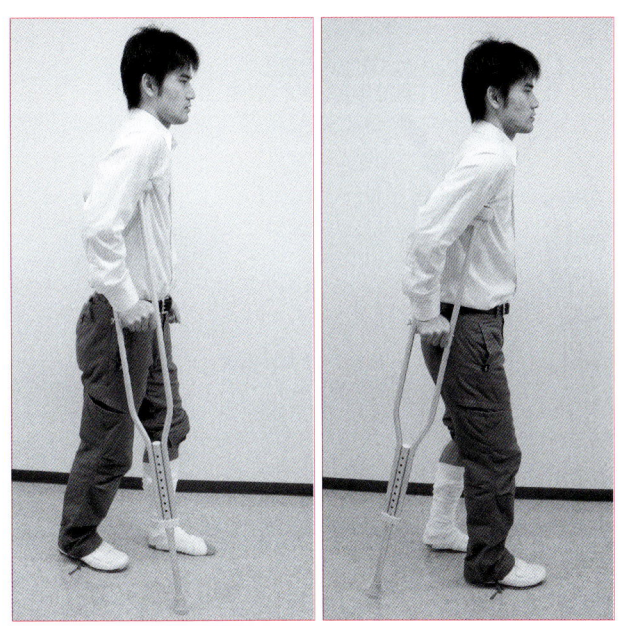

図3 片松葉杖歩行
左図のように杖と患側を出しその後右図のように健側を出し歩行する

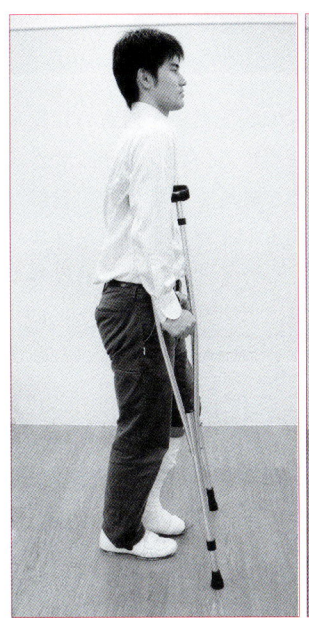

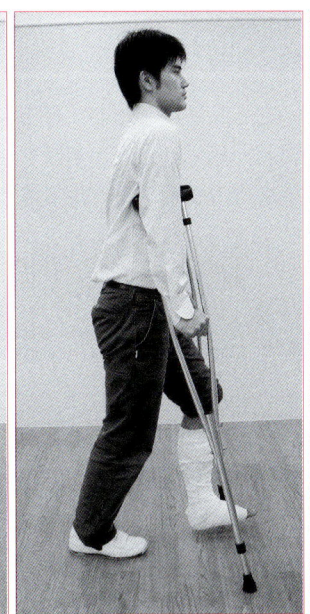

開始姿勢 　　　　　患側と松葉杖を同時に前　　健側を前に出す
　　　　　　　　　　に出す

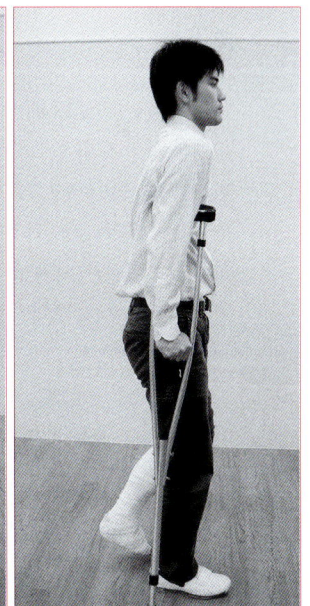

図4 松葉杖歩行（免荷歩行）

第4章 治療

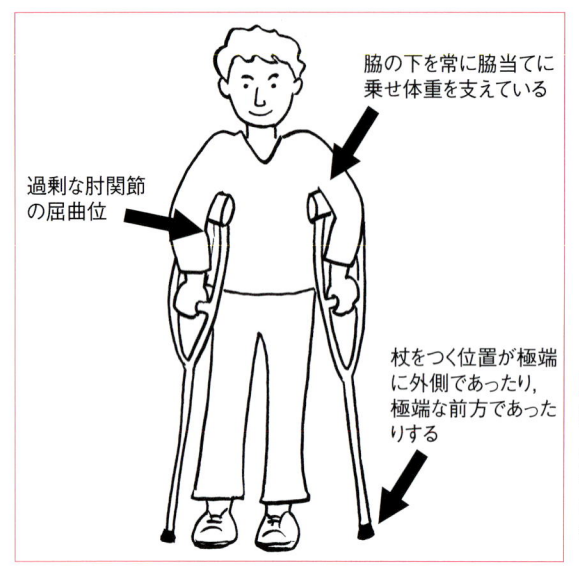

脇の下を常に脇当てに乗せ体重を支えている

過剰な肘関節の屈曲位

杖をつく位置が極端に外側であったり，極端な前方であったりする

図5 誤った使用法
誤った位置の使用により転倒のリスクを高めたり部分加重可の場合不適切な加重になり安静が不十分になる．また，まれだが松葉杖麻痺を生じる可能性がある

　また歩行のみならず図5のように基本姿勢での間違いも多いため確認指導後に帰宅とするようにしてほしい．

まとめ

　松葉杖に関する細かいことは省略したが，使用者の居住環境・通常の移動手段・残存機能などを考慮し松葉杖が適応かどうか判断し使用するかどうか判断することは大切で無理に医学的入院適応のみで帰宅とし患者さんが無理をして免荷・安静ができず悪化させる場合もあるので十分に注意する必要がある．また，下肢にギプスやシーネ固定をし帰宅可とする場合は最低サイズを合わせ，少なくとも平地で基本的歩行はさせて，歩行の安定性を確認して帰宅とする方が良い．

Trouble shooting　中年男性の足関節骨折の患者の加療に保存的治療の適応と判断しきれいにギプスを巻き，きちっとサイズを調整し帰宅とした．外来予定日の前にギプスが壊れたとのことで来院したので話を聞くとアパートの3階で手すりのない階段で自宅の上がり口も高く，室内の段差が多く，一人暮らしでアルコール飲酒も多く痛み紛らわしながら免荷も守られず足をついているうちに壊れ，骨折部もズレが大きくなっていた．やはり救急といえどもただ単に医学的適応の判断のみならず患者の背景を考えた診療すべきである．

＜参考文献＞
1) 松原勝美：松葉杖．移動補助具，松澤正監修，東京，金原出版，2005：pp95-144

雨田立憲（あめだ　たつのり）
1989年宮崎医科大学卒業，沖縄県立中部病院で研修，日本救急医学会専門医，日本プライマリケア学会研修指導医．

第4章 治療

11

ERにおける鎮静処置

薬剤の使い方と注意点

太田　正文 *Masafumi Ohta*　健生病院救急集中治療部

「なるべく痛くないように処置してください」と患者さんからお願いされることはないだろうか．NSAIDや局所麻酔など痛みをより軽減する努力をしても，患者さんの不安を消すことはしばしばむずかしい．さらに，縫合のために無影灯に照らされたり，X線透視台に載せられたりしたら，患者さんの不安や緊張はさらに高まるでしょう．あまりに緊張が強いと，患者さんが力んでしまい，脱臼整復などの処置もうまくいかない．

こういうときに，患者さんを安全に鎮静できる術を知っていると，たいへん便利だ．このセクションでは，薬剤を用いての鎮静の具体的な方法を記述する．

ERにおける鎮静について

ERでの鎮静の目的は，患者さんの不安や緊張を除去し，処置を容易にすることである．短時間作動型鎮静薬や鎮痛薬を用いる．鎮静の深さは，気道・呼吸・循環には影響を与えず，声をかけたり軽く触る程度でも反応し，指示にも従えるくらいの深さを目標にする．刺激に反応しなくなるほどでは，過鎮静である．

鎮静には絶対的禁忌はない．しかし，薬剤の反応への予測が不確実で蘇生処置が難しい高齢者や乳幼児，悪化が予測される重篤な合併症のある患者，気道確保が難しいと予測される患者は相対的禁忌と考えられる．これらの患者については，そもそも鎮静が必要なのか充分検討の上，どうしても必要なら生じうる合併症に対応できる環境を作ってから鎮静を行うべきである．

準備

1 患者のリスクの評価
（年齢，既往症，最終食事時間，全身状態，気道確保の難易度）

まずは，患者さんのリスク評価を行う．年齢，既往症，全身状態，最終食事，気道

表 ASA-PS　アメリカ麻酔科学会，全身状態分類

Class 1：一般に良好．合併症無し．
Class 2：軽度の全身疾患を有するが日常生活動作は正常．
Class 3：高度の全身疾患を有するが運動不可能ではない．
Class 4：生命を脅かす全身疾患を有し，日常生活は不可能．
Class 5：瀕死であり手術をしても助かる可能性は少ない．

確保の難易度などをチェックしよう．高齢であれば呼吸抑制など副作用が強く生じる恐れがある．既往症によっては禁忌となる鎮静薬があるので，とくに注意が必要．最終食事時間も必ず聞いておきたい．空腹と誤嚥の関係は明確には示されていないが，full stomach の状態での鎮静は避けたい．全身状態は，アメリカ麻酔学会の全身状態分類（表 ASA-PS 参照）に従い評価する．ASA-PS クラス 3 以上の状態だと，合併症のリスクが高まると考えられている．気道確保の難易度も，患者の外見や Mallampati score などから類推しておく．

患者のリスクを評価し，ER で十分に管理可能か検討する．リスク管理が難しいならば，そもそも鎮静が必要なのかの再検討，どうしても鎮静が必要なら手術室で処置を行うなどの対応が必要．

2 インフォームドコンセント

可能ならば，書面でも確認しておきたい．鎮静で得られる利益と，リスク，鎮静処置の概要を説明し，患者の質問に十分に答えよう．

3 モニター（ECG，RR，HR，SpO_2，$EtCO_2$）

モニターを装着し，患者の状態を監視することは，重要．とくに，SpO_2 や $EtCO_2$ など呼吸に関するモニターは特に重要．意識レベル，処置などの刺激に対する患者の反応，呼吸の深さなどにも注意を払う．

4 機材と薬剤
　　（吸引，バッグバルブマスク，気道確保用具，救急カート，リバース）

ER で行う鎮静では，合併症は少ないとされている．しかし，万が一の事態に備えて，バックバルブマスクや気管挿管に必要な物品は即座に使用できるようにすべきである．薬剤によっては，気道分泌物が増えるものもあるため，吸引も準備しよう．上記に示す物品は，事前に準備しておきましょう．オピオイドやベンゾジアゼピン系薬剤を使用するなら，リバースであるナロキソンやフルマゼニルなども準備すべきである．

5 人員

鎮静は，決してひとりでは行わない．最低限として，処置を行う医師と，薬剤投与やモニター監視を行う医師の 2 名は絶対必要．リスクが高い患者や，そもそも人手を要する処置を行うならば，さらに人数が多いほうがよい．

薬　剤

　単一の薬剤で，鎮静，鎮痛，抗不安作用のすべてを満たすことはできない．また，患者さんの既往症や現疾患によっては選択できない薬剤もある．これらの条件を考慮し，さらに術者がどの薬剤に習熟しているかも勘案して，薬剤選択をしよう．筆者は，禁忌でなければ，呼吸抑制が弱く鎮痛効果も併せ持つケタミンを第1選択にしている．ケタミンが使用できないなら，ミダゾラムかプロポフォールの使用を検討し，局所麻酔で鎮痛困難ならオピオイドの併用も考える．

1 ケタミン

　解離性麻酔薬といわれ，大脳皮質は抑制するが，辺縁系は機能を保たれる．開眼しているが，刺激への反応が鈍くなる．鎮静効果と鎮痛効果を併せ持つ．呼吸抑制が少ないため，ER では使いやすい薬剤である．カテコラミン再取り込みを阻害するため，血圧と心拍数上昇が生じる．気管支喘息の患者にも安全に使用できる．しかし，心疾患，COPD，脳圧や眼圧を上げたくない患者には禁忌である．重篤な副作用として，せん妄，喉頭痙攣がある．気道内分泌が増加するので，吸引の準備が必要で，アトロピンと併用されることもある．

　使用量は静注の場合は 1〜2 mg/kg で，1〜2 分かけて静注する．1 分以内に鎮静効果が生じ，20 分程度持続する．なお，筋注でも使用される（2〜6 mg/kg）．ケタミンは，商品名ケタラールとして静注用製剤（200 mg　20 mL）と筋注用製剤（500 mg　10 mL）が別々に存在するので，注意が必要である．

2 ミダゾラム

　ベンゾジアゼピン系薬剤で，鎮静と抗不安作用が強いが，鎮痛効果はない．容量依存性に呼吸抑制が生じる．鎮痛作用がないために，オピオイドと併用されることがある．その際は，より強い呼吸抑制が生ずるため，ミダゾラムの投与量を減らすなどの対策が必要である．フルマゼニルによりミダゾラムの作用を拮抗できる．効果の持続が長い（60 分程度）ため，他の薬剤に比較し長時間の経過観察を要する．なお，日本国内におけるミダゾラムの保険適応は，麻酔前投薬，全身麻酔の導入と維持，集中治療における人工呼吸中の鎮静であるので，使用する際は注意されたい．

　使用量は，静注では 0.03〜0.1 mg/kg で，1〜2 分かけて静注する．3〜5 分で鎮静がはじまり，30〜60 分効果が持続する．

3 プロポフォール

　フェノール誘導体で，脂溶性のため容易に血液脳関門を通過し，強力な鎮静と健忘作用がある．鎮痛効果はないため，オピオイドと併用されることがある．呼吸抑制と循環抑制があり，オピオイドとの併用に際しては細心の注意が必要である．なお，日本国内におけるプロポフォールの保険適応は，全身麻酔の導入及び維持，集中治療における人工呼吸中の鎮静であるので，使用する際は注意されたい．また，添付文書に

よると，妊婦と小児は禁忌とされている点にも注意されたい．
　使用量は，1 mg/kg をゆるやかに静注し，効果をみながら，0.5 mg/kg を 3 分おきにゆるやかに追加静注する．静注の際は血管痛が生ずることがある．鎮静効果は 40 秒程度で出現し，5〜7 分程度持続するが，投与量により 20 分以上となることもある．

4 オピオイド

　鎮痛が必要な場合は，オピオイドが使用される．ベンゾジアゼピン系鎮静剤や，プロポフォールは鎮痛効果がないため，両者を併用することもある．ただし，オピオイドも呼吸抑制があり，併用によってさらに抑制が増強するため，投与量の減量などの対策も検討すべきである．ナロキソンによりオピオイドの作用を拮抗できる．フェンタニルではより少ないとされているが，ヒスタミン遊離作用がある．喘息の患者への使用には注意を要する．副作用としては，呼吸抑制のほかには，嘔気，じんましんなどがある．
　使用量は，モルヒネなら 0.1 mg/kg 静注で，1〜3 時間効果が持続する．フェンタニルなら 1〜2 μg/kg を静注で，30〜60 分効果が持続する．

経過観察と帰宅基準

　薬剤の効果が持続している時間は，モニター監視の下に経過観察が必要である．
　薬剤の効果が切れて，以下の条件が満たされれば，安全に帰宅が可能と考えられる．
・処置そのものの経過が良好であること．
・痛みや嘔気やめまいがないこと．
・バイタルサインや呼吸状態が安定していること．
・意識や身体機能が処置前とおなじであること．
・患者の様子を見ていてくれる家族などがいること．
　モルヒネやベンゾジアゼピン系のように，作用時間の長い薬剤については，帰宅しても自動車運転など危険な行為はしないように注意したい．

＜参考文献＞
1) American College of Emergency Physicians：Clinical Policy for procedural sedation and analgesia in the emergency department. Ann Emerg Med. 2005：**45**：177-196
2) Robert J. Vissers et al：CHAPTER8 PROCEDURAL SEDATION AND ANALGESIA. Harwood-Nuss' Clinical Practice of Emergency Medicine. Allan B Wolfson et al. eds., 5th edition, Lippincott Williams&Willkins, 2009
3) Robert L. Frank：Procedural sedation in adults. UpToDate Version17.3, 2009

太田　正文（おおた　まさふみ）
2000 年弘前大学卒業．健生病院，あおもり協立病院，八戸生協診療所にて初期研修．健生病院内科，福井医科大学救急研修ののち，2003 年より現職．日本救急医学会救急科専門医．在宅から診療所も視野にいれた，地域に根ざした ER を目指しています．

第5章 ピットフォール

1

整形外科受診は翌日でいいの？

奥本　克己　*Katsuki Okumoto*　熊本赤十字病院　救命救急センター
宮本　和彦　*Kazuhiko Miyamoto*　同　整形外科

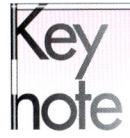

Key note

- 歩けてもそのまま帰すべきではない外傷
  四肢外傷：小児の肘周囲の骨折，軽微な大腿骨頸部骨折，腫脹・疼痛の強い症例
  体幹外傷：高齢者の多発肋骨骨折，軽微な胸腰椎圧迫骨折
- 意外と知られていない整形外科的 surgical emergency：化膿性腱鞘炎，高圧注入損傷
- 絶対に翌日フォローが必要と考えるなら入院させておくのが無難

帰せるか，帰せないか… ER で日夜遭遇する永遠のテーマ

　ERで夜間に専門医を呼ぶのは勇気がいる．逆に自分の判断で帰宅させるのもこれまた勇気がいることだ．すべての疾患において「帰せるか，帰せないか」の判断が的確にできるようになるには相当な修練が必要だと思うし，実は私もまだその修行中の身である．

　他稿で詳しく述べられているように，開放骨折やコンパートメント症候群，血行障害・神経障害のある症例で整形外科医を呼ぶことには異論はないだろう．

　また，自分だけではどうしたらよいか判断しかねる場合も，勇気をもって整形外科医に相談すべきである．それが患者のためだ．

　問題は，軽微に見える異常所見で思わず帰宅可と考えてしまいがちな症例だ．歩行可能なため「外来フォローでよかろう」と思ってしまいがちなピットフォールを挙げてみた．

第 5 章　ピットホール

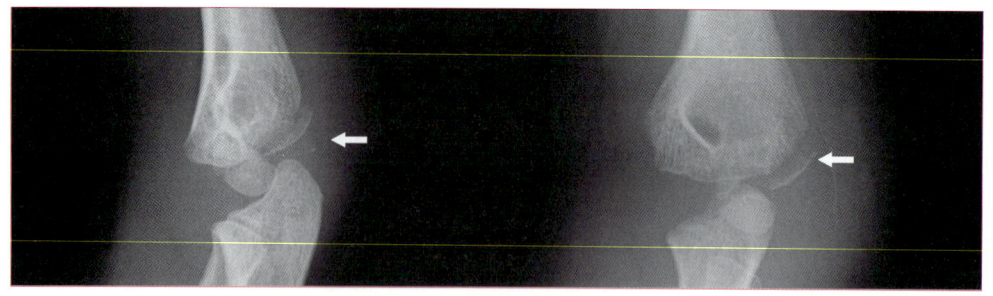

図 1　固定しなかったため，のちに転位を生じ手術を要した上腕骨外顆骨折

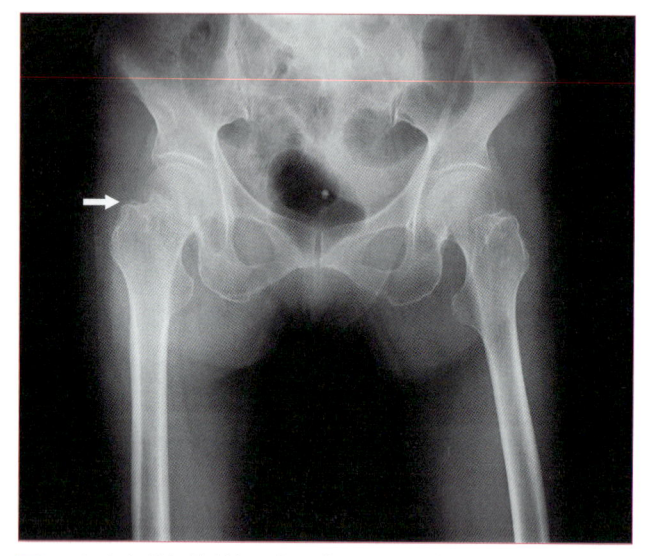

図 2　ほとんど転位がないため歩いてきた右大腿骨頸部骨折

四肢外傷

　小児の肘周囲の骨折，特に上腕骨顆上骨折はよほど整形外科の経験がない限りは自分ひとりの判断で帰すべきではないだろう．他部位の骨折と違い素人（整形外科医以外）のシーネ固定は危険であり，夜であっても整形外科医にコンサルトすべきだ．いったんコンパートメント症候群が起こったら悲惨だ．また上腕骨外顆骨折は初診時に骨折線が不明瞭で，数日後に転位が顕著となることも多く，保存的治療で済むはずのものが手術となることもある．疼痛・腫脹が強ければ整形外科の指示を仰ぐ方が良いと思われる（図 1）．

　大腿骨頸部骨折は骨折部が陥入している場合には歩行して来院することも多く要注意だ．歩けるからといって帰してしまうと，徐々につぶれ，保存的治療で済むはずのものが手術となってしまう可能性がある．整形外科医を呼ばないまでも，入院させておくのが無難だ（図 2）．

　また骨折のない単なる打撲だけであってものちのちコンパートメント症候群を起こ

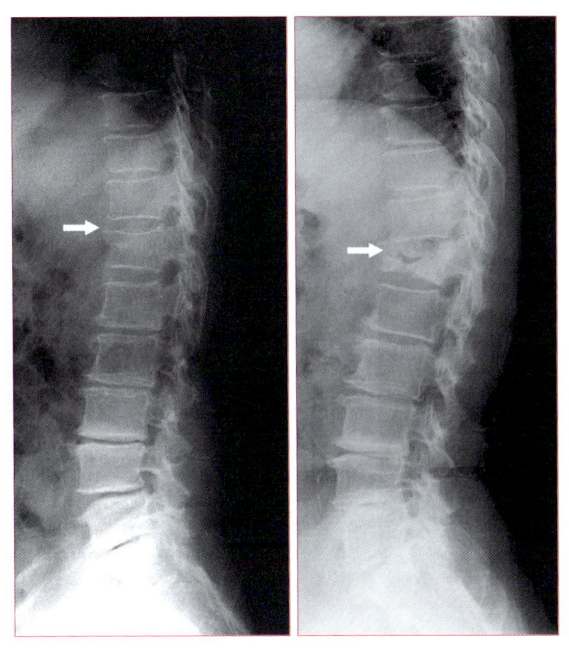

図3 「打撲」として帰宅．2ヵ月後に持続する腰痛にて再受診．歩いたために圧迫が強くなった第12胸椎圧迫骨折

す可能性は十分にある．腫脹・疼痛が強い場合には入院させて経過観察したほうがよいだろう．

体幹外傷

　肋骨骨折は基本的には保存的治療が可能だが，高齢者の多発肋骨骨折は要注意だ．疼痛のため喀痰ができずに肺炎を起こすことがしばしばあり，命取りとなることもある．歩けても入院の上，硬膜外麻酔などでしっかり疼痛コントロールをするほうが賢明だろう．

　微細な胸腰椎圧迫骨折はX線で判断しずらいことも多い．単なる打撲として帰宅させると，患者は痛みを我慢して日常生活を送ることになり，骨折部はさらにつぶれてしまう．遅発性麻痺を生じないよう，歩ける症例であっても入院加療を勧めるべきだろう（図3）．

その他，知らないと帰してしまう「軽症にみえる」外傷

1 Purulent tenosynovitis 化膿性腱鞘炎（図4）

　手の軽度外傷で起こる感染症だ．手の腱鞘はあっという間に感染が広がる．感染が

第5章 ピットホール

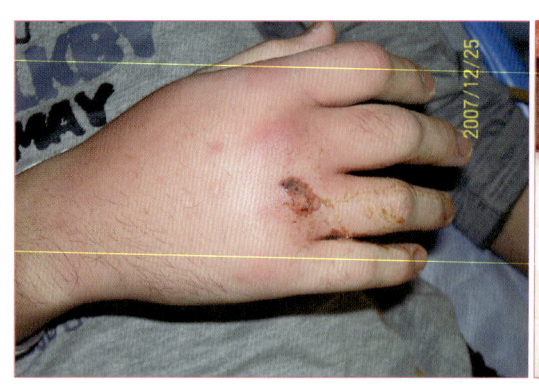

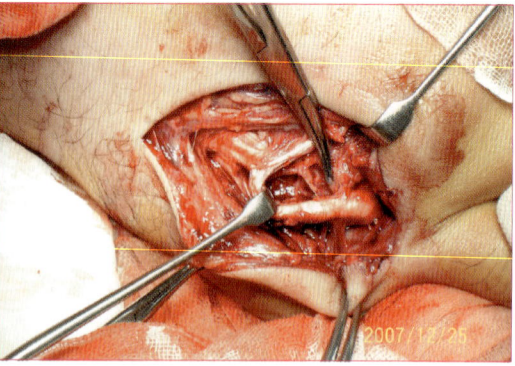

図4 コンクリートの壁を殴り，手が腫れてきたため受傷翌日に来院．整形外科医により緊急切開・ドレナージ術が施行された．ため受傷翌日に来院．整形外科医により緊急切開・ドレナージ術が施行された．

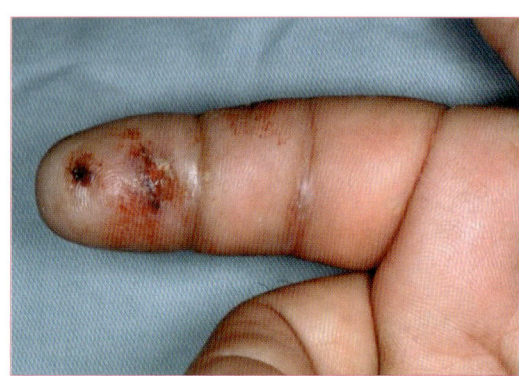

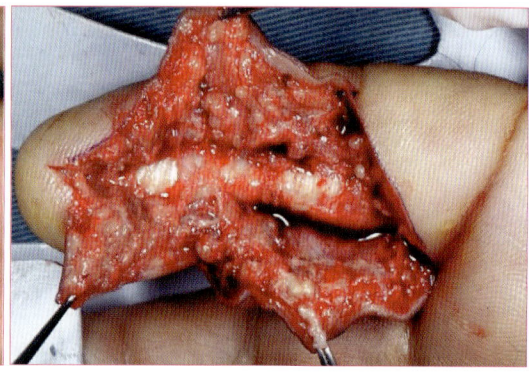

図5 グリースを注入する機械を扱っていて受傷．抗生剤と鎮痛剤で帰宅し，翌日整形外科外来受診．緊急切開・ドレナージしたが，最終的に指切断となってしまった．

あることは発赤・熱感・疼痛から察知できるが，これが surgical emergency であることを知っている研修医は少ない．整形外科医による切開・洗浄ドレナージが必要なことが多く，抗生剤の内服処方のみで帰宅させてはならない．特に手掌側に傷がある時には屈筋腱の腱鞘炎に特徴的な身体所見である Kanavel の4徴をチェックしよう．

Kanavel の4徴

1. 軽度屈曲位
2. 腫脹
3. 屈筋腱鞘の圧痛
4. 他動的伸展時の疼痛

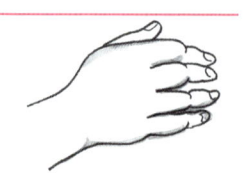

---

2 High pressure injection injury（高圧注入損傷）（図5）

工場での作業中に起こることが多く，細いノズルから水や薬剤が高圧で体内に注入されることで生じる．利き手でないほうの指に受傷することが多く，その特徴的な受傷機転を聞き出せば診断は容易である．しかし，受傷直後には身体所見は乏しく，注

入部位も数 mm と目立たないことが多いため，ついつい帰してしまいたくなる．これまた surgical emergency で，すぐに整形外科医にコンサルトして切開・洗浄ドレナージしないといけない．遅れると指切断のリスクがとても高くなるので要注意だ．

　ER から帰宅させる場合は必ず整形外科受診を勧めなければいけない．
　絶対に翌日の外来である必要はないが，循環障害が危惧される場合などは翌日の受診がよいだろう．もしそんなときに翌日が休日だったりしたら，思い切ってその場で整形外科医に相談するか，入院させておくのが賢明だろう．

Trouble shooting

「木を見て森を見ず」現象
　後輩ができてコンサルトされるようになった研修医にこれが多い！「先生，ここ骨折ですかねえ？」と聞かれ，X 線でそこしか見ずに，他の部位にある明らかな骨折に目が行かないことがしばしばある．X 線を隈なく見ること，そしてコンサルトを受けたら自分の受け持ち患者と考え，後輩といっしょに患者を診察することが大切だ．

<参考文献>
1) Tintinalli JE（Eds）：Emergency Medicine：A Comprehensive Study Guide, McGraw-Hill, 2003
2) Hamilton GC（Eds）：Emergency Medicine：An Approach to Clinical Problem-Solving, 2nd ed, Saunders, 2003

奥本克己（おくもと　かつき）
1995 年九州大学卒業．沖縄県立中部病院で研修．卒後 11 年間は外科，現在は救急を勉強している．日本外科学会外科専門医，日本救急医学会救急科専門医

宮本和彦（みやもと　かずひこ）
1990 年熊本大学卒業．熊本大学整形外科で研修．日本整形外科学会認定医，日本整形外科学会リウマチ認定医，日本リウマチ学会認定医，日本体育協会公認スポーツドクター，日本オリンピック委員会強化スタッフスポーツドクター

第5章 ピットフォール

2 コンパートメント症候群の発見が手遅れとならないために

脈が触れてもコンパートメント症候群？

野々上　智　*Satoshi Nonoue*　健育会西伊豆病院　内科
仲田　和正　*Kazumasa Nakada*　健育会西伊豆病院　整形外科

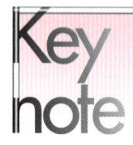

Key note

- 「損傷の程度からは説明できないような激痛」「他動的伸展時の疼痛増強」「皮膚緊満感」「しびれ」「運動麻痺」があるときはコンパートメント症候群を疑う．
- コンパートメント症候群の初期には，末梢の脈拍が触知できることの方が多い．
- コンパートメント症候群を疑う場合，内圧測定を行い，30 mmHg 以上の場合は，筋膜切開を考慮する．

モデル症例

症例1　70歳女性．橈骨遠位端骨折でギブス固定を行った．さて帰宅の際に説明しておくべき注意点は？

症例2　20歳男性．右下腿をぶつけて受傷．単純X線写真にて明らかな骨折は認めず打撲として帰宅．その後，患者から，腫れが強くなり，痛みがとれないがどうしたらよいかと電話がかかってきた．緊急で受診を勧めるのは，どのようなときか？

　コンパートメント症候群とは，四肢の骨と筋膜によって構成される閉鎖腔（コンパートメント）において，出血，浮腫，毛細血管の透過性増加などの要因により組織内圧が上昇し，そのために血行障害や神経障害をきたしたり，筋肉の機能不全や筋壊死にいたるものです．
　急性には外傷による筋肉内出血，浮腫の他，突発性の筋過剰負担，ギプス包帯や圧迫包帯などの外的な圧迫や絞扼などにより発症します．
　上肢では前腕，下肢では下腿に高頻度に発生しますが，四肢のどこにでも発生する

可能性があります．

　放置すると筋肉は 4～12 時間の虚血で不可逆性変化を起こし，神経は 12～24 時間の虚血で不可逆性変化を起こすため，その診断と処置には迅速な対応が必要となります．

　診断には内圧の測定・MRI などの画像診断も有用とされていますが，臨床症状からまず，コンパートメント症候群を疑い，早急に筋膜切開を行う必要があります．

　本稿では，研修医やプライマリケア医が，どのような臨床症状からコンパートメント症候群を疑うべきか，帰宅に際しての具体的な説明や，電話相談を受けた時の注意点について説明します．

コンパートメント症候群の初期の臨床症状は？

　急性期のコンパートメント症候群の症状は，筋区画内圧が上昇することにより，筋肉・神経・血管が障害されて生じますが，① pain（疼痛），② paresthesia（知覚異常），③ paralysis（麻痺），④ pulselessness（動脈の拍動消失）の 4P が一般にあげられます．

　しかし実際の臨床の現場において，動脈の拍動消失は晩期にならないと出現しないことが多く，早期の場合はむしろ，動脈も触知できることが普通です．（「Trouble shooting」参照）．

　早期の場合，神経障害も軽度であり，しびれ程度のこともあります．

　早期にコンパートメント症候群を疑う症状・所見には次のようなものがあります．

- 損傷の程度からは説明のつかないような激しい痛み（鎮痛剤が効かない）
- 他動的に筋肉を伸展して，痛みが増強する
- 皮膚の緊満感
- 患肢のしびれ
- 患肢の筋力低下と麻痺

　上記の症状や所見を認める場合は，コンパートメント症候群の存在を疑い，内圧測定や筋膜切開を行います．臨床症状がはっきりしない時や適切な評価ができない時（意識障害や脊髄損傷がある場合）は，内圧測定を行い，30 mmHg 以上であれば，筋膜切開を行い，30 mmHg 以下であれば，引き続き臨床評価と内圧測定を繰り返して経過をみます（図 1）．

　内圧測定については，特殊な装置を必要とせず，外来でも測定可能な needle manometer 法が一般には使用されます（図 2）．

　多くの施設ではコンパートメント症候群が疑われた時点で整形外科医へのコンサルトを行い，治療を任せることが多いと思われます．

　一例を示します．トラックが横転し窓の外に出した前腕が下敷きになり前腕のコンパートメント症候群を起こしたもので，内圧測定の直前（図 3）と筋膜切開直後（図

第5章 ピットホール

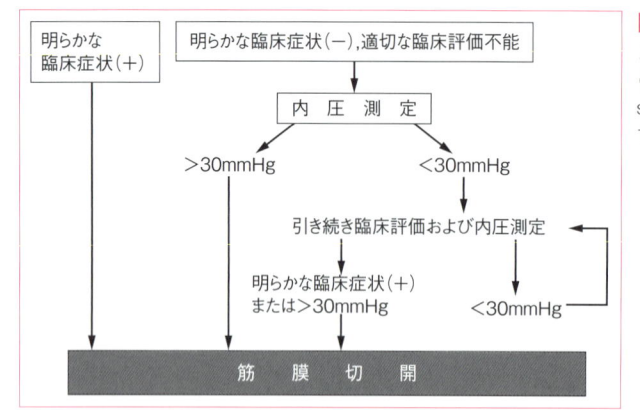

図1 コンパートメント症候群の診断と治療
(Bourne, RB, Rorabeck, CH：Compartment syndromes of the lower leg. Clin Orthop 240：97-104, 1989 より引用)

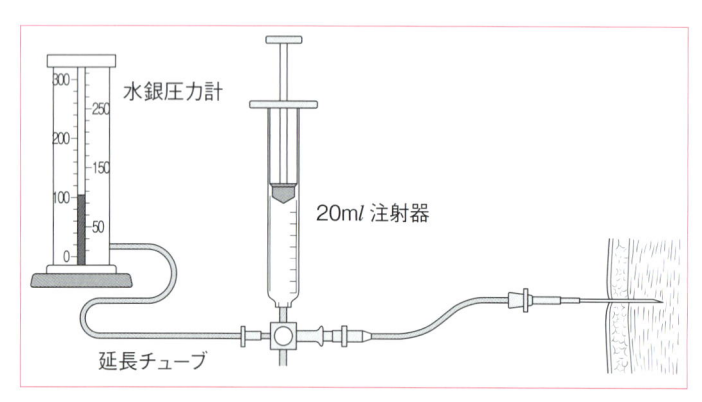

図2 needle manometer 法
(文献2より引用)

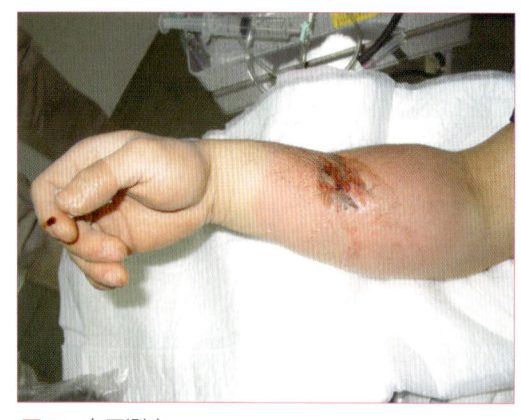

図3 内圧測定

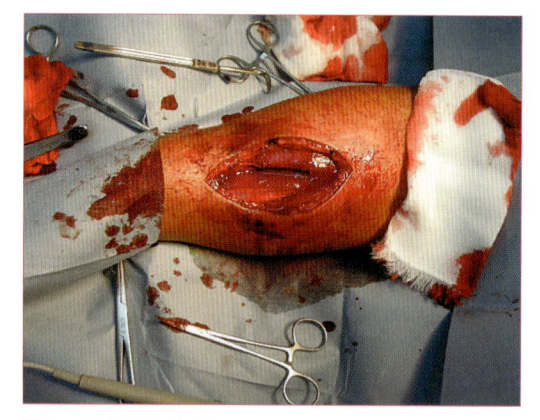

図4 筋膜切開直後

4)の写真です．内圧は 70 mmHg でした．

整形外科へ任せるまでの当面の処置としては，患肢の挙上と局所の冷却，圧迫する包帯やギプスの除去（その場合下巻きも切る）などがあげられます．

〈帰宅時の説明〉

以上を踏まえて，帰宅に際しての説明の一例を示します．

症例1：「鎮痛剤が効かないような強い痛みが出現したり，筋肉を伸ばした時に痛みが強くなったり，腫れがひどくなってきたり，痺れが出現したり，麻痺が出現した

場合は，緊急で処置が必要になることがあるので，休日・夜間でも早急に再受診してください.」

また症例2については，上記症状があれば，早急に受診を指示する必要があります．患肢を挙上し，局所を冷却してもらいながら受診してもらいましょう．

コンパートメント症候群は治療が遅れると重篤な機能障害を残すことになりますが，それに対する有用な治療法は少なく，訴訟となった際には，不適切な初期治療に関して医師側の責任を問われる事例もみられます．

このようなトラブルを起こさないための基本は，必ず本人，小児の場合には保護者にコンパートメント症候群についての説明を行い，特に小児の場合には座薬を挿入しても痛みを訴える場合には，必ず夜間でもいいから受診するように強く説明しておくことが重要です．

また，この患者への説明の内容を必ずカルテに記載しておくようにしましょう．

トラブルに至ったときに，自分の身を守ってくれるものは，カルテですから．

Trouble shooting

「末梢の脈拍がふれるので，コンパートメント症候群は否定的である」というのは誤りである．

コンパートメント症候群では，末梢動脈の拍動は消失しないことが多い．末梢動脈の拍動が消失している症例では，主幹動脈の断裂を合併していないか留意しなければならない．また筋膜切開を行っても末梢動脈の拍動を触知できない場合は，主幹動脈閉塞の有無を確認し，早期に血行再建を行う必要がある．

＜参考文献＞
1) 東　努，田嶋　光，生田拓也，他：コンパートメント症候群の臨床的検討．整形外科と災害外科 1999：**48**：1210-1213
2) 夏梅隆至，堀部秀二：コンパートメント症候群．外傷の初期治療の要点と盲点．東京，文光堂，2007：pp310-312

野々上智（ののうえ　さとし）
2001年名古屋市立大学卒業．みなと医療生活協同組合協立総合病院にて初期研修・内科研修，名古屋掖済会病院救急科を経て，医療法人社団健育会西伊豆病院内科．日本内科学会認定医，日本救急医学会救急科専門医．

第5章 ピットフォール

3 「骨折をERで見逃された」ということをなくすには？

トラブルにならないためのインフォームドコンセント

伊藤　壮一　*Soichi Itoh*　川崎市立川崎病院　救命救急センター救急科
石神　　等　*Hitoshi Ishigami*　日本大学医学部付属練馬光が丘病院　整形外科
八木　　満　*Mitsuru Yagi*　川崎市立川崎病院　整形外科

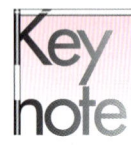

Key note

- 正確な所見がとれない患者
  意識障害（頭部外傷・アルコール酩酊・薬物多飲）
  注意をそらすような他の部位の激痛を伴う外傷
  その他（高齢者・乳幼児・精神疾患・外国人など）

ここでは，ある症例とともに，骨折が疑われる患者への病状説明を含めた医療行為のピットフォールについて考えてみましょう．

症例

ある日の夜，K病院のER．学会前日ということもあり当直は研修医1名とER医1名と手薄であった．午後10時半を回ったころ救急要請のホットラインが鳴った．

主訴：頭部打撲

救急隊情報：60歳代男性．夜10時半，酒に酔って居酒屋の階段8段くらいから足を滑らせ転落．一緒に飲んでいた仲間が救急要請．

意識レベル JCS I-1　GCS E4V4M6．バイタルに問題なし．後頭部に血腫あり．その他体表に異常なし．受傷機転から頸椎カラー・バッグボード全脊柱固定にてK病院に搬送．AMPLE特記すべきことなし．

ERでの経過：

到着後，バイタル・意識レベルに変化はなかった．翌日の学会準備に忙しい先輩ER医師は2年目研修医Aに患者の初期評価を任せることとした．

先輩ER医：「第一印象で軽傷だな．あと酒臭かったね！　俺さ学会準備で忙しいから，一人で評価できるよね！　あとで総括するからさっ！　診察しといて．」と言い，患者を研修医Aに任した．

研修医A：「わかりました．がんばります．」

患者：「大丈夫だからさ〜！　早く帰らせてよ！　眠いんだよ！」とかなり威圧的態度

研修医A：「頭とか首とか損傷しているかもしれないので，きちんと診察させてく

ださいね．」
　患者：「大丈夫だよ！　早くしてくれよ．終電，終電があるんだから．」
　そして研修医 A は生理学的評価をすすめ，患者からのプレッシャーを受けながらもなんとか終了した．しかし悲劇はここから始まった．
　患者 A：「早くしろよ！　終電まであと 30 分だよ！　みんな待たせてんだし！！」とまたも威圧的な態度．慌てて研修医 A は解剖学的評価を進めた．左手関節はやや腫れていたが患者は後頭部血腫の部位以外の痛みを訴えなかった．
　研修医 A は解剖学的評価の結果と患者の威圧的態度および終電時間で焦っていることを先輩 ER 医に報告した．
　先輩 ER 医：「終電なんか気にしちゃだめだよ！　頭部 CT 検査の適応知ってんの？　アルコール飲んでるし！　CT 撮らなくちゃ！　何かあったらどうするの？　そうそう頭から首まで撮って，大丈夫だと思うけど，画像撮ったら確認して頸椎固定解除して，帰していいよ．あと左手も腫れてんでしょ？　X 線で一応確認してね．」と告げた
　その後，研修医 A は先輩医師の指示通り CT で骨条件まで含め頭から頸部まで撮影し，手関節も異常がないことを先輩医師に告げた．そして先輩 ER 医の了解を得て，患者とその仲間に病状説明を以下のようにした．
　研修医 A：「頭から首の CT をお取りしましたが，明らかな骨折所見や出血所見はありませんでした．また手も X 線をお撮りしましたが，こちらも骨折ではないようです．本日のところは痛み止めを出します．後日痛みがでることもあります．痛みが出たら来てください．」
　患者とその仲間は説明に納得した様子だった．しかし終電に間に合わず，かなり不機嫌で，「だから最初から大丈夫って言ってんだろ！」と言って ER を去り，最終的にはタクシーにて帰宅した．
　その後の経過：
　翌日，研修医 A と先輩 ER 医は整形外科部長から呼び出され，昨日の転落の患者が腰痛と手の痛みで再来し，第 1 腰椎横突起骨折と舟状骨骨折の診断であること，患者の妻が昨日の担当医から何も説明を聞いておらず，見逃されたのではないか？とかなり憤慨していることを知らされた．

　さてこの症例のピットフォールは何だったのでしょうか？　この症例から考えられるピットフォールを下記に挙げます．
　①患者がアルコールを摂取しており，正確な所見がとれなかった．
　②注意をそらす他の部位の外傷（頭部外傷）があり全身を細かく診察しなかった．
　③X 線では評価が困難な骨折（舟状骨骨折）であった．
　④病状説明を酩酊患者と責任能力のない仲間のみに行い，患者家族を呼び出して説明をしなかった．

第5章 ピットホール

それぞれに対し検証してみましょう．

1 何はともあれ！　正確な問診・所見から

2 注意をそらす他の部位の外傷（頭部外傷）があり，全身を細かく診察しなかった

まず，何より重要なのは「受傷機転を含めた正確な問診・所見」です．「いつ？　どこで？　どうなった？　どこが痛いのか？」これは外傷だけではありません．内因性疾患でも同じですね！　正確な身体所見がとれないだけで内因性も外因性も確定診断へのハザードとなります．

こんな驚くべき報告があります．「あるカナダの施設で，教育を受けたER医が問診および臨床所見から骨折を疑わずに最終的に鎖骨骨折と診断された全患者の6.4%程度を見落とした．」問診・臨床所見から疑わなければ，X線写真も撮れません．問診・臨床所見が正確にとれない本例のようなアルコール酩酊状態はその代表です．酩酊状態は痛みを半減させ，所見をマスクします．そして酔いが冷めると同時に痛みがでるということも稀ではありません．アルコール以外にも，正確な所見がとれない場合としては「キーノート」のようなものがあります．

患者に急かされ，注意をそらす他の部位の頭部や頸部の診察に意識を捉われていた．これも診断を下すハザードでした．本症例は大事には至りませんでしたが，アルコール酩酊などで正確な臨床所見が得られない場合の頸椎解除はできません．外傷初期診療ガイドラインは，正確な所見がとれない場合において画像診断を行ったうえ24〜48時間後に再評価をすることとなっています．「入院を含めた経過観察のdispositionを下せるか？」その心の余裕がより慎重に診察をすることになったのかも知れませんが，交通安全標語のようですが「一寸待て．飛び出す心に，飛びつく危険．」です．決して目に飛び込んでくる，そして患者が訴える箇所だけにとらわれてはいけません．常に「見て．聞いて．触って感じて」です．

3 X線には映らない骨折，また特殊条件が必要な骨折を知る

骨折はX線で診断するものではないことはご存じのとおりです．X線による画像診断はあくまで補助診断と認識しても間違いではありません．本症例は左手の痛みがあり，研修医Aは左手X線をオーダーし骨折線はないので骨折なしと診断しました．画像診断の基本として，どんなに痛がっていても3次元的な骨折を2方向以上で撮影

表1　特殊撮影を必要とする骨折例

鎖骨	前後方向撮影，軸方向撮影
肩関節	前後方向中間位撮影，肩関節軸方向撮影
肋骨	接線方向撮影
舟状骨	背掌方向，斜方向撮影
膝蓋骨	前後方向，側方向，軸方向撮影
踵骨	側方向，軸方向，アントンセン撮影

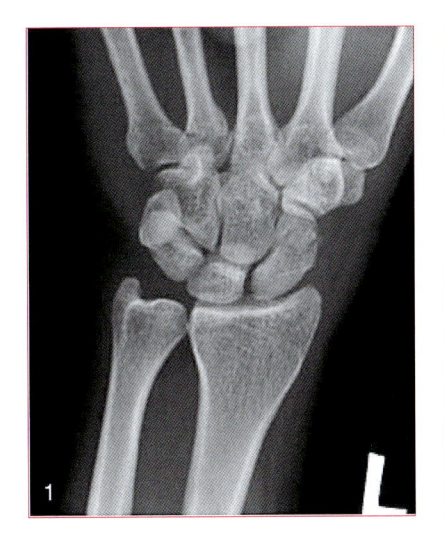

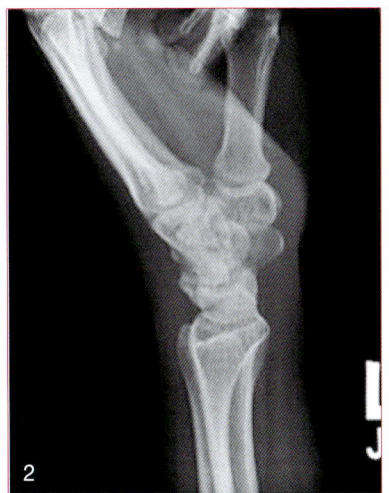

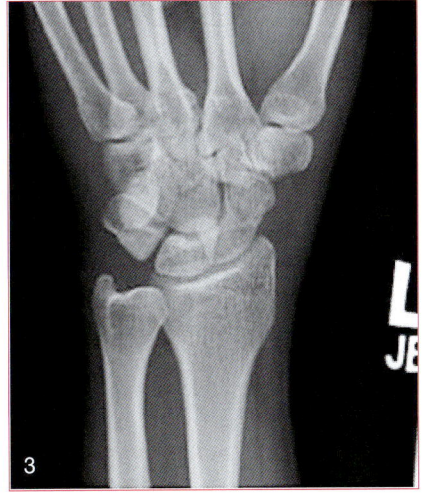

3 「骨折を ER で見逃された」ということをなくすには？

図1〜3　手根骨 X 線撮影
図4（T1），5（T2）　同部位の MRI　骨折線が判明

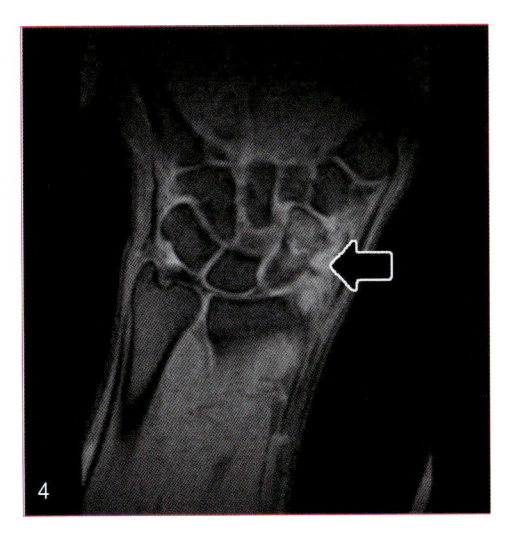

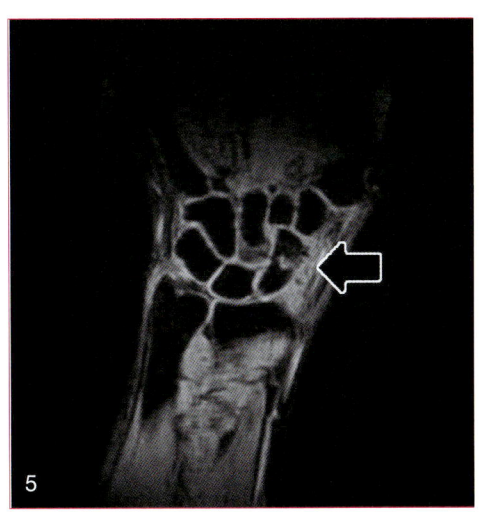

し2次元的に画像診断しなくてはなりません．これに付け加えX線には映りづらい本症例のような舟状骨骨折などは特殊条件が必要であることを知っておくべきかもしれません（表1）．舟状骨骨折を疑った場合必ず3方向の撮影が必要ですし，MRIなどでしか診断できない場合もあります（図1～5）．骨折を疑い特殊条件撮影をしても骨折がはっきりしない場合には，骨折に対し緊急MRI撮影の可能な施設は稀ですので，その場合には骨折に準じた対応をしましょう．骨折の可能性の説明を行い，骨折に準じた治療を行えば「医療過誤」として責任を追及される可能性は低いと思われます．救急医に必要な「assume the worst」の実践ですね．

4 本人以外の人「家族」に病状を説明する．もしくは書面として本人に渡す

「酩酊は意識障害として扱う」と私は決めています．すなわち，酩酊患者は薬物多飲の意識障害患者と同等です．いくら軽傷の薬物多飲患者でも一人で帰宅させることはしませんね．当院では呼気のアルコールセンサーを使用し，飲酒かどうかを判断し，いかなる原因で搬送された患者でも飲酒が確認されれば，患者自身の責任能力を疑問視し，家族を病院に呼ぶようにしています．「誰に何を話すのか？」はインフォームドコンセントで最も重要です．もし患者の家族が何らかの理由で来院できない場合には書面として本人の署名とともに残し，本人に渡すとともにカルテに残すなどの方法も有用でしょう．

本症例はごくごく1例にしか過ぎません．骨折が疑われる患者へのインフォームドコンセントには，診療の手助けとなる決まったガイドラインはもちろんありません．ですからリスク回避という観点だけではない，患者と家族への対応のストラテジーをもちましょう．

＜参考文献＞
1) Landine J, McGraw R：Clinical diagnosis of clavicle fracture. CJEM 2001：**3**：95-98,
2) 日本外傷学会・日本救急医学会監修：外傷初期診療ガイドライン，へるす出版，2006
3) Frank J Edwards, 太田凡 監訳：ER・救急のトラブルファイル（The M & M Files）．メディカル・サイエンス・インターナショナル，2007

伊藤壮一（いとう　そういち）
2000年日本大学卒業．東京女子医科大学腎臓内科，川崎市立川崎病院総合診療科で研修．救急専門医，内科認定医
AHA：BLS，ACLSプロバイダー，救急医学会：ICLSディレクター，JATECプロバイダー，JPTECインストラクター，ISLSプロバイダー

Entrainez-vous

1

ER で見逃しやすい骨折

徳永　日呂伸　*Hironobu Tokunaga*　福井県立病院　救命救急センター

Ⅰ．上肢編（鎖骨含む）

第3章の3の筆者の拙稿で紙面の都合で紹介できなかったもの，さらに骨折に限らず補足して説明したいことなどを追加致します．

1 鎖骨骨折と肩鎖関節脱臼

真ん中辺でポッキリ折れて転位しているような鎖骨骨折は，よほど他の大きな外傷に気をとられたりしていなければまず見逃すことはないでしょう．

問題は外側縁付近（肩の辺）です．

初療医である後期研修医が肩鎖関節脱臼としてコンサルトしてくれたものが写真を見ると鎖骨骨折というケースは，結構ちょくちょく経験します．

今回の症例のX線（図1, 2）は，そうしたパターンの中でもまだわかりやすい写真です．本当に鎖骨外側縁の皮1枚（といっても「骨の」ですが）だけ残っているというようなケースでは，鎖骨の辺縁の皮質骨の白っぽい線を注意深くトレースしてその途切れを見つけて一致する相手を肩峰の内側に発見，としないと本当に見逃します．

逆に鎖骨は間違いなく大丈夫だが肩鎖関節脱臼が微妙といった際には，5 kg 程度の重り（鉄アレー・電話帳など何でもよい）を持ったストレス撮影で正面像の左右差の確認をするという方法もありますが，ストレス撮影に関しては必ずしも初療医が頑張らないといけないものではないと思われます．肩鎖関節脱臼で（脱臼した）鎖骨の遠位端を上から押すと鍵盤のように上下するという Piano key sign はちょっと有名ですので，左右差の確認くらいはしてみましょう．鍵盤のように感じたら陽性と記載します．

「肩鎖関節脱臼と診断したんなら，（鎖骨骨折があったところで）どうせ軽度ならクラビクルバンドで翌日整形外科だろ？　治療は一緒じゃん．」というご意見もあるかも知れません．しかし，ERで脱臼と言われたものが，翌日の整形外科で骨折判明（ましてや前日のX線見直しだけで！）では冴えませんし，なにしろその後の治療方針・経過はかなり異なったものとなります．先を見越した説明を患者さんに届けるために

Entrainez-vous

鎖骨外側縁の骨折

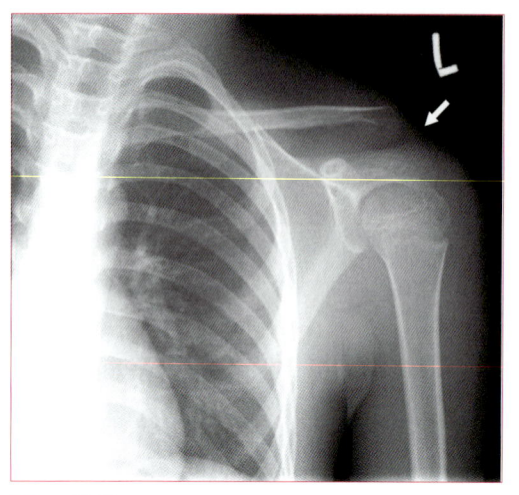

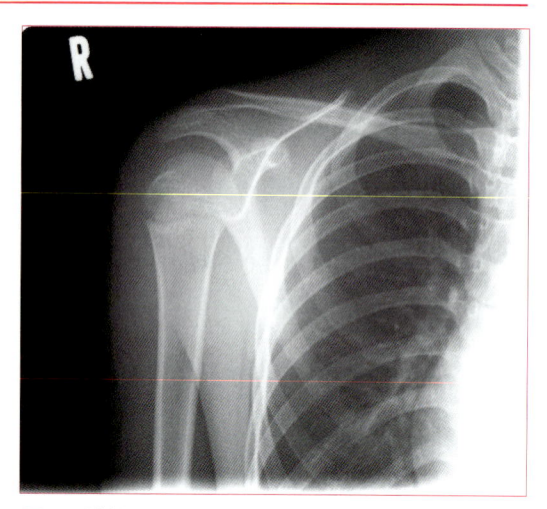

図1　患側

図2　健側

もできるだけ頑張りたいものです．

② 肩関節後方脱臼

　これは話としては割と有名かも知れませんが，あまり頻度は高くないので実際に経験のある先生は多くないのでは．
　正面像でほとんど～全く異常が指摘できないことで有名です（図3）．
「ほんなもん，肩みたいなデカイ関節が外れてたらX線云々の前に分かるやろぉ」と油断するなかれ．筆者の周りだけでも思いっきり見逃されて帰宅となってしまった症例を2例知っています．もともと数は少ないのに！
　診断にはスカプラY撮影がきわめて有用です（図4，5）．残念ながら上記見逃し2症例では「痛がるから」とX線は正面像だけでした．
　そもそも筆者は普段から肩の外傷でのX線は基本的に正面とスカプラYの2方向としています．通常の軸位（普通に肩2方向とオーダーすると側面として撮影されるもの）は確かに肩甲骨の臼蓋の評価等には有用ですが，外傷後肩をとても痛がって脱臼・骨折を疑う患者さんにいきなりバンザイして撮る軸位は酷でしょう（X線技師さんたちは常々そう思っておられるはず）．
　参考までに後方脱臼の整復については，例えば「仰臥位で90°外転位として上肢を牽引しつつ外旋を加える」という具合に一般的な前方脱臼の場合と異なるので注意が必要です．

③ 母指MP関節尺側側副靱帯損傷

　骨折ではありませんが，早期に手術できたかどうかで大きく予後が異なり，遅れると把持力低下などの重篤な後遺症を残すことがあり，是非とも初療の段階で網にかけ

170

1 ERで見逃しやすい骨折

肩関節後方脱臼

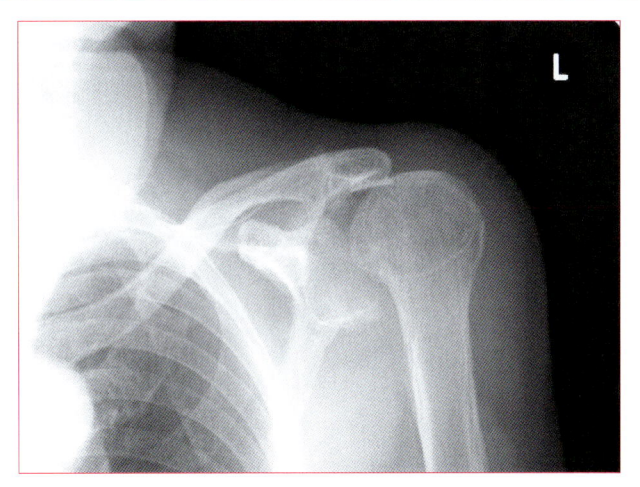

図3 正面像（明らかな異常を指摘しにくい）

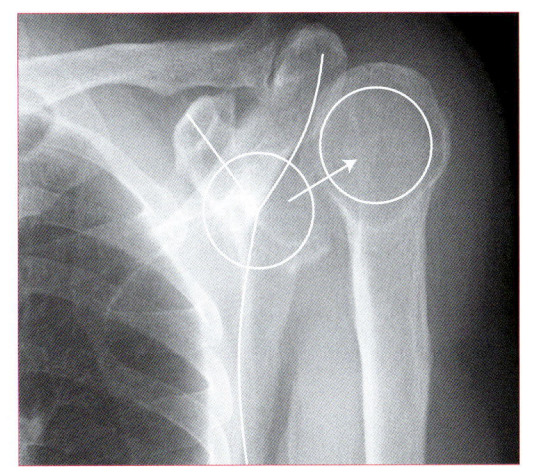

図4 スカプラY像：（特に健側と比較すると）臼蓋から骨頭が外れているのが一目瞭然！（例の写真はまだ難しいほうです.）

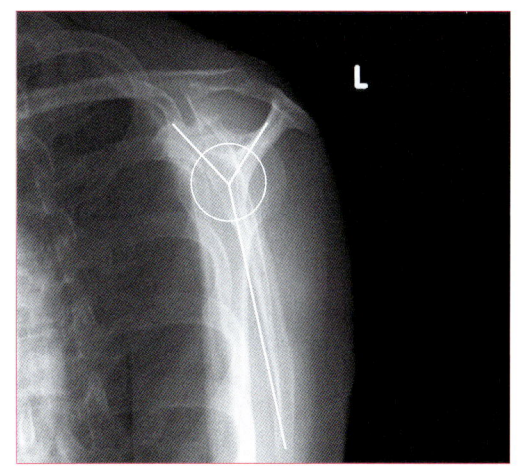

図5 正常のスカプラY像：きちんと撮影されたスカプラY像では，肩甲骨がちょうどYのようにみえ，Yの字の交差点部に上腕骨頭が重なってみえる（分かりやすくするため，図3, 4とは別の患者さんの写真です）.

たい外傷であるため紹介します．

　AFP（American Family Physician）の提唱する「プライマリ・ケアで注意すべき7つの外傷」にも入っています．

　スキーでストックを持って転倒した際，母指が橈屈強制されて発生するためSkier's thumbとも呼ばれます．

　Gamekeeper's thumbという別名は，サッカーなどのキーパーから？と思いきや，この場合のgameは狩猟の獲物という意味で，ウサギや鳥などの首を折って殺すのを

Entrainez-vous

母指のシーネ固定

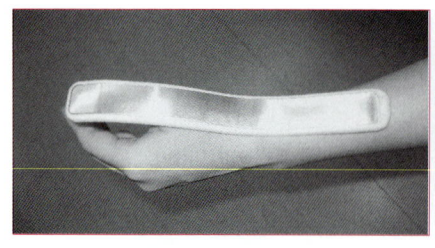

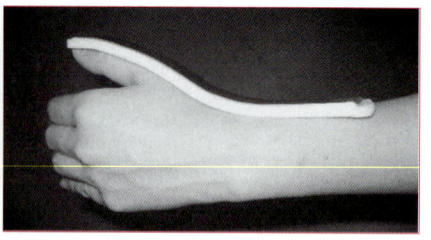

図 6 必ず手関節より中枢まできちんと固定する．写真では当然テープ・包帯などは省略されている．

やり過ぎて受傷というのが原意だそうです．恐ろしや．

　X線上剥離骨折を伴う場合も伴わない場合もありますが，伴わない場合のほうが重傷（＝外固定のみでは戦えず，手術が必須となる）であるため，要注意です．

　診断は「母指中手骨を片手でしっかり保持し，反対の手で基節骨を持ってMP関節を橈屈させる→30°以上ぐらつくか，健側と比較して20°以上動く場合に疑う」という流れですが，X線で（基節骨基部尺側や中手骨遠位部尺側に）剥離骨折＋なら当然転位が悪化する危険がありストレステストは行いません．

　舟状骨骨折のごとく，疑ったらそうでないと否定されるまでは"あり"として，可能ならSPICAキャストと呼ばれる特殊なギプスですが経験がないと困難と思われ，実際的には前腕から母指までシーネ固定（図6）して翌日整形外科コンサルト．

II．体幹編

1 肋骨骨折

　最近は訴訟やらなんやらが心配で「転んでぶつけてから胸郭が痛くて」受診した患者さんに「骨折の可能性はあります」と説明しないドクターはほとんどなく，実際に問題になることは逆に少ないのかも知れませんが，緊急性に乏しいだけに猛烈に忙しい時などはホントに要注意です．

　ここに典型的あるいはきわめて微妙で読影困難な肋骨骨折のX線などを提示しても，それが読者諸兄のお役に立つとは思えません．3D—CTなんか見ちゃうと，ある意味悲しくなります．

　というわけで，ここでは臨床診断において「知っておくと，より根拠を持って骨折を疑える」コツを少々．

　愛護的に局所の軋音・軋轢感（ポキポキって感じ）を確認するのは当然として，軸の介達痛を確認するクセをつけましょう．これは特に皮質骨（＝いわゆる肋軟骨ではなく肋骨部）では有効です．骨折のあると思われる肋骨を受傷部位から離れたところで叩いて受傷部位が明らかに痛めばかなり怪しいと診て間違いありません．

　ところが，X線で判断しづらく・ポキポキも出にくく・上記介達痛も今ひとつ使え

1 ERで見逃しやすい骨折

70歳代男性　交通外傷
受傷当日のX線（図1）・CT（図2ab）・3D-CT（図3ab）でそれぞれの特性を味わってみて下さい．
（すべて受傷当日の写真）

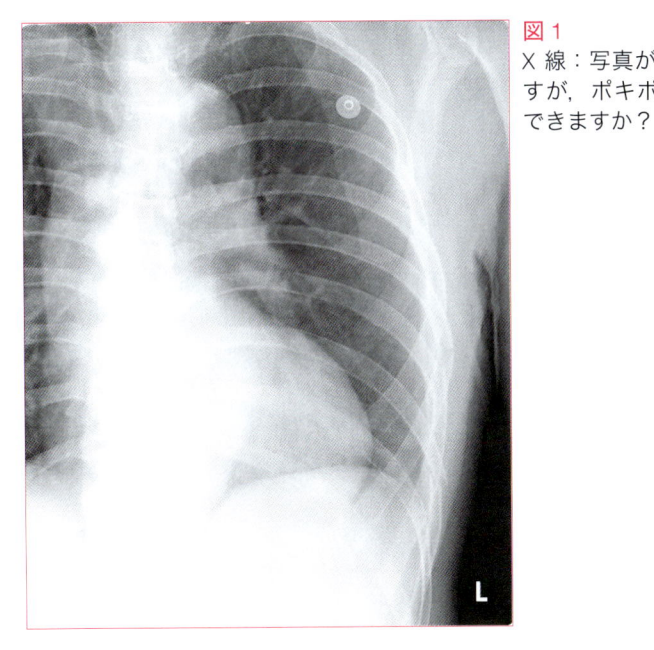

図1
X線：写真が小さくて1枚だけでつらいですが，ポキポキ折れているのがいくつ指摘できますか？

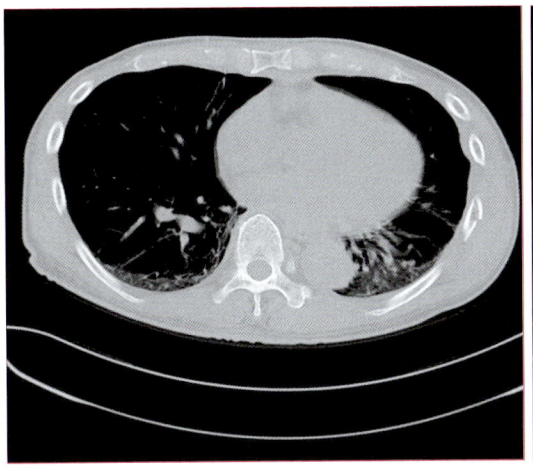

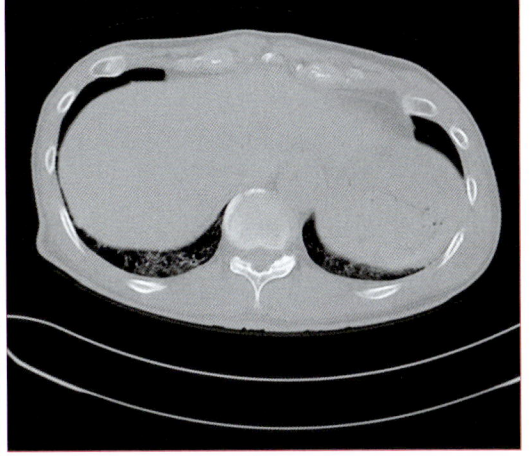

図2a
CT：明らかなとこと微妙なとこと…

図2b

ない・かと言って頻度はとても高い，のが肋軟骨移行部です．これには「バンドを巻いて明らかに楽になったら怪しいかな」くらいでしょうか．バンドは深呼吸してもらって息を吐ききったところでキュッと締めます．またそのように指導します．でないとただの寅さんの腹巻きになってしまいます．

ちなみに多くの場合，肋骨不全骨折の病名では「（固定帯バンドによる）肋骨固定術」

173

Entrainez-vous

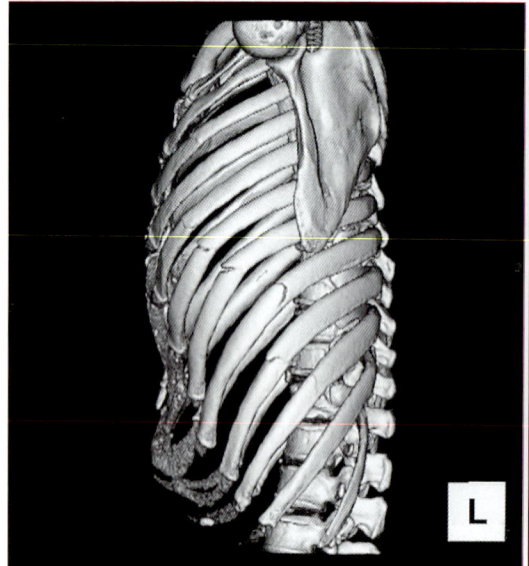

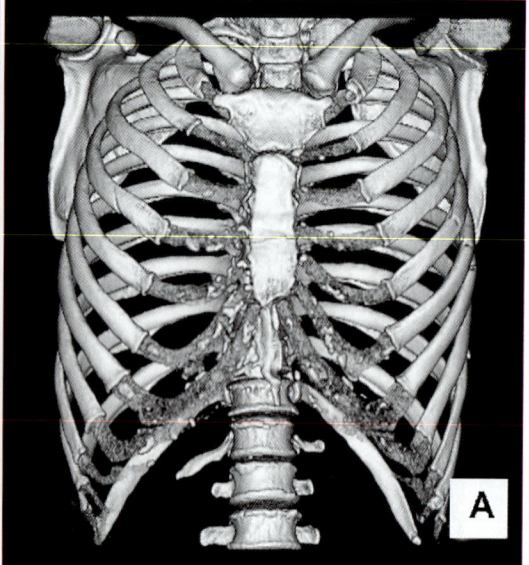

図3a

図3b

3D-CT：こんな画像がクルクル回せるのだから，もう感動的です．なんと左5〜10肋骨の6カ所もの骨折が一目瞭然．右肋骨1カ所に加えて胸骨柄も折れていました．将来これが気軽に撮れれば苦労はない？

　の保険が通りません．参考までに．
　肋骨のX線撮影は通常「2方向」とオーダーすると，胸郭正面と接線方向（斜位）の2つが撮影されます．もともと絶妙にカーブしている肋骨だけに，この受傷部位に対する接線方向だけで確認できる軽微なズレ，というのが少なくありません．「接線をバッチリ接線で撮影よろしく」と気安く頼めるように，日頃から放射線技師さんと仲良くなっておきましょう．
　しかし結局のところ，他の骨折にも増して「後で撮り直したX線では骨折判明」のキングとも言える肋骨骨折．ゆめゆめ「骨折はないですよ．間違いない」等とおっしゃいませぬよう．
　合併しがちな気胸・血胸などのチェックも（もでなく，こそ？）くれぐれもお忘れなく．これらには原則として，骨にピントを合わせた胸郭撮影ではなく通常のX線胸部撮影が必要です．少なくとも正面・出来れば正面側面2方向で確認しましょう．JATECなどで「胸部X線写真で骨折も探す」といった指導がされますが，「単に胸をぶつけてあばら骨が折れてないか心配」で受診される患者さんの診察と多発外傷の初期診療は根本発想が異なります．前者のような一般外来の場合には，昨今のmedicolegalな情勢も考えると，胸部単純写真で肺を含めた胸郭内の評価（もちろん肋骨骨折が見つけられる場合もありますが），肋骨撮影で骨を評価，ときちんと分けた方が無難だと思われ，実際より正確な診断につながると思います．

2 脊椎

脊椎がらみで見逃される筆頭は腰椎横突起骨折かも知れませんが，胸腰椎の圧迫骨折も油断できません．頸椎はなにしろ一生懸命診るからかえって大丈夫…ですよね？

1）横突起骨折

腰背部直接打撃型の外傷ではかなりの頻度で見られ，少なからず見逃されます．

「横突起骨折なんてどうせ放置じゃん．うるさいなぁ」なんておっしゃるのは誰ですか．確かにある意味そうとも言えますが，スマートに診断してとても痛がっている患者さんを安心？させてあげましょう．「あぁ残念ながら骨折があります．お気の毒ですがしばらくは無茶苦茶痛いですよ．ただこの骨折は通常治療の必要はなく…」と．

とにかく痛がっているところを中心に素直に診察・検査する初心者より，それなりに経験のあるドクターが重要な他の外傷を意識し過ぎて見逃すケースをむしろ見かけます．

腰椎の単純X線では，そもそも正面像しか頼れず，腸管ガスなどがたくさんかぶったりするとほとんどアウトです．ところがCTを撮ってしまえば，見逃すなというほうが難しいようなケースもしばしばです．どっこいそんなCTがあっても見逃されるので恐いのですが…．

例の写真のごとく少なくともCTでの診断は大変容易なことがほとんどです（純粋にこれだけのために被曝量の多いCTを撮影するかどうかは微妙ですが）．疑って傍脊柱筋の辺り（＝正中線から3〜4横指）に圧痛を確認するのを忘れなければ，たいてい片側に強〜い圧痛がありますので，まず見逃すことはないでしょう．ぜひ「Mid Lineに圧痛叩打痛なし」だけで終わらせないクセをつけて下さい．

第5腰椎の横突起骨折が重傷の骨盤骨折に合併しやすいことは，JATEC・PTLS等でもおなじみですね．

2）胸腰椎圧迫骨折

お年寄りが転倒した後から「腰が痛い」と受診した際，腰椎2Rだけを撮ってしまっていませんか？　だってどこが痛いかたずねたら下位腰椎の辺を触ったって？　その患者さんの肩に"お年寄りらしい"可動域制限があって胸腰椎移行部を触ろうとしたけどそこまで手が上がらなかっただけでは？　認知症は？

そもそも圧迫骨折の頻度が最も高いのは胸腰椎移行部．少し考えれば構造的にうなずけますね．ぜひとも少しでも迷ったら腰椎＋胸腰椎移行部ないし腰椎＋胸椎の撮影をして見逃しを減らしましょう．

典型的なくさび型骨折だけでなく，蝶ネクタイ型や非定型タイプも忘れずに．例え単純X線で明らかな変形がなくとも，CT・MRIで否定できるまでは決して油断せず，「棘突起の叩打痛ありなら圧迫骨折あり」くらいの気持ちで．痛みにほぼ一致して単純X線で明らかに変形のある圧迫骨折がひとつ見つかったが，MRIを撮ったらその隣が変形の少ない新鮮骨折で，変形骨折は陳旧性だった．なんていうオチもあります．笑えません．

脊髄損傷はもちろん要注意．一見比較的安定感のありそうな胸椎がある意味でか

Entrainez-vous

20歳代男性　2mの脚立から転落して受傷
受傷当日のX線（図4）・CT（図5a，b）です．
右腰部（PVM：Para Vertebral Muscle 傍脊柱筋のあたり）に強い圧痛があります．

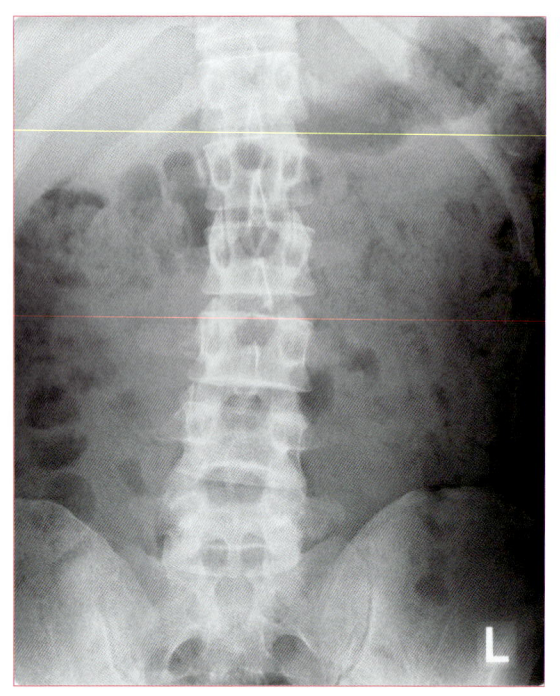

図4
まずX線：「読める」あなたには見えますね？　左右で横突起の長さが違っちゃっている分かりやすいパターンです．

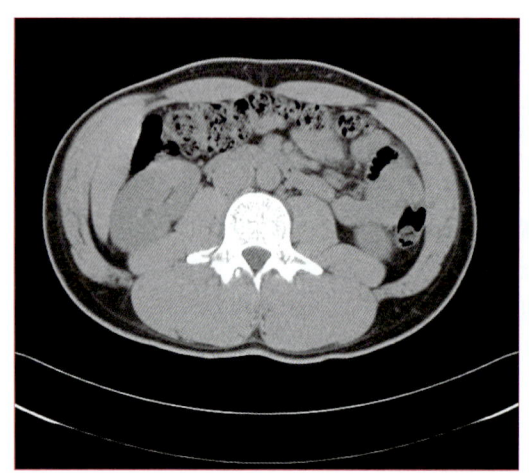

図5a　しかし…，血尿がみられたこともあり追加したCTでX線でも診断しやすかったL3はもちろんくっきり写っていますが．

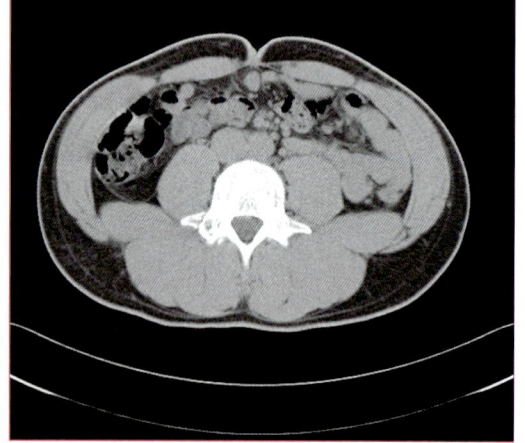

図5b　その下のL4も折れているではありませんか！もしこちらだけだったらX線では難しかったでしょう．分かってから見直せば「L4右横突起は形が変」であり，臨床所見と合わせれば実際にはかなり疑うべきなのですが…．う〜んがんばりましょう．

えって要注意です．脊柱管は全脊椎のうち胸椎部で最も狭いためです．

　逆というか別の概念になりますが，「外傷後の腰痛」で歩いて受診して骨盤〜股関節（大腿骨頸部など）骨折が見つかる患者さんがいます．あり得る（ホントっす，何度も経験あります）．少しでも怪しければ骨盤正面一枚でも追加を．

　以上，今回は内容的にはちっとも珍しくないものばかりでしたが，それだけにどれも頻度は高いはず．「画像の読み方云々の前に臨床診断で勝負をつける」ための Tips 集的に書かせていただきました．決してむやみと CT を撮りましょうというメッセージではありません．ほんの少しでも諸先生方の日々の診療のお役に立てば幸いです．

Ⅲ．下肢編（その1）

1 仙骨骨折（Sacrum fracture）

　骨盤骨折を画像診断する際に意外に盲点となりやすく初診時 72％が見逃しという恐ろしい報告もあります（ホントかな？）．

　やはり正面像での左右差がとても大切です．例の写真のごとく神経孔など狙いめ，目を皿のようにして読影読影．側面像が役に立つことは多くありません．

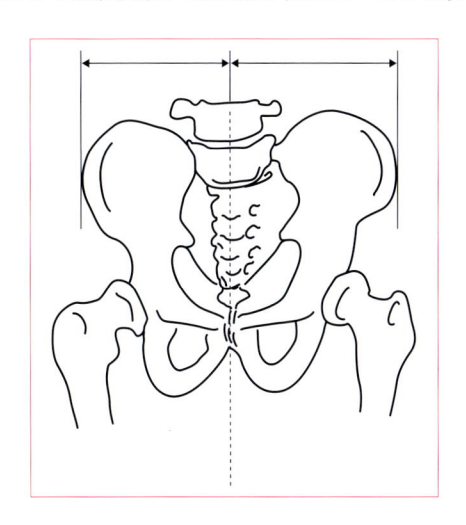

　見逃せば，大きなものなら（大）出血・小さなものでも神経根症〜馬尾症候群等の重篤な合併症が問題となり，油断できません．

　したがって，仙腸関節付近に明らかな圧痛を認める・レントゲンで疑わしいといった場合には速やかに CT できちんと再評価しなければなりません．必要によっては速やかに転医・転送！

2 寛骨臼蓋骨折（Acetabulum fracture）

　寛骨とは腸骨・恥骨・坐骨を一体の骨と考えたものの呼び名です，念のため．

　臼蓋の構造を前方と後方に分けて考えた場合，iliopubic line のズレは前方成分の骨折を示唆し，ilioischial line のズレは後方成分の骨折を示唆します．両方見る必要が

Entrainez-vous

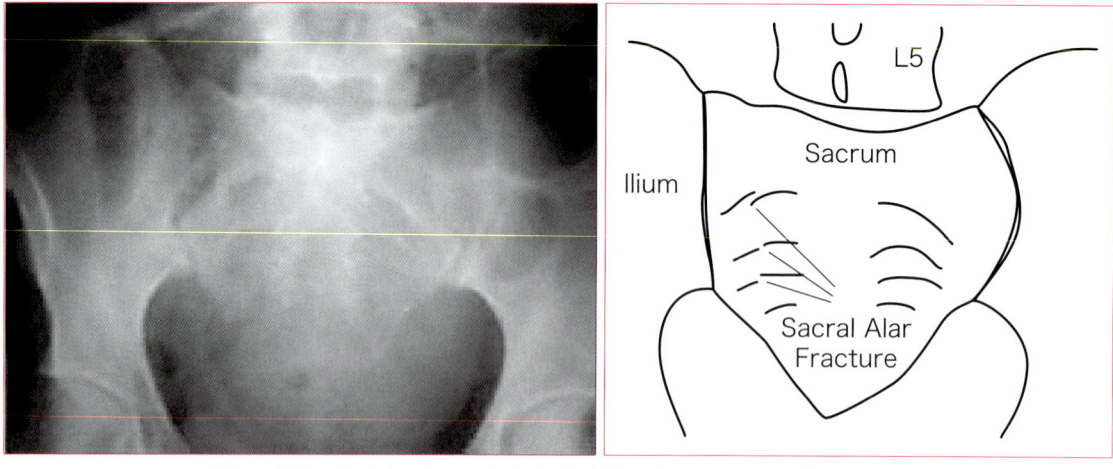

図6 結果的に左右の腸骨翼の幅に左右差が出ていることも多いですね

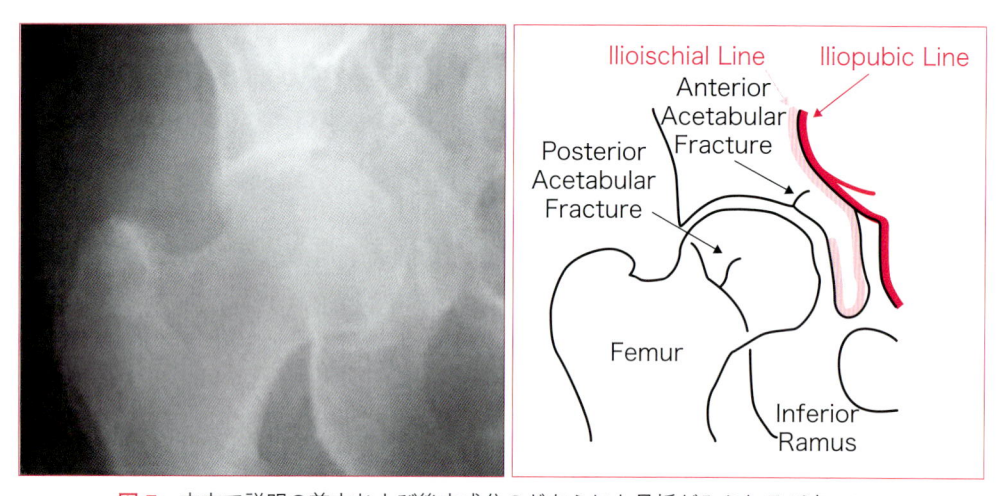

図7 本文で説明の前方および後方成分のどちらにも骨折がみられるパターン

あるということ！
　さらに，後方成分の骨折を疑った場合，大腿骨頭に重なった部分の臼蓋（大腿骨そのものをよく見たことでよしとされがちな盲点）を注意深く観察すると微妙な骨折線を見つけられることは少なくありません．

③ 股関節脱臼（Hip dislocation）

　「ひどい肢位になっていて見れば分かるだろ」と言いたくなるかもしれませんが，後方脱臼は正面像で（実際に）見逃されることで有名です．
　通常，股関節のレントゲンは正面と側面を合わせて撮られるはずですが，万一正面だけしか撮らないと見逃しますゾ．側面の撮影は，杉岡法よりラウエンシュタイン法［しばしばラウエンと略される］のほうが骨の重なりが少なく見やすいため一般的だが，杉岡法のほうが侵襲は少ない（撮影肢位が辛くない）ことも知っていたりすると

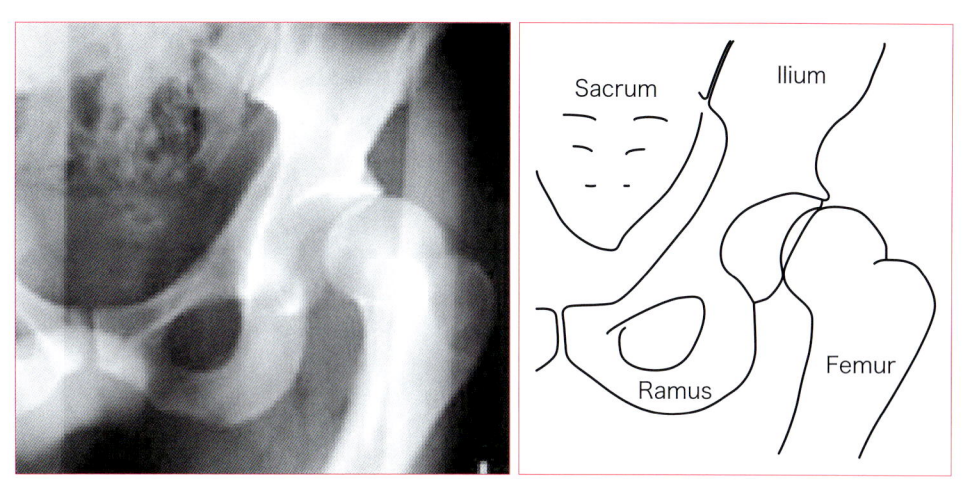

図8 写真は後方脱臼の正面像（健側を隠してあるところがミソ？）

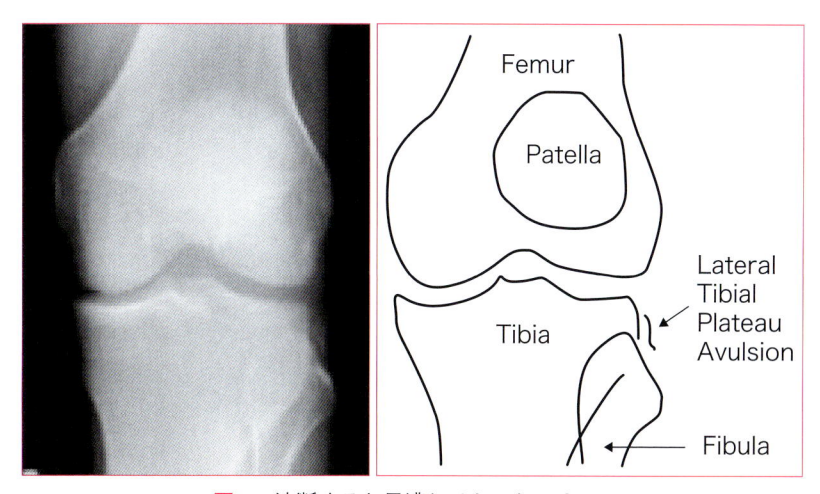

図9 油断すると見逃しそうでしょ？

"上級医" かも．

　通常患肢は短縮し後方脱臼では内転内旋，前方脱臼では外転外旋します（骨盤の模型を眺めながら少し考えれば分かること）．

　CT を撮れば診断は間違いないが，その前に患肢の状態などから臨床的にほとんど当たりはつきます．

　大腿骨頸部骨折・臼蓋骨折を頻繁に合併します．

4 Segond 骨折

　脛骨近位外側部の剥離骨折です．名前は'知っていればかっこいい'だけ．必ずしも診断に特殊な撮影法を必要とするわけではありませんが，レントゲン上腓骨近位部と重なったりして見逃されやすい．存在を知っていて臨床所見も合わせて注意して診れば，難しいものではないハズ．

Entrainez-vous

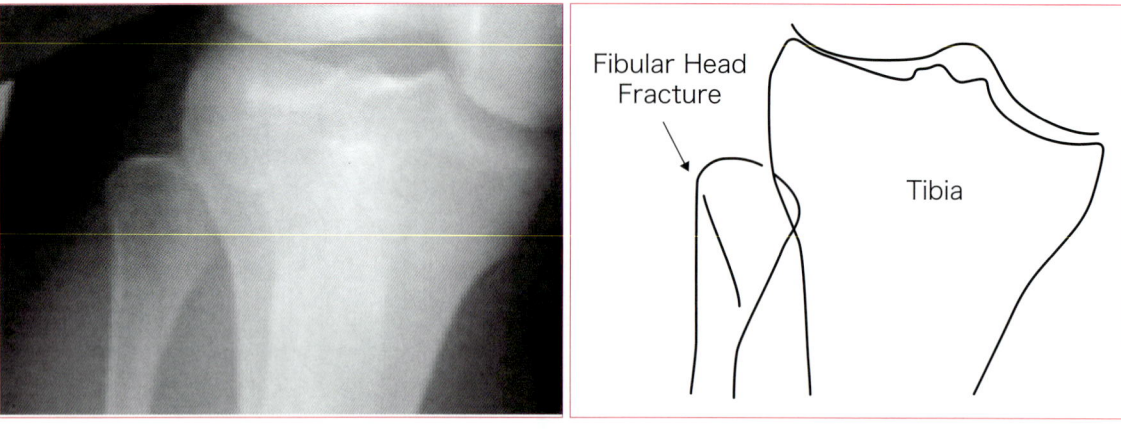

図10 撮ってさえあれば，これを見逃すことはないでしょう

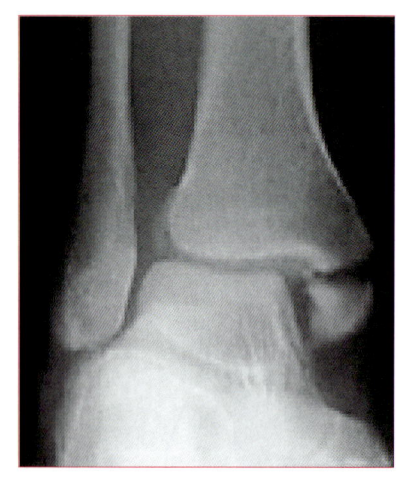

図11 こんな骨折と合併します

骨片が外側側副靱帯に挟まってオペになったりすることもあります．

5 Maisonneuve 骨折

メゾヌーヴと読みます．名前は忘れてもいいですが，概念は理解しておきたいところ．機序としては上肢の橈骨頭骨折の下肢版のようなものです．

腓骨頭骨折と脛骨内踝骨折または三角靱帯（脛骨内踝と距骨をつなぐ靱帯）損傷の合併を指します．定義としては内踝の骨折は必須ではありません．つまり足関節捻挫（＝三角靱帯損傷）＋腓骨頭骨折でも Maisonneuve 骨折と呼びます．

足首を内返し（＝しばしば足関節内反とも表現されるが厳密には異なる）ではなく，すなわち"よくある「足首を内側にくじく」カタチ"にならず，逆の外返しのポジションまたは中間位で下腿に外旋力（つま先が拡がる方向の回転）がかかった際に受傷．典型的には，スキー板を履いて右足底が地面に水平に固定された状態で体幹部が頭から見て反時計回りに回転したなど，ガンバッテイメージして下さい．

―豆知識―

　人間の骨には「ナイカ・ガイカ」と呼ばれるところが何カ所かありますが，本当はそれぞれちょっと漢字が異なります．
　上腕骨か大腿骨のそれは「内顆，外顆」，足関節いわゆる足首の踝は「内踝，外踝」が正解です（踝という字は一文字で"くるぶし"と読みます）．ところが実際には"くだもの"の「果」が使われていたりもして割と適当なのが現状ですね．
　そんな細かいこと，どうだっていいじゃんって？すみません，時々ひそかに気になっていたもので……．

「足首をひねって転倒した」ような患者さんで，特に内踝の骨折を伴うような場合には必ず腓骨頭の圧痛をチェックするクセをつけましょう．結構出くわしますよ．

疑わなければ，下手をすれば腓骨部はレントゲン撮影することもなく，臨床的にも派手な内踝骨折（または腫脹のひどい三角靭帯損傷）にマスクされて見逃します．まずは疑えるように！

＜参考文献＞
1) Pitfalls in Radiographic Interpretation, Part 1&2 Michelle Lin EMedHome.com
2) Accident&Emergency Radiology A Survival Guide 2nd Edition Nigel Raby, Laurence Berman, Gerald de Lacey ELSEVIER SAUNDERS
3) Fracture Management for Primary Care 2nd Edition M. Patrice Eiff, Robert L. Hatch, Walter L. Calmbach SAUNDERS
4) Practical Fracture Treatment 4th Edition Ronald MacRae, Max Esser ELSEVIER CHURCHILL LIVINGSTONE

Ⅳ．下肢編（その2）

1 足根部・前足部の正常レントゲン

　手と同様に足根骨がパズルのように入り組んでいる足，なかなか骨の名前も覚えにくいですが，最低限押さえるべきところが理解できていれば，それほど恐いモノではありません．がんばりましょう！

　足根〜前足部には中枢から，足根骨（距骨，踵骨，舟状骨，立方骨（＝方形骨），1〜3楔状骨）中足骨（5本），趾節骨（基節骨，中節骨，末節骨各5本が含まれます．第5趾などで2つしかない場合は中節骨を省きます）

　通常レントゲンを「足2方向」とオーダーすると，正面と斜位が撮影されます．施設により慣例的に「足根部」や「前足部」あるいは単に「足」などと呼ばれたり分類されたりしていることがあり，前もってレントゲン技師さんと相談・確認しておくとよいでしょう．

　その「足2方向」で注目すべきアライメントラインを図1，2に示します．後述のLisfranc損傷等を診断する際等に役立ちます．

Entrainez-vous

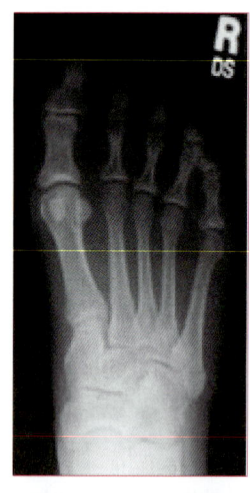

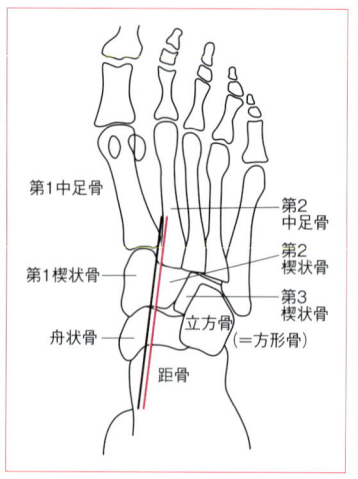

<u>図1</u> 正面像において
第1中足骨外側面と第1楔状骨は一直線
第2中足骨内側面と第2楔状骨は一直線

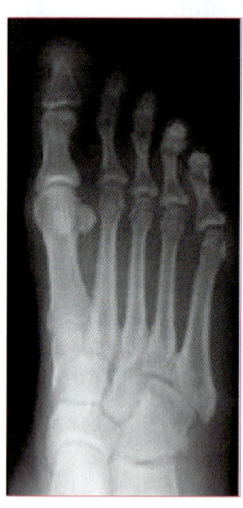

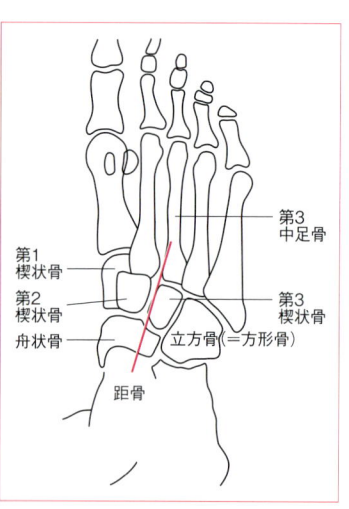

<u>図2</u> 斜位像において
第3中足骨内側面と第3楔状骨は一直線

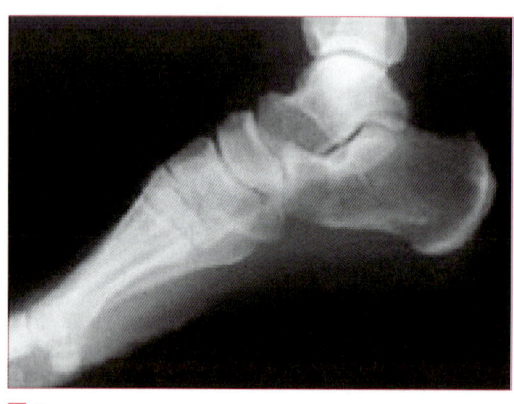

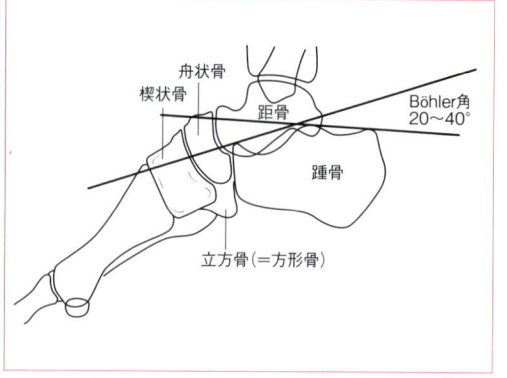

図3
もう一つ憶えるべき正常値：足関節あるいは踵骨側面像において Böhler 角の正常値は 20°～30°（文献によっては～40°）

1 ERで見逃しやすい骨折

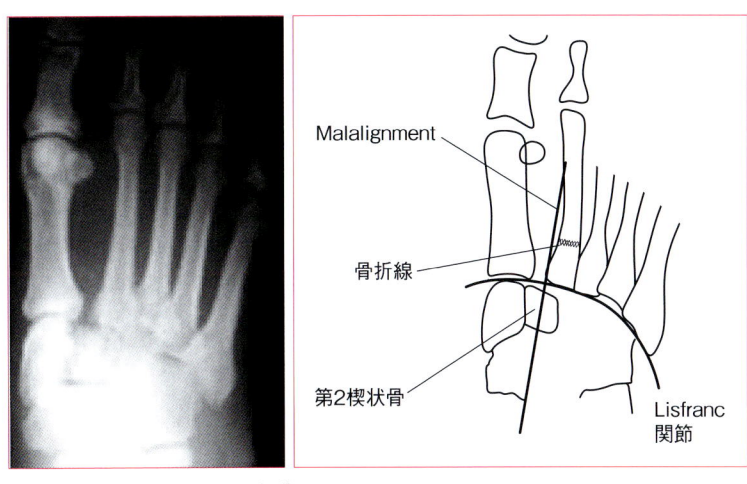

図4 典型的な Lisfranc 損傷

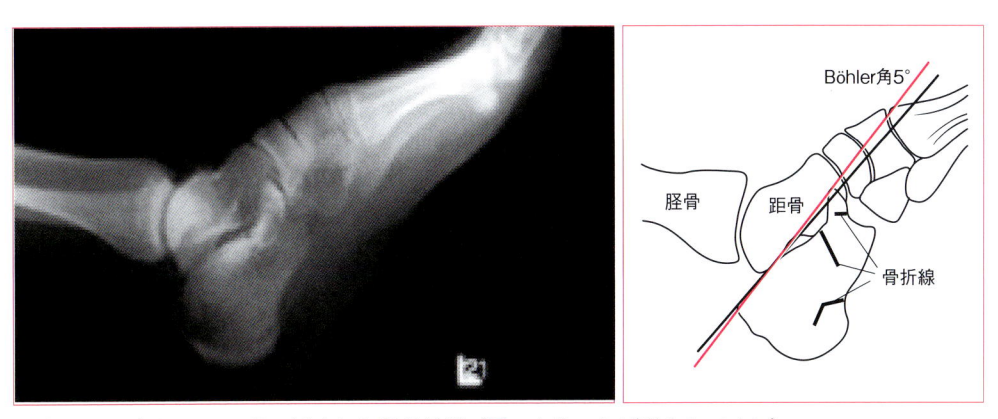

図5 明らかに Böhler 角の減少した踵骨骨折（図3 と比べれば明らかですね）

　もう一つ，図3 の Böhler 角だけは覚えておきましょう．踵骨々折の診断に必要です．

② Lisfranc 損傷（＝Lisfranc 骨折）

　足根骨と中足骨の関節面を一つながりに見立てた関節である Lisfranc 関節（英語でも Lisfranc's Joint と呼ばれます．）がどこかで破綻した状態を指します．

　どこかでとはいっても図4 のごとく一番長い第2中足骨が基部で折れて，第2～5中中骨がまとまって外側にシフトするのが典型パターンであることを知っておくと，狙って診ることができます．

　段差に着地，など前足部に不均等な外力が加わった際などに受傷します．

　初診時に2割は見逃されるともいわれます．

　前足部2方向レントゲンで，先述した3本の線（アライメント）の乱れがきちんと読影出来ればもう診断．ですが，言うは易く行うは難し．

183

Entrainez-vous

―豆知識―

「国試の時の記憶だけどさぁ，アントンセン撮影ってあったよね？あれって踵骨でなかったっけ」聞いたことあるけどなんだっけ？　って気持ち悪いですよね．踵骨の単純レントゲン撮影には，膝蓋骨に似た雰囲気で3方向の撮影方向があります．側面・軸写・Anthonsen法です．ちなみにアントン線という軟線撮影的な撮り方と勘違いされているのに遭遇したことがありますが，それは全くの誤解です．Anthonsen法は，ちょっと斜め撮りの側面像といった感じのもので，距踵関節面の骨折が診断しやすくなります．膝蓋骨と同様に，これら3つのうち1枚の写真でのみ骨折線の指摘が可能ということはザラですので，この機会にすっきり覚えちゃって下さい．

上記踵骨骨折の項でも触れた通り，Böhler角は側面像で計測しますので，よろこんで覚えたてのAnthonsen法の写真で計測して誤診なきよう，念のため．

コンパートメント症候群（これがまた，遅れて顕在化するので困る！）の原因となり得るため，決して見逃したくありません．

③ 踵骨骨折（calcaneus fracture）

足根骨骨折の中で最多です（ちなみに2番目は距骨ですが，詳細は第3章の筆者の論文を参照下さい）．

高所からの着地後かかとが痛いという病歴から疑うことは容易でしょう．

ジャンプを伴う競技の運動選手の疲労骨折なども要注意です．

踵骨の側面・軸位に加えてできればAnthonsen法を合わせた3方向を撮影します．

軸位で骨折線が分かるような例では診断はさほど困難ではありません．

側面像でBöhler角（ベーラー角）を測って正常（20～30°，書籍によっては～40°）より明らかに小さくなっていれば（図5）骨皮質の破綻が確認できずとも疑います．健側と比較出来れば説得力ぐ～んとアップ！

迷った時には，たいていはCTで確定診断可能です．

かなりの割合で胸腰椎圧迫骨折を合併します．精神病患者の飛び降りで薬物大量内服により意識障害あり，といった場合など特に注意が必要です．

V．おわりに（「元整形・現ER医のつぶやき」）

さて，改めて考えてみると当たり前のことですが，全く同じレントゲンというのは世界に二つとありません．したがって，ある骨折のレントゲンを頭の中でコピーするように記憶してもあまり役に立つとは思われません．

一般的に「（骨皮質の断裂像としての）骨折線とはこんなカタチなんだ」というお

およそのイメージは，整形外科医でなくとも，当直などを含めた普段の診療の中で何回か骨折のレントゲンを見ていく間に次第に形作られているかと思います．特に初期研修が必修化になってからはそうでしょう．

そこから先は「整形外科って痛いとこのレントゲン撮ってそれ見れば分かるから，単純で話早くてイイよね」（整形外科医の先生方ごめんなさい，これはあくまで自分自身の反省に基づくコメントですので御了承下さい）という殻を破って，前もって理解しておいて狙って診察（＆撮影）するからこそ見逃がしを防げる！という領域にどこまで踏み込めるかではないでしょうか？

そこで，本来は画像を付して解説したいところ誌面の都合もあり文章の羅列のみにはなってしまいますが，今回のシリーズでお伝えしきれなかった「外傷における診察〜レントゲン撮影・読影に関して，診断の精度を確実に上げるためのちょっとしたポイント」を全ての読者諸兄に捧げます（一部は本文でも説明済み）．

大半「そんなの当たり前だ」と思われる読者諸兄も，一つでも拾いモノがあるかも知れません．「活字だけでは読む気が失せるぜ」とおっしゃらずにどうかもう一息最後までお付き合いいただければ幸いです．

上肢・肩・胸郭編

- 肩鎖関節脱臼疑いは必ず左右正面をできれば鉄アレイなど持ってストレス撮影して比較．
- 肩関節脱臼（特に後方脱臼）・肩甲骨骨折疑いではスカプラY撮影が有効．
- 「腕と思ったのに（患者さんもそう言ったのに）鎖骨だった」に注意を．特に子どもとお年寄り．
- 肋骨骨折は，痛い部位の正面と接線方向の撮影を，怪しければCTも考慮するが，介達叩打痛（当該肋骨の受傷部位でない部分を叩いても響く）等があれば有りと考えて対処．
- 肋骨骨折有りの時は，胸部写真も撮って気胸のチェックもしたい．

脊椎・骨盤編

- 脊椎圧迫骨折は，局所的な棘突起の叩打痛があればそれだけで有りと考える．
- 脊椎圧迫骨折は典型的なくさび型だけでなく蝶ネクタイ型や非定型型にも注意．臨床的に疑ったらCT・MRIで確認できるまでは否定しない．
- 脊椎圧迫骨折における脊髄損傷は，骨折自体は頻度の少ない胸椎が実は脊柱管は最も狭いため要注意．
- 腰背部打撲の際の腰椎横突起骨折は，腸管ガスも重なったりしてちょくちょく見逃されるが，CTなら余りに簡単．
- 腰椎横突起骨折は，CTをその気でみればきわめて簡単なはずが，多発外傷などで胸腹部〜骨盤まで造影CT撮ったはいいが内臓〜椎体付近ばかり見ているとあっさり見逃されていることもよくある．
- 第5腰椎の横突起骨折を認めた場合は，重傷の骨盤骨折が隠れていることあり．再度念入りに診察＆レントゲン見直しを．

- 腰痛〜腰殿部痛で受診する骨盤〜股関節骨折がある．したがって特に外傷に伴う腰痛患者では明らかに違いそうでなければ骨盤正面像追加を考慮．できればroutineに！が筆者のお薦め．CTほど被ばくの罪もないでしょうし．

下肢編

- 腓骨遠位部外踝の剥離骨折の見逃し多し．Otawaルールで疑う・斜位も撮る等頑張るが，それでもはっきりしなくても初診時には否定しない．かっこよく「骨は大丈夫でした．よかったですね」と言いたいところをぐっと我慢．
- 足関節部の脛骨後果骨折は正面で線として見えにくく，側面でも脛骨腓骨が重なり読影難しいが，見逃すと歩行障害の原因にもなり深刻．斜位の追加・CTも考慮．足関節後方に明らかな圧痛ありなど臨床的に怪しければ画像的にはっきりせずとも最低でも固定・免荷を（特に免荷が重要，両松葉杖で患側完全免荷が原則）．
- 足関節内がえし型（内旋＆内反タイプ：最もよくある足くじき）で，足関節2方向だけでは第5中足骨基部骨折を見逃す．足部（足根部・前足部などオーダー法は施設による，前もって要確認）を追加すべし．病歴を聞いた瞬間にその部位の圧痛を自分の手で確認することはもちろん必須．ついでに，かかと付近にも圧痛があれば踵骨3方向も考慮．
- 下肢のどこかに荷重痛があり（前足部に限局していてかかとで歩けばへっちゃらという場合だけは除く），ましてや骨の叩打痛等疑う場合，原則荷重は禁忌と心得たい．初診時のレントゲンではっきりしない時など，転位した状態で遅れて骨折が発覚したりしたら目も当てられない．十分な説明の上で，元気そうでも両松葉で患肢完全免荷で帰宅が無難．

- いつも十分な睡眠をとり，心安らかな状態での診療を！（心掛けたい…）

最後までお付き合いいただきまして，ありがとうございました．

<参考文献>
1) Lin M：Pitfalls in Radiographic Interpretation, Part 1&2　EMedHome.com
2) Raby N, Berman L, de Lacey G：Accident&Emergency Radiology, A Survival Guide 2nd Edition, Elsevier Saunders, 2005
3) Eiff MP, Hatch RL, Calmbach WL：Fracture Management for Primary Care 2nd Edition, Saunders, 2003
4) MacRae R, Esser M：Practical Fracture Treatment, 5th Edition, Elsevier Churchill Livingstone, 2008

徳永日呂伸（とくなが　ひろのぶ）
1995年筑波大学卒業．長良整形外科病院，安城厚生病院麻酔科，福井県立病院救命センターを経て現職．

Entrainez-vous

2

「もうひとつの損傷」に注意！　講座

本多　英喜　*Hideki Honda*　横須賀市立うわまち病院　救急総合診療部

I．2ヵ所目の骨折

　「もうひとつの損傷」というキーワードで日常診療を見直してみましょう．ERを受診する外傷患者では，様々な受傷機転があり，程度の差はあるかもしれませんが同時に複数の損傷があることが少なくありません．

　救急外来で待合室で患者が多数待っている状況での当直業務や，同時に2人以上の傷病者の診療を行っているような状況では，十分に情報収集できないことや，興奮した患者を相手に冷静な対応ができなくなり，診察医自身も混乱した状況に陥ってしまいます．その結果として「もうひとつの損傷」を見逃すことになります．救急外来とは，隠れた合併損傷を見落としやすいリスクが常に存在している場所であることを認識していることが重要です．

　簡単な外傷処置と判断して治療しても，あとから間違いや見逃しに気づくこともあります．要するに見逃しや気づかないというリスクをゼロにすることはできないのです．われわれは外傷患者を整形外科専門医と協力して診療を行っており，その中で学んだことの一部を紹介します．

①介達外力による損傷に気づくポイントは，受傷機転から力が伝わる部位を推測する．
②骨折は骨幹部よりも，関節部や骨端部の骨折が見逃されやすい．
③股関節損傷や恥骨・坐骨骨折は安静時に所見がなくても，歩行や荷重で初めて疼痛を自覚する．

　2カ所目の骨折があるときはどんな場合でしょうか？　単純な転倒，交通事故あるいは転落などで，バイタルサインに異常を認めないような外傷患者を想定して考えてみましょう．

Entrainez-vous

症例：70歳　男性　転落外傷　腰部打撲　頭部外傷なし

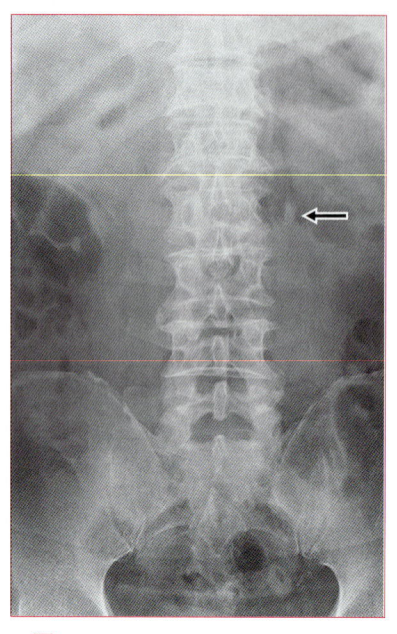

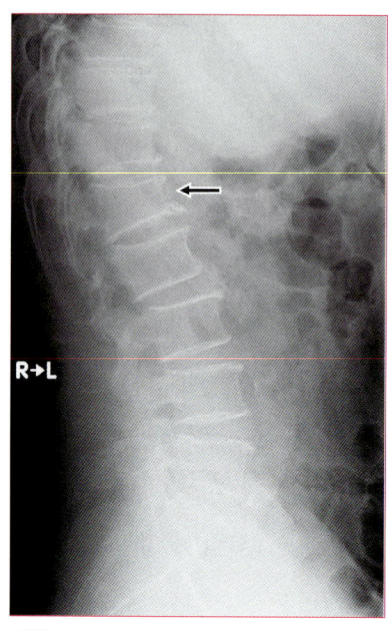

図1

図2

腰椎2方向．L1 圧迫骨折，横突起は腸管ガスで確認できない

症例　70歳　男性，約2mの足場で作業中に誤って転落した模様．足から着地して後方へ転び，背部を強打したとのことで救急車要請され，ERへ搬送されました．受傷した際に頭部打撲はなく，意識障害の合併もありませんでした．搬送中は打撲した背部の痛みを訴えていていました．ERでは意識清明，血圧低下なく，呼吸困難もなく，バイタルサインは安定しています．体表には明らかな外傷や打撲痕は認めていません．

　さて，私たちは受傷した現場を見たわけではありませんが，本人や周りから得られた情報はかなりの信頼性が高いものとして，外傷について評価してみましょう．

　今回は受傷機転を検討する手順について説明します．まず，外力が加わった場所を同定し，どの程度の力なのかを傷の状況，打撲の程度から推定していきます．転落や衝突など，その種類により外力による衝撃・破壊力は異なります．また，体表損傷部分があり，その損傷の程度から加わった外力の程度について推測できます．しかし，わずかな発赤のみで打撲痕や皮下出血がみつからない場合も少なくありません．救急外来では必ず，脱衣をきちんと行い，全身を診察，観察を行い，さらには触診を行って圧痛の場所や皮下血腫を探すようにします．

　次にその加わった外力が，身体に関してどのように伝わっていったかを推測します．例えば転落外傷の場合で，足から着地した場合は，体の長軸方向に下肢から椎体を介して伝わります．その外力が加わった方向やその外力が及ぶ身体の部位について系統的に診察を行い，損傷部位を推定します．

　本症例では，高所からの転落事故です．受傷機転は足から着地して同時に背部も打

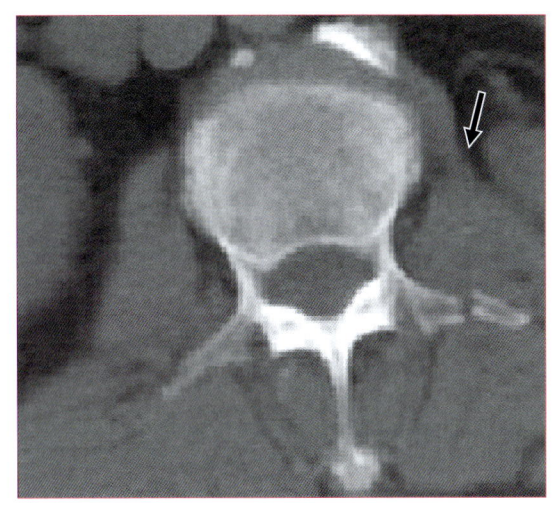

図3　L2 横突起骨折を認める

撲したものです．今回の症例は頭部打撲なく，頸部痛も全く訴えておらず，全身評価を行い脊髄損傷はないと判断できました．

　受傷機転から推測すれば腰椎圧迫骨折（図1，2）や，踵骨の粉砕骨折の可能性を考えることは比較的容易です．また，詳細な体表の観察と，触診で圧痛部を探り，痛い場所を中心に画像を注意深く読影すれば骨折部を見逃すことは少ないと思います．本例では棘突起の圧痛なく，脊柱起立筋付近を強く痛がり，L2 横突起骨折の診断されました（図3）．

　骨盤単純 X 線の読影で重症骨盤損傷を示唆する所見がないと判断した場合，読影で忘れやすい部位があります．それは臼蓋部の損傷で，立体的な構造を単純 X 線写真のみで判断することは困難です．提示した例の場合でも単純 X 線写真では大腿骨頭部も含めて一見問題なさそうです．しかし，転落による垂直方向の外力が加わったことは事実です．来院時は強い背部痛のみで，他の部位に痛みを訴えていませんでした．単純 X 線写真を撮影後（図4）に診察を行うと，右股関節の痛みを訴えました．受傷機転から下肢からの介達外力による臼蓋部損傷を疑い CT スキャンを実施し，右股関節臼蓋部骨折がみつかりました（図5，6）．

　股関節付近や恥骨・坐骨の骨折は荷重をかけ，歩かせていない状況では，損傷に気付かないこともあります．高齢者で車椅子から立たせることなく，帰宅させるような場合には骨折を見落とすことがあります．受傷機転から外力が加わった場所を推測して，繰り返し評価していくことが重要です．単純 X 線写真で所見がなくても，痛みを訴えている場合には，最終的には骨盤部 X 線 CT スキャンを実施して整形外科医とともに評価します．

＜参考文献＞
1) 日本外傷学会外傷研修コース開発委員会：外傷初期診療ガイドライン．日本外傷学会・日本救急医学会監修，東京，へるす出版，2004：pp205-217

Entrainez-vous

症例：70歳　男性　転落外傷　腰部打撲　頭部外傷なし

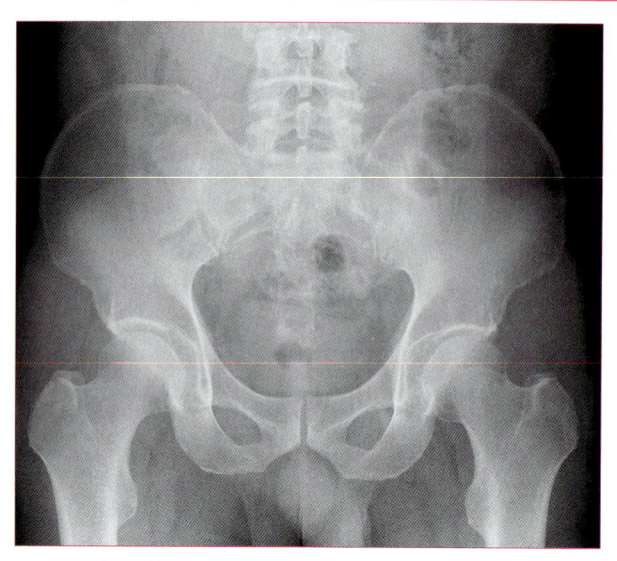

図4　骨盤X線　正面．明らかな損傷はみられない

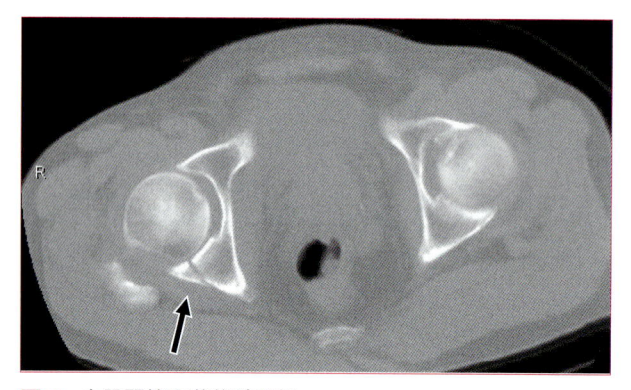

図5　右股関節臼蓋後壁骨折

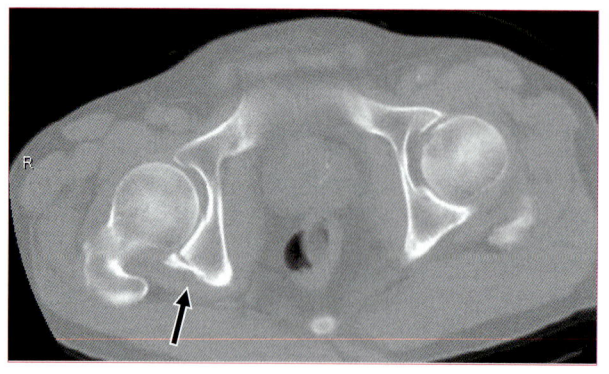

図6　右股関節臼蓋後壁骨折

Ⅱ. 見逃されることが多い恥骨・坐骨骨折

①高齢者の転倒では，頻度の多い大腿骨頸部骨折，腰椎圧迫骨折だけでなく，恥骨・坐骨骨折の可能性も念頭におくようにします．
②目撃のない転倒，あるいは患者本人が疼痛を訴えないような状況では，関係者から情報収集を行い，受傷機転と起こり得る損傷（大腿骨頸部骨折，恥骨骨折等）を推測します．
③骨盤単純 X 線写真の読影には慣れていないことが多いものです．系統的に画像全体を読影するようにして，眺めるだけの読影にならないようにしましょう．

救急外来を受診した軽症外傷の症例でも学ぶことが多いものです．ここでは，「高齢者の転倒」の症例を紹介します．今回は交通事故など衝撃が大きい損傷は除きます．「転倒」というキーワードをもとに自分で疼痛を訴えない患者の診察について考えてみましょう．

症例 98 歳，女性：自宅で転倒して歩けないと救急搬送されました．本人は高齢ですが，自分の意思を伝えることができ，日常生活は自立していたそうです．

初期研修医の診察結果，バイタルサインは問題なく，大転子部に圧痛なく，下肢の動きも良好でした．「腰椎圧迫骨折の可能性もありますので股関節正面像に加えて，腰椎 2 方向も追加しました．結果は陳旧性の腰椎圧迫骨折のみで，脊柱起立筋周囲の圧痛だけです」と報告しました．その後，帰宅のために本人を立たせようとしましたが，足を痛がり立つことができません．急性期で痛みが強いと判断し，そのまま消炎鎮痛薬の処方のみで帰宅させていいのでしょうか？（図 7, 8）

1 診察のポイント

高齢化社会の中で，一人暮らしの高齢者も多く，さらに，介護する側も高齢者である老老介護の場合では，受傷時刻やその状況を聴取できないこともあります．ときには最近の生活状況さえ不明で，いつ怪我をしたのか，受傷時点の情報も不明で問診もできず困る場面もあります．

実際の診療で，「高齢者で転倒後に動けなくなった」と救急車で搬送された場合には，救急隊員から自宅の状況（散らかり具合など）や自宅周囲の状況（坂道や階段）や目撃情報などできる限り情報を集めます．まれに転倒し受傷したのち 1 週間以上経過して受診する場合もあります．

詳細を知る関係者が全く存在しないときには，搬送直後に本人からの情報収集が可能か素早く判断し，無理と判断すれば，搬送した救急隊員の報告しかありません．認知症の患者では，問診の度に異なった返答をすることも多く，信頼性は乏しいでしょう．

本例では，自宅で転倒したという情報を聞いて，研修医は大腿骨頸部骨折がすぐ頭に浮かんだようです．大転子は両側とも圧痛なく，ストレッチャー上で足を動かして

Entrainez-vous

症例：高齢者の転倒イコール大腿骨頸部骨折ではない

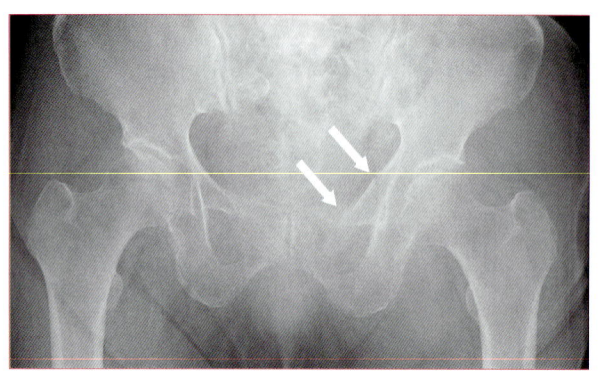

図7
98歳，女性　自宅で転倒　左恥骨骨折（白矢印）

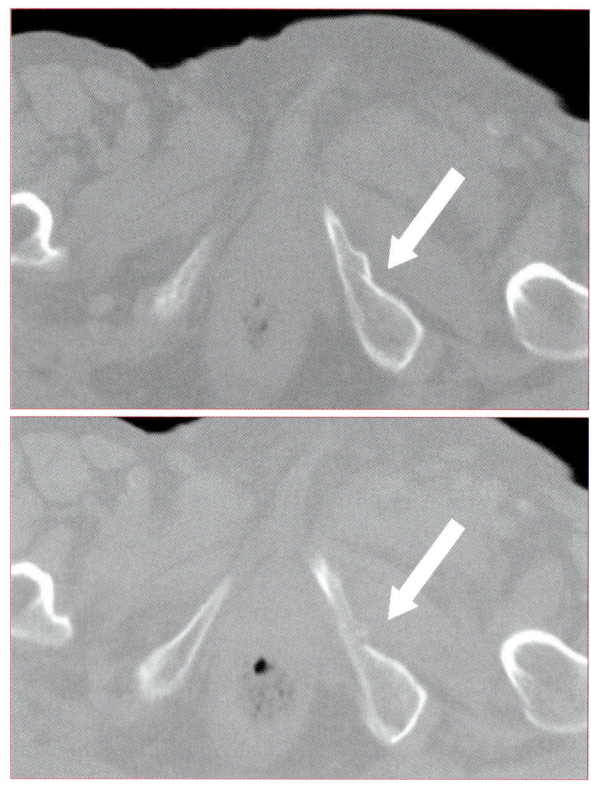

図8
骨盤部CT（骨条件）で恥骨骨折（白矢印）を認める

　も痛みを訴えませんでした．研修医自身の判断で，目撃者がないけれども，患者の受傷機転を推測して腰椎圧迫骨折を疑った点はいい判断と思います．このように受傷時の状況がよくわからないときでも，他に外傷部位がないか探す姿勢は重要です．

しかし，初期研修医は，骨傷もなく，ストレッチャー上で動いても疼痛を訴えないので帰宅可能であると判断しました．診療が終わり，患者が家族の同席のもと車椅子移動のために立たせると痛がって立つことができません．再度，画像を指導医と評価することになりました．

2 画像検査の読影

単純X線写真を撮影した結果，大腿骨頸部骨折の所見なく，腰椎単圧迫骨折の所見もありませんでした．研修医自身で予想した損傷部位に骨折線がみられないため，研修医は安心したようです．はじめの読影では，診察医が最初に損傷を疑った部位しかチェックしていませんでした．患者が再度痛みを訴え，立てないことに気付き，再度，読影すると左恥骨骨折を認めました．

恥骨骨折を含め骨盤骨折の詳細を評価するために行う単純X線CT検査は，単純X線で評価できない軟部組織や血腫の評価が可能です．骨折部の偏位，血腫の大きさ，活動性の出血など詳細な情報を得ることができます．単純X線写真を痛い部位を中心に眺めるのではなく，見落とし部位をなくすために系統的に読影していくことが重要です．

3 救急外来（ER）での注意点

救急外来（ER）では，多くの患者がストレッチャーで搬送されたままの姿で，仰臥位の状態のまま診察を受けます．そのために，立位荷重負荷や歩行させる対応は後回しにされます．患者自身が歩けるかどうかという単純な視点での評価は忘れ去られています．搬入直後は全身状態，バイタルサイン，頸椎損傷の可能性等の評価を優先することは当然ですが，これらの問題が明らかにクリアにされているにも関わらず，ストレッチャー上安静のまま検査結果待ちということがあります．

最終的に患者に対して帰宅の判断がなされて，移動のために立ち上がり，荷重により疼痛が増強し，歩行ができないことで，骨折を疑って最初から診察し直す状況となり，大幅なタイムロスとなります．

骨折が存在しないことを単純X線写真で100％証明できるわけではありません．外傷一般に言えることですが，診察終了時に疼痛で歩行ができない場合や消炎鎮痛剤を使用しても疼痛が軽減しない場合に無理して帰宅させて，あとになって骨折などの損傷がみつかることがあります．ERで多い見逃しのひとつが骨折とも言われています．

4 冷静に分析するために

救急搬送された高齢者の外傷患者で，受傷時の状況が不明と報告を受け，かつ本人は認知症を合併していて，受傷の経緯，いつの時点の受傷なのかわからないような場合の対応はどのようにしたらよいでしょうか．様々な情報が錯綜している状況では，明確にわかる情報，裏づけができる情報のみに焦点を絞ることと，明確に回答できる内容のみを関係者や救急隊員などから情報収集をします．さらに体表所見や打撲痕から受傷機転を推測して，合併しやすい損傷を考えます．

具体的には，患者本人が元気であった時刻を明確に示す情報を持つ人がいるのか（家

族，訪問したヘルパーや民生委員など），目撃情報，生活状況についての情報収集です．受傷機転につながる情報が得られれば，自分なりに高齢者の転倒により生じる外傷のパターンを考え，損傷を受けた可能性の場所を診察することは有用です．腰椎圧迫骨折は骨折部の椎体の高さにほぼ一致して叩打痛があるので診断は容易でしょう．下肢，腰部の外傷では，外力の加わる向き，介達外力の方向を考えて，大腿骨頸部骨折，股関節，恥骨・坐骨骨折の順にチェックしてゆき，最後に腰椎圧迫骨折の有無を確認します．

前項で「もうひとつの損傷を見逃さない」という点では，1カ所の損傷部位をみつけても隠れた損傷を見逃さないということを強調してきました．本項のように，損傷部位が何もないと思い込んでも「もうひとつの損傷は本当にないのか？」という姿勢が大切です．

Trouble shooting　高齢者の骨折では，急性期の疼痛を訴えないものもあります．ER を受診する高齢の外傷患者で，認知症など精神症状を合併していれば，転倒した時期がわからず，家族でさえ認識できていないことがよくあります．特に高齢者では単純 X 線写真でみつかる椎体骨の圧迫骨折変化では，陳旧性変化なのか判定は困難であり，加齢変化を伴っていればさらに最終診断に迷うことがあります．また，恥骨・坐骨骨折も画像上で急性期の骨傷なのか，陳旧性の変化かどうか判断することが難しい場合があります．整形外科専門医でさえ単純 X 線写真のみで新鮮な骨傷なのか，陳旧性の変化なのかの区別を明言できない場合もあるので，当然 ER 担当医だけでは判断できません．高齢者の外傷患者で急性期の骨折かどうか判断できないときは，必ず整形外科医へコンサルテーションを行い，意見を聞くようにします．

＜参考文献＞
1) 日本外傷学会外傷研修コース開発委員会：外傷初期診療ガイドライン．日本外傷学会・日本救急医学会監修，東京，へるす出版，2004：p120
2) 田中啓司，新藤正輝：骨粗鬆症と骨折．救急医学，2005：**29**：1851-1856

Ⅲ．胸部外傷は肋骨骨折だけですか？

1. 胸部打撲で搬送され，側胸部の痛みと X 線写真で肋骨骨折が判明しても，受傷時の状況が明確でない場合，ときに肋骨骨折以外の外傷が隠れていることもあるので注意します．
2. 受傷機転から推定される負傷部位を診察して評価するようにしましょう．目撃のない転倒，患者本人が受傷時の状況をうまく伝えられない状況でも，いろいろな状況に関する情報を集めて受傷機転を推測します．受傷機転から損傷部位・程度を推測していく習慣を身につけましょう．
3. 体表に明らかな外傷がない患者でも，受傷時から持続する痛みを訴えている場所があればその原因を追求することが必要です．全身状態を評価しながら，視診，

聴診，触診，打診を行い頭から足先まで触れ，外傷部位を見逃さない必要最小限の画像検査のオーダーを出せるようにしましょう．

　救急搬送される患者は，その地域性がみられます．ERに運ばれる傷病者の普段の生活状況，地域の特性についても関心をもつ必要があります．筆者の勤務する横須賀市は湾内に向かって傾斜地が多く，住居はその斜面に重なるように建っています．玄関まで車は横付けできず，徒歩で急な階段を上るところが多く，人がすれ違うことができないほどの狭さです．ERに搬入される高齢者の外傷患者は，「高齢者」＋「坂道・階段」＝「転倒による外傷」というキーワードをもっています．本項は「高齢者の転倒による胸部打撲」から始まります．どのようなパターンで負傷したのでしょうか？

症例　78歳，女性：犬の散歩中に自宅裏の坂で転倒して，側溝にはまり動けなくなっているところを通行人に発見され救急搬送されました．本人は認知症なく，日常生活は自立していたそうです．しかし，目撃者もおらず，本人も受傷時のことは覚えていませんでした．「犬に引っ張られて足元がおぼつかなくなったようです」と救急隊が報告しました．
　ストレッチャーで搬入され，初期研修医の診察結果，バイタルサインは問題なく，頭部，体表に外傷・打撲痕なく，四肢の動きも良好でした．「右の肩が痛い」と訴え，右肩，肩甲骨内側に自発痛，圧痛を認めましたが，皮下出血もなく体表には所見ありませんでした．

　胸部単純X線写真（図9）を撮影した結果，第1肋骨の骨折が疑いましたが，気胸や血胸を示唆する画像所見はありませんでした．致命的な臓器損傷はないと判断され，診察医は一息つけるような状況です．しかし，患者は右肩から背部にかけての痛みを訴えており，自分では体位変換は困難な状態です．後頸部痛はなく，頭部外傷もありませんでした．肩甲骨の内側に痛みを訴えていますが，診察上，棘突起の圧痛はありません．このまま，痛み止めを処方して様子をみていいのでしょうか？

① 診察のポイント

　担当医は，単純X線では同定できない原因を精査するために胸部単純X線CTを指示しました．結果は，図10のように第1肋骨の骨折を認めました．CT画像で何番目の肋骨かを同定することはスライスの方向によってはかえって難しくなります．本例では患者の亀背が強く，CTのスライス面も，2本以上の肋骨を横断する画像（図11）となりました．

　CTで新たに見つかった骨折部は肺尖部の肩甲骨の裏側に相当しており，患者が痛みを訴える場所とは異なりました．右背面にわずかな胸水を認め，よく観察すると第6肋骨骨折，その関節面に近い胸椎横突起骨折を認め，圧痛点と一致しました（図12）．

　前項でも述べたように，高齢者の外傷患者では受傷状況を覚えていないことも多く，受傷時の状況についての情報収集は困難です．救急隊員からの情報では，坂道で転倒

Entrainez-vous

症例：椎体付近の肋骨骨折は胸部単純X線で読影することは困難

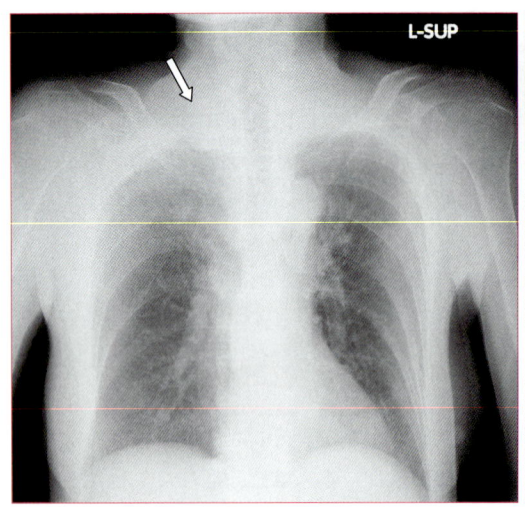

図9 胸部単純X線写真（仰臥位）
右肺尖部の透過性低下（矢印），肋骨骨折の所見を得ることは困難

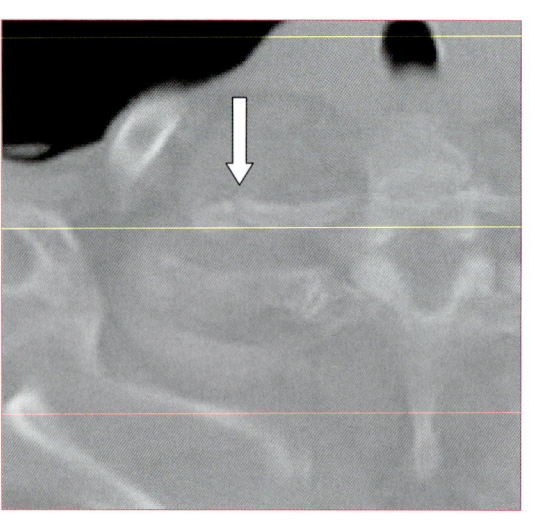

図10 胸部単純X線CTスキャン写真
第一肋骨に骨折線を認める（矢印）

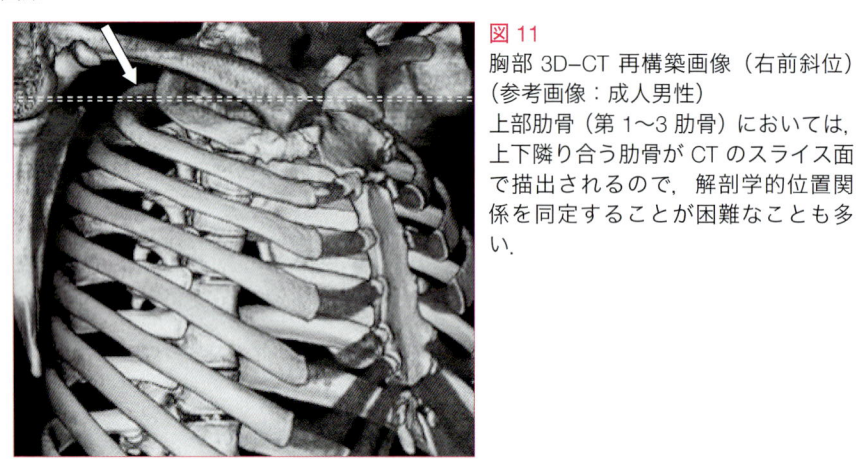

図11 胸部3D-CT再構築画像（右前斜位）（参考画像：成人男性）
上部肋骨（第1〜3肋骨）においては，上下隣り合う肋骨がCTのスライス面で描出されるので，解剖学的位置関係を同定することが困難なことも多い．

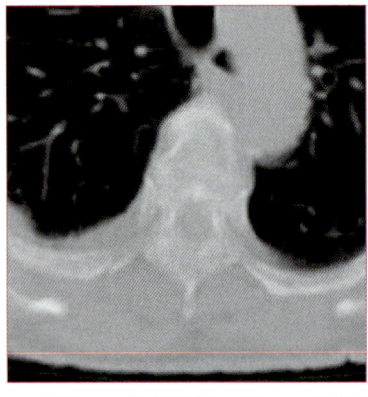

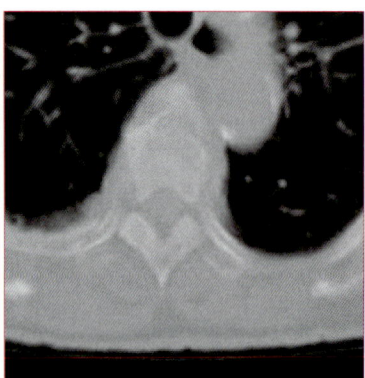

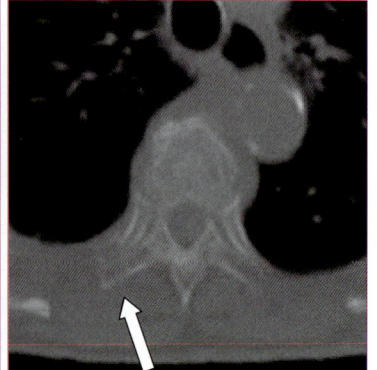

図12 胸部単純X線CT（骨条件）
肋骨の椎体付着部付近の関節面レベルで肋骨骨折と，胸椎横突起の骨折を合併（矢印），胸腔内にわずかに胸水貯留を認める

後に側溝にはまり込んだということのみでした．受傷機転は，体の右側から側溝に倒れこみ，鎖骨の後方，第1肋骨付近の背部から肩甲骨内側を強打したものと推定されました．本例のように受傷時の状況がよくわからない状況で，しかも体表に明らかな外傷もなく，表面上は軽症にみえる外傷患者を診察する際にこそ，受傷機転を推測し，その結果生じる負傷部位を推定します．同時に複数の損傷が存在するかもしれないという考えをもって，その他の損傷部位を探す姿勢は重要です．

2 胸部外傷の画像検査

ERに搬送される軽症外傷患者であってもストレッチャーに載せられて救急診察室に搬入され，そのまま臥床状態で診察されることが多いと思います．また，痛みを強く訴える患者や，バイタルサインを含め全身状態が不安定な患者に立位で撮影することは困難です．そのため，胸部単純X線写真も仰臥位A-P像で撮影されることが多く，情報量は少なくなります．

胸部単純X線写真では第1肋骨付近や肺尖部付近の読影は容易ではありません．胸部単純X線写真で第1肋骨の骨折がみられる場合は，大血管損傷を疑うことが必要とされています[1]．本例では幸いのことに，搬送時からバイタルサインも安定しており，大血管損傷の合併はありませんでした．単純X線写真では診察医が予想した損傷部位以外に骨折線を認めず，背側の肋骨には骨傷なく，痛みが持続する場所と検査所見が一致しませんでした．診察医はその矛盾点について胸部単純X線CT画像で評価することとしました．

CT画像は，胸郭内臓器損傷の評価や診断精度は高く，肺損傷や縦隔内臓器損傷に関する情報量は十分です．その適応や有用性に関する内容は成書に譲り割愛しますが，最近登場したマルチスライスCT（multidetector-row CT：MDCT）では，身体に関して得られる情報量も飛躍的に増加しています．図 13，14 に示すようにMDCTの3D再構築画像では，実像に近い骨性胸郭の画像が得られます．第1肋骨と鎖骨，第2肋骨との解剖学的位置関係や，鎖骨下動脈などの脈管や神経束の走行を理解することもよいでしょう．これらの画像から肋骨胸郭を構成する肋骨の位置関係や，椎体骨・肩甲骨との関係をイメージして，単純X線CTのスライス面との関係を結びつけることは，身体解剖をより理解した読影能力を高めるトレーニングとして有用です．

3 ERでの注意点

胸部外傷で明らかな骨折線を認めない場合に，自宅で経過観察で様子をみるため，「X線が透過してしまう肋軟骨の骨傷の可能性もありますが，他の骨折はありません」と安易に発言してトラブルとなることがあります．ERで経過観察中，安静時の胸郭の痛み，呼吸時・体動時の痛み，経過観察しても全く軽減しない痛みを訴え続けている場合には，その原因を追究する必要があります．隠された外傷を探すという目的を持って行うCT検査は有用です[2]．単純X線写真では指摘されにくい損傷がみつかるや，CT検査実施後に見直してみた結果，骨折部を認識できることも少なくありません．外傷性肋骨骨折を分析した論文では，単純X線写真より診断感度が高いCT画像が有用とされていて，合併している椎体骨骨折や肩甲骨骨折が新たに見つかることが

Entrainez-vous

骨性胸郭の解剖学的特徴をイメージ（見える化）しよう

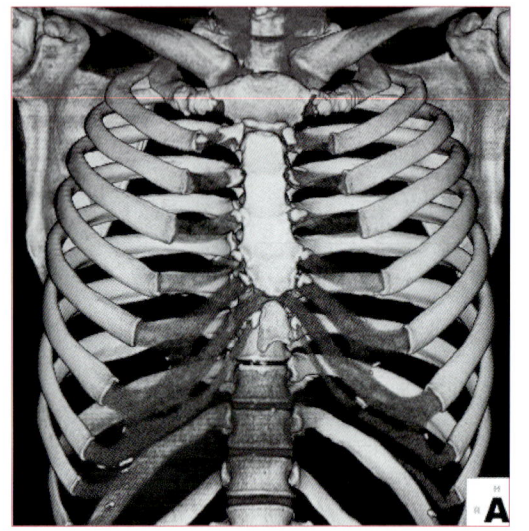

図 13
MDCT 3D 再構築画像（正面）
第 1 肋骨と鎖骨の解剖学的位置関係や，胸骨や肋軟骨のイメージもわかりやすく描出されています．

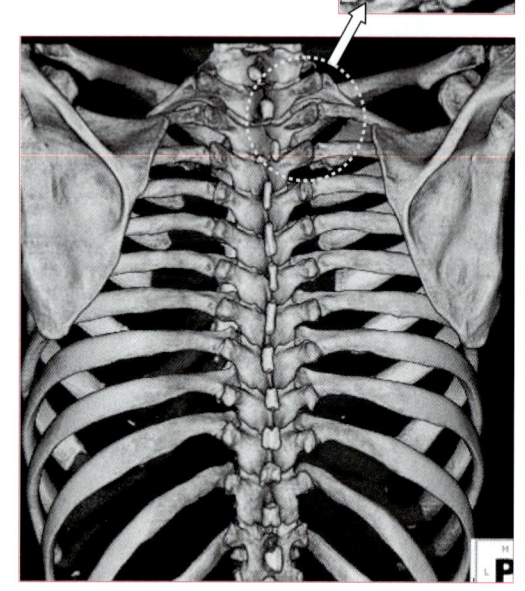

図 14
MDCT 3D 再構築画像（背面）
上位胸椎（Th1〜3 レベル）横突起と肋骨が付着する関節面の組み合わせに注目します．

あるという報告もあります[3]．

4 冷静に分析するために

　何度も強調しますが，ER では情報収集が困難な場面が多く，漫然と病歴を聞くのではなく，状況証拠を集めるための具体的な内容を問う質問で情報収集を行います．次にその状況を推測できる情報から，受傷機転のパターンを考えます．その受傷機転の結果生じる外傷を推理して，損傷部位を見逃さないようにします．損傷部位が判明した場合でも，逆に損傷部位から受傷機転が説明することができればより確実です．このように受傷機転と損傷部位の関連について常に意識することで，隠れた損傷を見逃すことは少なくなります．「もうひとつの損傷を見逃さない」ということは「その他にもうひとつの損傷があるはずだ」という強い意思をもつことに置き換えてもいいでしょう．

Trouble shooting

　患者が痛みを訴える場所が複数個所ある場合では，それぞれの場所について診察と評価を加えます．受傷直後よりもしばらく時間が経過した方が，痛みを訴える場所が増えることはしばしば経験します．例えば椎体横突起骨折では，画像上で肋骨骨折を否定されていても患者本人は強い背部痛を訴えることがあります．ER で見逃しが最も多いものは骨折です．見逃し症例をゼロにすることは不可能です．しかし，見逃しリスクをできる限り少なくするために，ER での診察後も患者が痛みを訴える場合には，再度，診察医は対応するようにしましょう．

＜参考文献＞
1) 日本外傷学会外傷研修コース開発委員会：外傷初期診療ガイドライン．日本外傷学会・日本救急医学会監修，東京，へるす出版，2008：pp83
2) 安藤幸二，平　泰彦：ER における胸部外傷への対応．救急医学，2008：**32**：891-899
3) Livingston DH, Shogan B, John P, et al：CT diagnosis of rib fractures and the prediction of acute respiratory failure. J Trauma, 2008：**64**：905-911

本多英喜（ほんだ　ひでき）
1993 年自治医科大学卒業．熊本赤十字病院，久留米大学病院高度救命救急センターなどで研修．横須賀市立うわまち病院救急総合診療部．日本救急医学会専門医，日本内科学会認定医，日本プライマリ・ケア学会認定医・研修指導医

編集後記

　初めてERドクターと遭遇した米国海軍病院インターン時代．肩関節脱臼や小児の骨折など，ERにおける整形外科領域のPitfallを語り，次々に患者を治療していく救急医．米軍施設内という特殊な環境ではあったものの，米軍病院は私にとってのERの原風景であるように思います．以降，ER専属の救急医として働くようになって8年が経ち，現在は信州の美しい町で研修医たちと日々ER診療に従事していますが，本書のテーマである「軽症外傷患者」を診ない日はありません．

　本書は，ERマガジン2008年季刊春号の特集「まちがいのない軽症外傷の評価と処置の進め方」をもとにしています．この特集号は幸いにも完売となるほどの好評を博しました．当時の太田凡先生のEditorialには次のように記されています．
「実際の救急診療現場で非整形外科医が苦労するポイントをわかりやすく解説することを心がけました．」
この点を主眼に各章をまとめあげられた執筆担当の先生方，及び，この点を編集の基軸としてぶれることなく追求された太田凡先生および永田高志先生，それぞれの先生方の力が結実し，これが軽症外傷患者をERで毎日のように診察している研修医あるいは救急医のニーズにマッチしたのだと思います．

　今回の単行本化に際しましては，執筆担当の各先生方には再度ご推敲いただき，一部の先生方にはご加筆をいただきました．また，特集号だけでは解説しきれなかった内容をシリーズ連載としてご執筆された，徳永比呂伸先生の"ERで見逃してはならない骨折（1）～（4）"，本多英喜先生の"「もう一つの損傷」に注意（1）～（3）"も本書に取り入れさせていただき，"ERにおける鎮静処置"について太田正文先生に新たに書き下ろしをしていただきました．その結果，ERで日々遭遇することが多い軽症外傷患者の診療において，①正しい評価，②正しい処置，③整形外科への適切な引き継ぎ，を行うために，前線で診療にあたる医師たちの知りたいポイントが重点的に述べられた本として仕上がったように思います．

信州の地に来る前，紆余曲折を経て，私は再度「原風景」である米国海軍病院で働くこととなりましたが，この時，Dr. Knoop と知り合う機会に恵まれました．彼は横須賀米国海軍病院の副院長として赴任しましたが，"The Atlas of Emergency Medicine" という有名なテキストブックの著者でもあります．今回の書籍化にあたり，肩関節脱臼の分かりやすい写真を探していることを相談したところ，彼のテキストブックの共同執筆者に声をかけてくださり，快く写真を提供してくださりました．ご協力くださった，Dr. Kevin J. Knoop，Dr. Lawrence B. Stack，Dr. R. Jason Thurman に，あらためてお礼を申し上げたいと思います．

　今回，単行本の編集を初めて担当させたいただくこととなりました．不十分な点，お気づきの点がございましたら，編集者あてにご連絡をいただければと思います．一救急医でしかない私に，このような機会を与えてくださった太田凡先生に，また，根気よくお付き合いくださった CBR の三輪敏社長と島田明子様に，感謝を申し上げたいと思います．

　最後に，本書が ER にて日々診療にあたっている先生方，特に研修医にとって，頼りになる味方となるよう願っています．

（許　勝栄）

ERの骨折
まちがいのない軽症外傷の評価と処置

2010年 9月 1日　第1版第1刷
2018年 7月20日　第1版第5刷©

編　　者　太田　凡・許　勝栄
発 行 人　三輪　敏
発 行 所　株式会社シービーアール
　　　　　東京都文京区本郷　3-32-6　〒113-0033
　　　　　☎(03)5840-7561　(代) Fax(03)3816-5630
　　　　　E-mail／sales-info@cbr-pub.com
　　　　　Home-page : http : //www.cbr-pub.com
　　　　　ISBN 978-4-902470-65-9　C3047
　　　　　定価は裏表紙に表示
装　　幀　中野朋彦
印 刷 製 本　三報社印刷株式会社
　　　　　©Bon Ohta 2010

本書の内容の無断複写・複製・転載は，著作権・出版権の侵害となることがありますのでご注意ください．

JCOPY ＜(社)出版者著作権管理機構 委託出版物＞

本書の無断複製は著作権法上での例外を除き禁じられています．複製される場合は，そのつど事前に，(社)出版者著作権管理機構（電話 03-3513-6969, FAX 03-3513-6979, e-mail: info@jcopy.or.jp）の許諾を得てください．

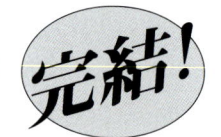

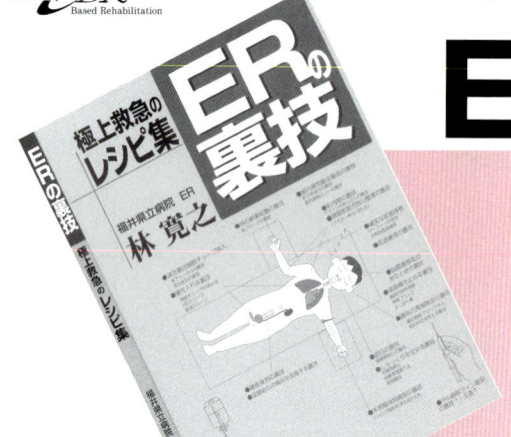

ERの三種の神器 完結！

（ERシリーズ）「ERの裏技」「ERの骨折」「ERの小児」
定価 各3,150円（税込）

ERの裏技
極上救急のレシピ集

福井県立病院 ER
林 寛之

ミシュランもびっくり！？
お客（患者さん）も大感激！？
極上救急を実現するためのレシピ集
サルにもできるちょっとしたコツ

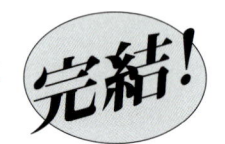

ERの三種の神器 完結！

（ERシリーズ）「ERの裏技」「ERの骨折」「ERの小児」
定価 各3,150円（税込）

「トリアージ」「虐待」を
大幅に追加!!

ERの小児
（「ERマガジン」第4巻第4号保存版）
時間外の小児救急
どう乗り切りますか？

[編集]
北九州市立八幡病院 **市川 光太郎**
福井県立病院ER **林 寛之**

慣れない救急で疲労困憊しないための
小児診療のKnackとPitfall
ベテラン救急医が答える「小児と大人はここが違う」